札幌医科大学脳神経外科教授 宝金清博 編著

脳血行再建の理論と実際

中外医学社

執筆者一覧 (執筆順)

宝金 清博	札幌医科大学脳神経外科教授
松居 徹	埼玉医科大学総合医療センター脳神経外科教授
黒田 敏	北海道大学病院神経外科講師
佐々木真理	岩手医科大学放射線科講師
入江 伸介	釧路脳神経外科病院院長
中川原譲二	中村記念病院脳神経外科診療本部長
野中 雅	札幌医科大学脳神経外科講師
石川 達哉	埼玉医科大学総合医療センター脳神経外科助教授

はじめに

　2000年に脳血行再建術（中外医学社）を出版した直後から，多くの読者から，いろいろな貴重なご意見をいただいた．その多くは，技術的なことに関する質問であった．しかし，中には，示された「技術」をどのような患者さんのどのような場合に行えばいいのかが示されていないという厳しいアドバイスも少なからずあった．「技術」の前提として，エビデンスに裏付けられた基礎的な事実の整理とその臨床への展開が必須である．臨床に必要な手技は，ある目的を果たすための単なる道具であり，特に，「脳血行再建」では，そうした理論的な背景が特に重要な領域である．当然のことながら，ただ，血行再建すればいいというものではないはずである．

　そこで，技に溺れないためにも，脳血行再建に必要な理論と実践のまとめをしようというのが，本書である．実のことを言えば，「脳血行再建術」と同時に理論的な部分も平行してある程度は書き溜めていた．したがって，少し追加することで，2000年の段階でまとめることは可能ではあった．しかし，その後，脳血行再建にとって，いくつかの大きな出来事が続いた．それは，①慢性期の脳血行再建の適応に関するエビデンスが得られたこと，②血管内外科治療による急性期血行再建が一般病院にも浸透したこと，そして，③昨年末のrecombinant tissue plasminogen activator（rt-PA）の本邦における臨床使用の認可であった．このために，脳血行再建の臨床は大きく変貌する可能性があった．その意味では，手前勝手な言い訳にしかならないが，この5年間は無駄ではなかったような気がする．

　さて，本書の主題である「血行再建」は現在多くの臓器において注目されているテーマである．心臓領域では，心筋虚血後の再灌流障害，あるいは，心臓移植後に関連した研究が進んでいる．腎臓，肝臓においても移植後の再灌流障害の問題が臨床的な重要性を増している．さらに，最近では，消化管における血行再建も注目を集めている．こうした様々な臓器における血行再建研究の中でも，脳における血行再建は，最も重要であり臨床的な意義も高い．それには以下の二つの理由が考えられる．

　第一には，脳という臓器における血行再建の臨床的な重要性の高さがある．言うまでもなく，脳梗塞は，疾患頻度の点で，日本人においてきわめて高い．再灌流，血行再建が臨床的な問題となるその他の臓器の疾患頻度と比べると，脳梗塞の発生頻度は際立っている．第二には，ここ10年来，脳における血行再建が現実的，実際的なものになってきたという医療環境の変化があげられる．医療環境と言ったのは，理由がある．脳血行再建を臨床的に可能にしているのは，本書で述べられるような局所線溶療法の開発や外科的血行再建技術の普及といった医療技術の進歩がその中心にあることは間違いない．しかし，加えて，急性期の脳血行再建を考えると，発症から3時間以内の治療開始などが実現可能なものでなければならない．すなわち，社会啓蒙や救急の社会システムなどが，急性期脳血行再建に限れば，必須のものである．今日，こうした脳梗塞

治療を取り囲む医療環境の醸成が進んでいる．

　脳血行再建は，①洗練された技術と豊富な経験，②血流再開のための基礎知識，診断，適応などに関する知識，③患者への応用のための社会システム・医療体制，という3つの要素が全て整って初めて実現される．それぞれは，独立の領域であるが，深く関連し合っている部分もある．言うまでもなく，本書は，この3つの要素の中の②に関するものである．ただ，脳虚血の基礎的な知識や研究を深く掘り下げるとそれは極めて深遠な領域であり，本書のレベルを遥かに超えるものである．こうした基礎的な研究に関しては，浅野孝雄教授らの素晴らしい著書が中外医学社からも出版されており，あえて，本書の筆者らが書き加えることは何もないように思われた．

　しかし，一方で，基礎研究での膨大な知見が臨床と必ずしも直結していないことも明らかである．人における臨床の脳虚血と基礎研究での動物の実験虚血の間には，大きな溝もある．しかし，言うまでもなく，細胞レベルでは共通の現象があると考えられるが，その溝を埋めることは容易ではない．基礎研究で大きな期待をかけられた数々の治療薬の臨床における失敗もこのことと無縁ではない．

　しかし，臨床の脳虚血を理解する上で必要な基礎知識の整理は必須である．本書は，執筆者全員が，臨床で実際に脳血行再建を行っている医師である．したがって，日常診療に直結した基礎知識の整理という意味では，大変よくまとまったものとなったと思われる．また，血管内外科治療による血行再建，脳動脈瘤手術の際の血行再建も全体の中での位置づけを考えて，本書には加えられた．また，最後に，実践で最も重要なリスク管理の立場から，合併症についても言及した．

　脳血行再建が，脳虚血の根本的治療になりうることは，直感的には明らかである．しかし，実際には，時間の制約と技術的な制約から，現実の医療では容易ではない．さらに，血行再建がタイミングと虚血の程度が不適切であると，大きな合併症を引き起こすことも知られている．端的に言えば，正しい基礎知識，画像診断，患者受け入れ態勢，技術が整っていなければ，簡単に行ってはいけないものでもある．本書が技術と理論，そして実践のためのknow-howを学ぶ先生方の日常診療の手助けとなり，患者さんの診療にお役に立てば，幸いである．

　　　　平成18年4月21日

札幌医科大学脳神経外科

宝　金　清　博

目　次

Chapter 1　脳虚血の病態生理 ……………………………………………1

1．脳虚血を理解するために ………………………………………＜宝金清博＞1
　　A．3つの概念 …………………………………………………………………1
　　B．Therapeutic time window（治療可能時間＝時間の窓）………………2
　　C．Penumbra（救済可能領域）………………………………………………4
　　D．再灌流障害（reperfusion injury）………………………………………12

2．脳虚血と再灌流障害の基礎 ……………………………………＜松居　徹＞19
　　A．虚血に伴う脳細胞障害機構の基礎 ……………………………………20
　　B．再灌流に伴う細胞障害機構の基礎 ……………………………………23
　　C．ミトコンドリアの機能障害と再灌流 …………………………………23
　　D．再灌流に伴う蛋白質合成能に対する変化 ……………………………24
　　E．再灌流障害と細胞内情報伝達系 ………………………………………25
　　F．再灌流と活性酸素種（ROS），サイトカイン …………………………26
　　　　1．Xanthine dehydrogenase/xanthine oxidase ………………27
　　　　2．Ferrylhemoglobin …………………………………………………27
　　　　3．NADPH oxidase ……………………………………………………27
　　G．再灌流とNO ………………………………………………………………28
　　H．再灌流と生体内抗酸化機能 ……………………………………………28
　　　　1．膜リン脂質障害への防衛機能 ……………………………………29
　　　　2．DNAの修復システム ………………………………………………29
　　I．Hyperperfusionと再灌流 ………………………………………………29
　　J．再灌流とアポトーシス，ネクローシス ………………………………30

3．脳血行再建と脳循環・代謝 ……………………………………＜黒田　敏＞36
　　A．脳虚血の病態生理 ………………………………………………………36
　　　　1．脳のエネルギー消費は安静時，活動時で大きく変化する ……36
　　　　2．脳血流量は複雑なメカニズムにより調節されている …………37
　　　　3．虚血閾値とischemic penumbraの概念 …………………………37
　　　　4．脳組織の損傷は虚血の程度と時間によって決定される ………39
　　　　5．脳には虚血に特に脆弱な部分が存在する ………………………41

  B．脳虚血における脳循環代謝測定の意義 …………………………………41
   1．脳灌流圧低下により生じる病態……………………………………………41
   2．脳循環代謝測定の方法論……………………………………………………44
  C．脳血行再建術における脳循環代謝 ……………………………………………49
   1．EC/IC bypass に関する国際共同研究について ……………………………49
   2．PET と血行力学的脳虚血 ……………………………………………………51
   3．SPECT と血行力学的脳虚血 …………………………………………………53
   4．脳血管反応性と OEF に関する最近の知見 …………………………………68
   5．そのほかの脳循環代謝測定法…………………………………………………70
   6．脳血行再建術における周術期モニタリング…………………………………73

Chapter 2　脳虚血の画像診断─基礎と実践─　＜佐々木真理＞83

  A．脳虚血画像検査の基礎 …………………………………………………………83
   1．X 線 CT ………………………………………………………………………83
   2．MRI ……………………………………………………………………………85
   3．脳循環検査……………………………………………………………………88
  B．急性脳虚血の画像診断 …………………………………………………………91
   1．急性期虚血病変の検出………………………………………………………91
   2．脳虚血の重症度判定…………………………………………………………93
   3．血管閉塞の判定………………………………………………………………96
   4．出血の否定……………………………………………………………………96
  C．慢性脳虚血の画像診断 …………………………………………………………97
   1．無症候性脳梗塞と類似病変…………………………………………………98
   2．梗塞に伴う2次的変化 ……………………………………………………100
   3．脳血管病変，循環予備能，代謝予備能 …………………………………100

Chapter 3　急性期血行再建　＜宝金清博　入江伸介＞103

  A．基礎から臨床へ ………………………………………………………………103
   1．3つの脳循環パラメーター …………………………………………………104
  B．画像診断 ………………………………………………………………………105
   1．急性期脳虚血画像診断の目的 ……………………………………………105
   2．Stroke CT と Stroke MRI …………………………………………………108
   3．MRI 所見による治療方針の決定（Stroke MRI の実際）…………………111

  C．治療方針 ……………………………………………………………117
    1．Time management とフローチャート（クリティカルパス）……117
    2．最初の判断—t-PA 判断 …………………………………………119
    3．t-PA 治療非適応例 ………………………………………………120
  D．急性期血行再建の方法 ………………………………………………122
    1．t-PA 静脈内投与 …………………………………………………122
    2．外科的血行再建 …………………………………………………123
    3．血管内外科による急性期血行再建 ……………………………126
  E．急性期血行再建の実際 ………………………………………………126
    1．穿通枝梗塞 ………………………………………………………126
    2．アテローム血栓性脳梗塞 ………………………………………126
    3．頚部内頚動脈狭窄（急性期内膜剥離術症例）…………………126
    4．心原性塞栓術 ……………………………………………………128
  F．急性期血行再建のまとめ ……………………………………………129

Chapter 4　慢性期血行再建　　　　　　　＜中川原譲二＞ 136

  A．脳血行再建術の歴史と展開 …………………………………………137
  B．脳血行再建術の病態生理学的根拠 …………………………………137
  C．慢性期脳血行再建術のエビデンス …………………………………140
  D．血行力学的脳虚血の定量的重症度判定 ……………………………141
    1．SPECT 定量画像解析 …………………………………………141
    2．SPECT 統計画像解析 …………………………………………143
  E．慢性期脳血行再建術のガイドライン ………………………………148

Chapter 5　血管内外科治療による血行再建　　＜野中　雅＞ 153

  A．急性期血行再建術 ……………………………………………………153
    1．局所線溶療法 ……………………………………………………155
  B．慢性期血行再建術 ……………………………………………………156
    1．頚部頚動脈狭窄病変に対する stenting ………………………156
    2．頭蓋内動脈硬化病変に対する PTA・stenting ………………165
    3．他部位のステント留置術 ………………………………………168

Chapter 6 脳動脈瘤治療における血行再建術の役割 ＜石川達哉＞ 170

- A．背景 ……………………………………………………………………170
- B．治療戦略と戦術 …………………………………………………………171
  - 1．術前の評価 …………………………………………………………171
  - 2．術中の評価 …………………………………………………………173
  - 3．術後の評価 …………………………………………………………176
- C．血行再建術の実際 ………………………………………………………176
  - 1．親動脈（母動脈）を犠牲にする必要がある場合の，恒久的な血行再建術 …………………………………………………177
  - 2．親動脈（母動脈）の一時的な血流遮断をする必要がある場合の，脳虚血を回避するための一時的な血行再建術 …………………187

Chapter 7 脳血行再建術の実際と合併症 ＜宝金清博＞ 196

- A．脳血行再建術に伴う合併症 ……………………………………………196
- B．急性期血行再建術の合併症 ……………………………………………197
- C．慢性期予防的血行再建術の合併症 ……………………………………197
  - 1．CEAの合併症 ………………………………………………………198
  - 2．バイパス手術の合併症 ……………………………………………200
  - 3．もやもや病に対する手術の合併症 ………………………………206

索引 ……………………211

Chapter 1 脳虚血の病態生理

1. 脳虚血を理解するために

 A 3つの概念

　虚血性ペナンブラ（ischemic penumbra）の概念を提唱した Astrup が述べているように，もし，臨床的な脳虚血が，全て心肺停止の場合のように完全な血流停止（CBF がゼロで，MTT が無限大）であれば，以下に述べるような複雑な概念は不要である[1,2]．血流の完全な停止の場合には，神経電気活動（neuronal electrical activity）の停止と代謝の停止による神経細胞のエネルギーとイオン環境の完全な崩壊の間には，臨床的に意味のある時間差は存在しない[1-4]．神経電気活動の停止と細胞エネルギー状態の崩壊は，5〜10分程度時間内で前後して起こると考えられている．この場合にも，以下に述べるような3つの概念は時間的にはきわめて短時間であるが成立する．この10分以内の時間以後の現象は，不可逆性の病理学的変化が完成してゆくだけであり，ある意味，完全に予測可能（predictable である）．しかし，心肺停止のような場合を除くと，一般の脳卒中では，虚血領域が全脳に及び，かつ，完全な血流停止（global complete ischemia）になることはない．臨床的に問題となるような脳卒中では，虚血は残存血流の存在する局所的不完全脳虚血（local incomplete ischemia）である．このために，その経過を予想することは容易ではない．

　これまでに，様々な予後予測因子（predictor）が明らかにされてきた．しかし，実際には，この複雑な自然現象の経過予想は，的中率の低いことでは，天気予報の比ではない．まして，人為的な intervention による血行再建術が，その経過に対してどのような変化をもたらすかは，さらに予測が困難なものであることは容易に想像される．しかし，これまでの基礎的研究，さらに，臨床的知識の蓄積により，この複雑きわまりなく予想困難（unpredictable）な急性期脳虚血の経過予測もある程度は可能となってきた．

急性期脳虚血を理解する上で重要な概念は，
1) Therapeutic time window（治療可能時間）
2) Penumbra（救済可能領域）

3）Reperfusion injury（再灌流障害）

という3つの概念で説明が可能である．

B Therapeutic time window（治療可能時間＝時間の窓）

　急性期の血行再建は，いわゆる therapeutic time window（治療可能時間）の考えが最も重要な理論的支柱となっている．脳の不可逆的な変化（脳梗塞）の完成は，脳の部位によっても異なるが，同一部位で同一の生理的なパラメーターを設定した場合，「虚血の持続時間」と「虚血の程度」の2つのパラメーターによって規定されるというのがこの考えである（図1-1）．この概念が霊長類の実験虚血脳において最初に提唱されたのは，Jones らの論文であり，1981年に発表されている[5]．

　図1-1に示された曲線は，脳のエネルギー代謝が障害され不可逆的な変化が完成する点をプロットしたものである．このラインの下の領域においては，脳組織は，不可逆的な脳梗塞になる．逆にこのラインの上では，脳組織は，可逆的な状態あるいは全く障害を受けていない状態である．

　いい換えると，どんな変化をプロットするかによって，異なる time window が存在することになる．例えば，次に述べるような ischemic penumbra を電気生理活動の停止として，これをプロットすると別の time window が描けることになる．同じように，MRIの拡散強調画像法や灌流画像法での異常出現の限界値をプロットすると別の time window が描けることになる．これらの様々な time window の一致，不一致は，臨床における血行再建を考える上できわめて重要である．

　一般に，therapeutic time window という場合には，再灌流によって組織を救済できる時間を意味している．その意味では，再灌流の窓（reperfusion window）である．しかし，これに対して，細胞障害は，再灌流後も持続して起こることが知られている．いい換えると，再灌流の窓を

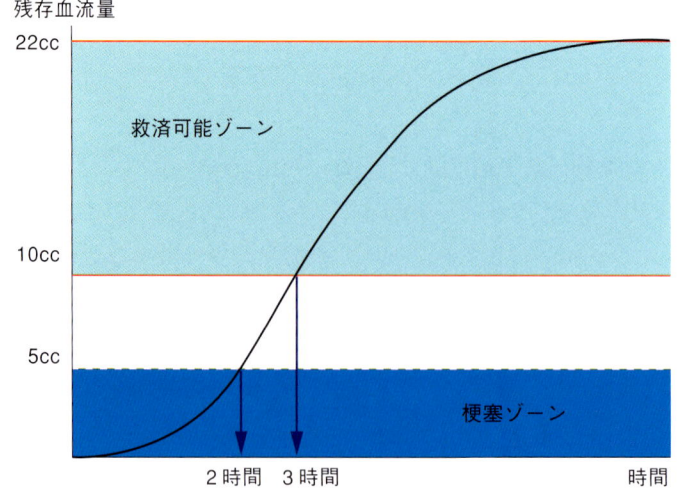

図1-1 Therapeutic time window

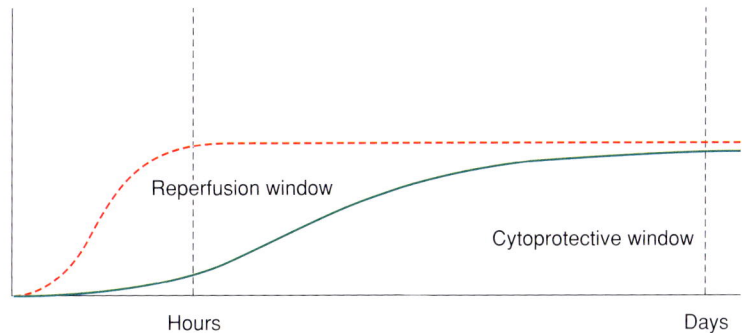

図1-2 2つの Therapeutic time window
数時間の幅の reperfusion window と数日に及ぶ cytoprotective window

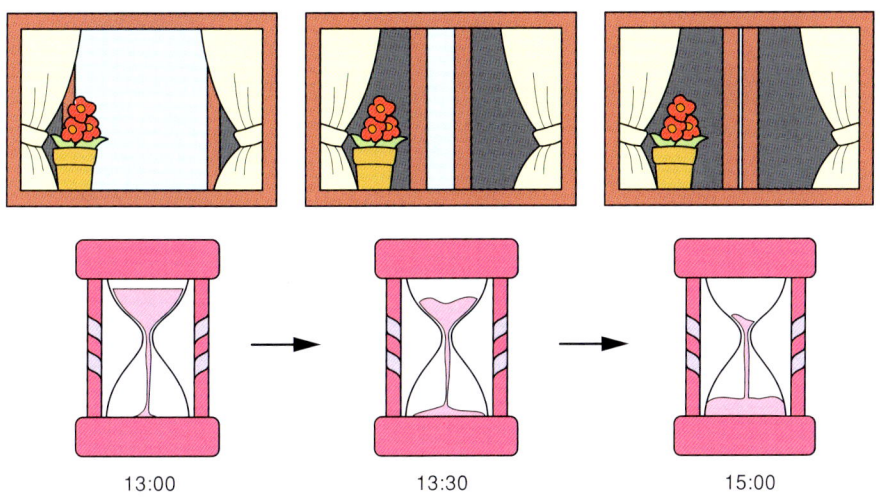

図1-3 時間の窓　Therapeutic time window
治療のための窓は時間と共に狭くなる

過ぎた後も，細胞障害を護る治療の窓は残されていると考えられる．これを cytoprotective window とよぶ場合もある．これは，実際には，各種薬物治療の有効な時間帯を意味している．臨床的には，この時間は，数日以上に及ぶものである．この窓の存在がなければ，今，一般に行われている内科治療は，そもそも意味がないことになってしまう．したがって，広い意味での therapeutic time window は reperfusion window と cytoprotective window の両方を含む．しかし，通常，therapeutic time window という場合には，reperfusion window を意味している（図1-2）[6-9]．

　Time window という言葉は，臨床的に modulation 可能な「時間の窓」という直感的なイメージを与える適切な言葉である（図1-3）．この「窓」は，虚血の程度が大きいほど狭く，かつ，時間経過と共に閉じてゆく「時限付きの窓」である．開かれた「窓」からのみ治療者は入り込むことが可能である．その意味では，「窓」からの侵入のイメージよりは，「door，入り口」の方がふさわしいような気もする（Therapeutic time door）．

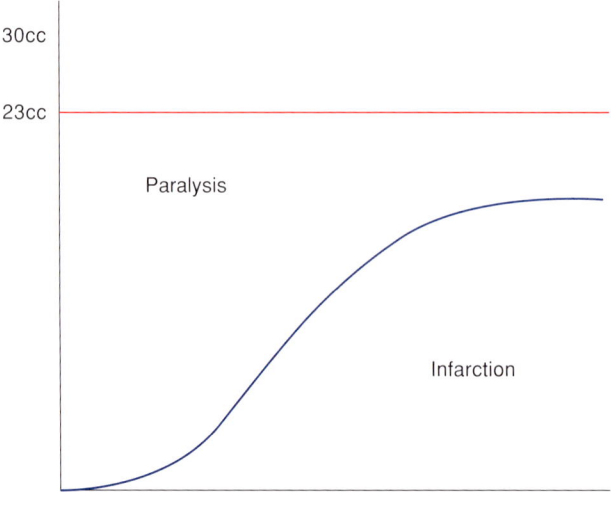

図1-4 Jones の Therapeutic time window の概念
(Jones. J Neurosurgery. 1981 : 54, 773-83)

　Therapeutic time window の概念の変遷について少し理解しておく必要がある．最初の論文は 1981 年に書かれており，今日の理論的根拠になっている．Journal of Neurosurgery に発表された論文では，サルの覚醒モデルを用い，中大脳動脈に糸をかけ，閉塞させ，閉塞時間と血流，神経学的症状の推移をみた研究を行っている．対象が霊長類であり，覚醒モデルという点が，特筆される論文である．その論文に最後に図示されたのが，その後，有名になった therapeutic time window の図である．この図そのものは，必ずしも，データに基づいたものではなく，discussion のために追加されたものである（Chapter 1-3 章参照）（図1-4）．サインカーブのように仮定された閾値のラインが正しいかどうか，特に血流の極端に低い部分では妥当なものかどうかは明らかではない[5]．

　ヒトの脳においても，こうした therapeutic time window のパラダイムは成立すると考えられる．ヒトのデータは当然のことながら少ないが，Heiss らの PET によるデータでは，22ml/100 g/min 程度以下になると，急性の虚血性脳障害が発生するとされている[10]．

　この急性の脳障害は，基本的にはグルコースと酸素の供給障害による糖代謝障害からスタートする悪循環（vicious cycle）である．その詳細は，本書においても松居が述べている（Chapter 1-2 章参照）．この結果，虚血部位は，時間が経過すると不可逆性変化を起こし，梗塞となる．この梗塞となる領域は，図1-1 で示された S 字状のカーブの下の領域（area under the curve, AUC）である．

C Penumbra（救済可能領域）

　一方，therapeutic time window（治療可能時間）だけでは，実際の脳虚血の複雑な病態は説

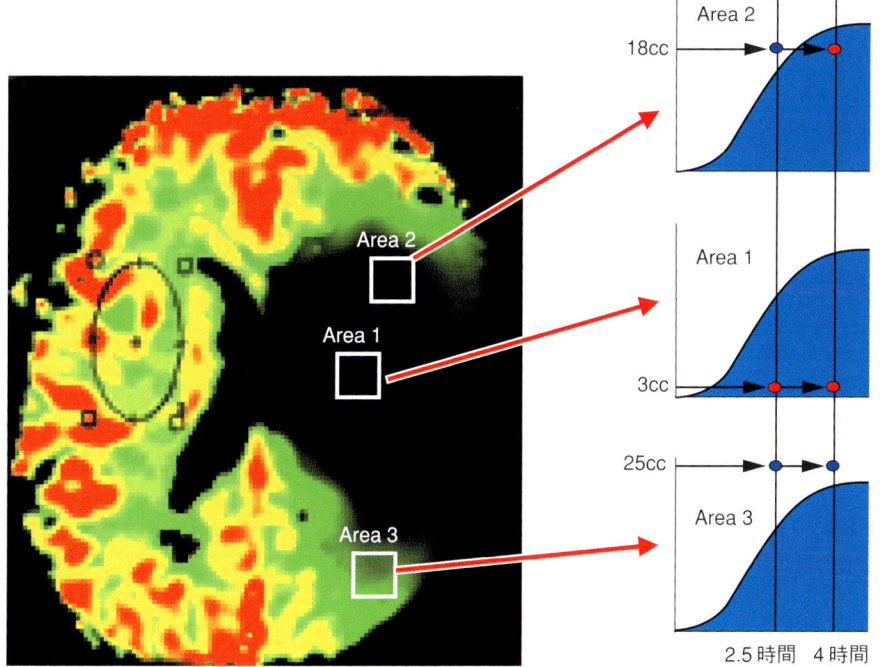

図1-5 脳虚血の部位によるtherapeutic time windowの違い

　虚血の中心area 1では残存血流が少なく（ここでは3 cc），短時間で（ここでは救済領域から外れ，梗塞となる．虚血辺縁のarea 2では残存血流が一定程度あり（ここでは18 cc）ある時間帯（ここでは2.5時間），梗塞にならない．しかし，ここも4時間後には，救済領域から外れ，梗塞となる．これに対して，十分な残存血流がある（ここでは25 cc）area 3では，時間が経過しても梗塞にならない．

明できない．当然のことながら，虚血の程度には，空間的なheterogenuity（不均一さ）が存在する．すなわち，虚血中心と周辺部では，虚血の程度が異なる．したがって，病変の中心と周辺では，虚血の持続時間は同等でも傷害の程度が異なってくる（図1-5）．Therapeutic time windowの考えによれば，虚血がその程度を変化することなく一定時間持続すると，この間に脳梗塞（不可逆性変化）の広さは，増大することになる（図1-6）．これは，いい換えると時間経過と共に虚血中心の不可逆性変化が拡大し，生存可能な組織と置き換わってゆく過程と捉えることができる．この生存可能な領域が，penumbra（ペナンブラ）と命名され，時間をパラメーターとして経時的に変化する"救済可能領域"として位置づけられた[1,2]．この領域は，神経細胞としての生理的機能，ネットワーク機能は一過性に失われている．しかし，ATPの産生停止によるエネルギー障害やそれに続く膜機能の喪失には至っていない．一方，虚血中心では，グルコースと酸素供給の停止により，糖代謝は完全に障害される（図1-7）．嫌気性代謝により乳酸が急激に増加し，神経細胞のmarkerであるN-acetyl-aspartate（NAA）が消失することが磁気共鳴分光法（magnetic resonance spectroscopy）などで明らかにされている．一方，penumbraでは，嫌気性代謝による乳酸の出現はあるが，その程度は低いし，NAAも保持されている（図

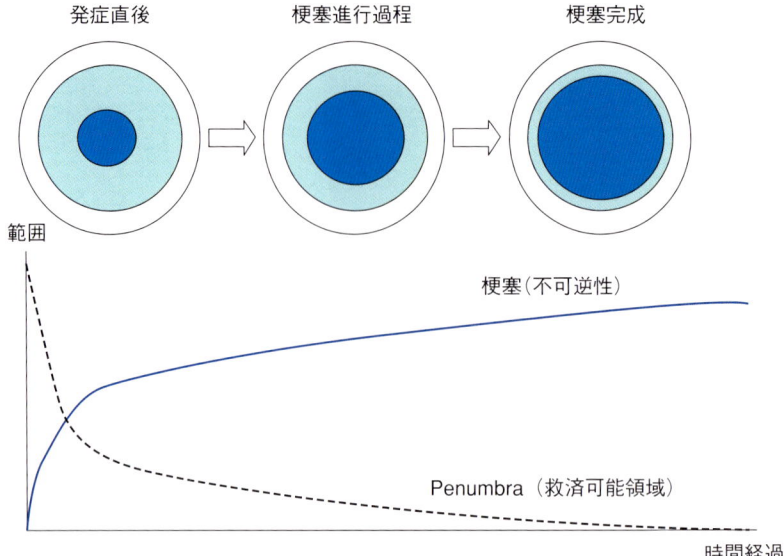

図1-6 Core と penumbra の時間的変化
　発症直後では中心部の core のみが梗塞である．梗塞が進行すると周辺の救済領域が core に置き替わり，救済領域は減少してゆく．最終的には，救済領域は消失し，全領域が core に替わる．このように core と penumbra は相補的な関係（reciprocal）である．

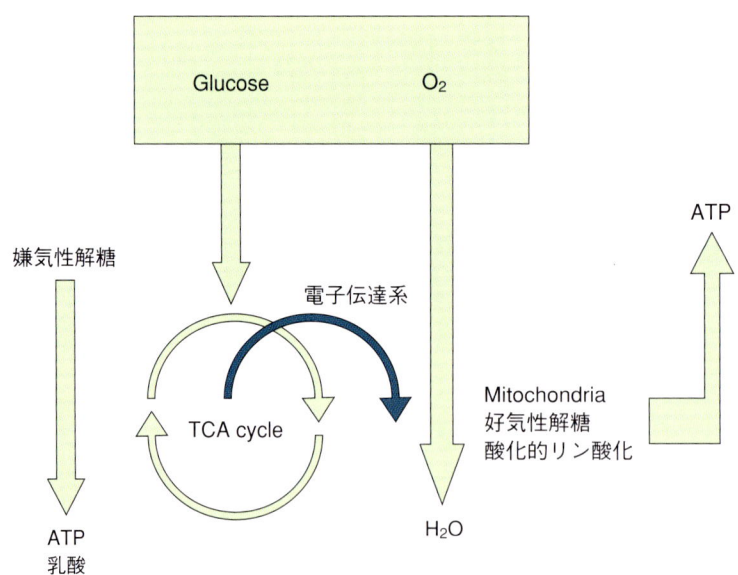

図1-7 脳虚血時の糖代謝
　虚血時には，嫌気性解糖が中心となり乳酸が産生される．

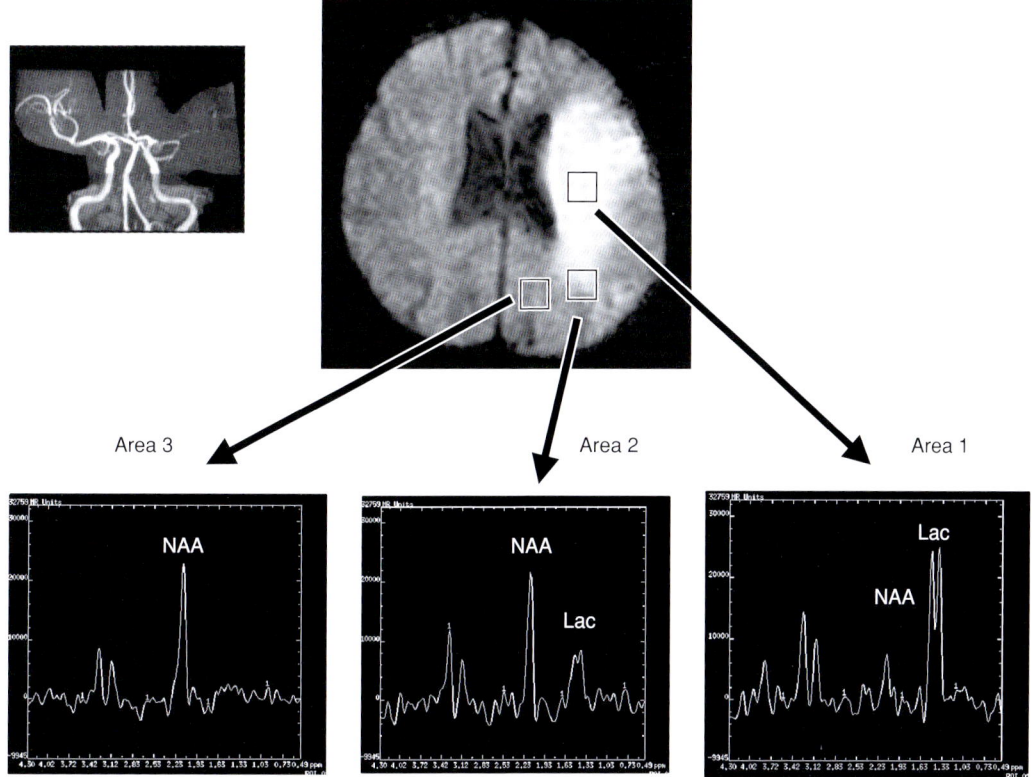

図1-8 脳虚血のMRS

左の中大脳動脈閉塞例（左上のMRA）．拡散強調画像で梗塞のcore（Area 1），penumbra（Area 2）そして正常部位（Area 3）のMR spectroscopy（発症2時間）．

Area 1では，すでにNAAはほぼ消失し，乳酸の信号が高値を示す．これに対して，Area 2はNAAの残存がみられる．Area 3では，嫌気性代謝はみられない．

1-8)[11-13]．

Therapeutic time windowの考えに従えば，理論的には，きわめて短い虚血時間内であれば，どんな強い程度の虚血でも救済可能であると考えられる．しかし，HeissらのPETを用いた研究によれば，実際には，虚血程度が強い場合には，短時間でも梗塞が完成し，救済は難しい．血流が12〜22ml/100 g/minがpenumbraの残存血流であると考えられている[10,14]．

現在，臨床的にpenumbraを完全に画像化する方法はない．しかし，一般には，MRの灌流画像あるいはSPECTが虚血の範囲を示し，不可逆性の梗塞はMRの拡散強調画像（diffusion weighted image）による高信号領域によって示されると考えられているので，この2つの領域の差分が（diffusion-perfusion mismatch）がpenumbra（救済可能領域）を示していると考えられている（図1-9)[15-22]．

Therapeutic time window（治療可能時間）とpenumbra（救済可能領域）の概念は，急性期脳虚血治療の理論的な根拠であり，また，その限界を説明する中心的なコンセプトである．すな

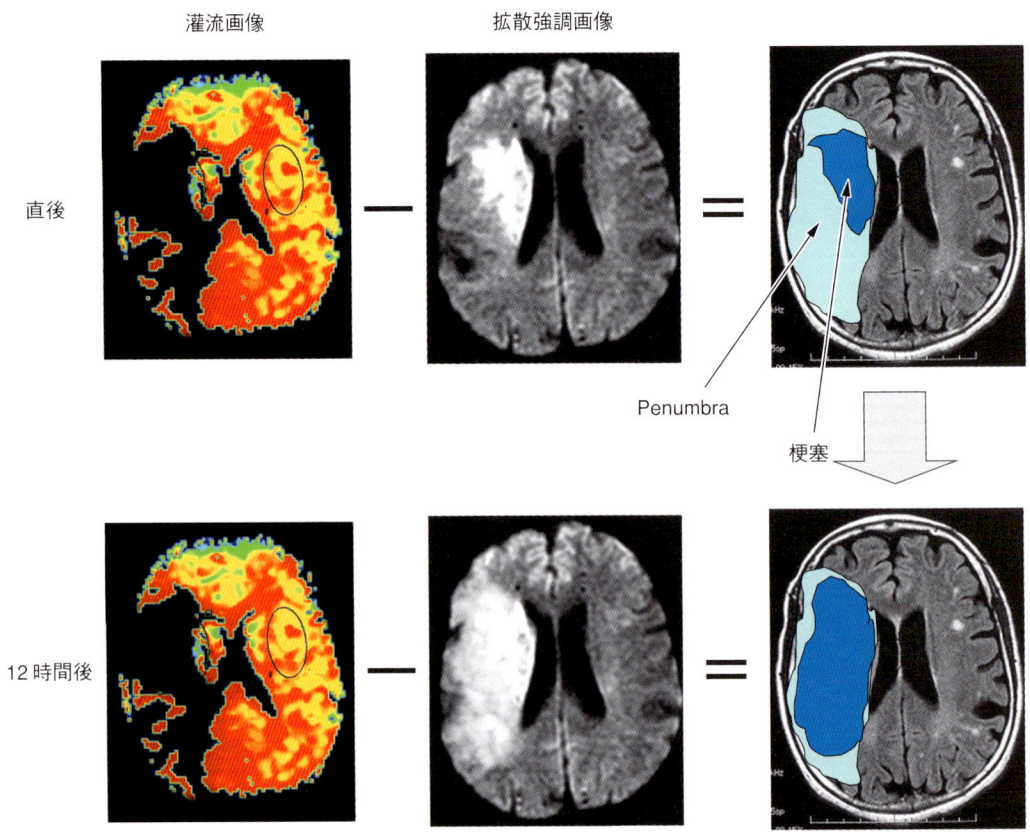

図 1-9 Diffusion-perfusion mismatch
発症直後では，灌流画像の異常と拡散強調画像の差は大きい（上段）．しかし，12時間後ではその差がほとんどなくなる．これが，救済領域（penumbra）と考えられている．

わち，図 1-1 に示されたような「虚血の持続時間」と「虚血の程度」の 2 つのパラメーターによって規定される therapeutic time window（治療可能時間）内であれば，放置した場合に図 1-1 のカーブの下（area under curve, AUC）に移動し梗塞となってしまう penumbra を救済することが可能であると考えられている．

 Penumbra の歴史的な変遷に触れて置く．この考え方は，直感的には，理解しやすいが，定量的なデータは 1970 年代の Symon, Branston, 前述した Jones らの研究が重要な起点となっている[2,5,23]．電気生理学的な研究から，脳の血流の分岐点は 2 つあることを最初に明確に示したのは，Astrup であった．Threshold in cerebral ischemia — The ischemic penumbra という論文は，1981 年に Stroke に発表されている．この概念は，別の表現をすると，脳には，電気生理学的な臨界点の血流（15～20 cc 位）とイオンポンプ機能の停止（細胞外カリウム濃度が急激に上昇する）する臨界点の血流（6～10 cc）の 2 つが存在することを示している．すなわち，この 2 つのラインにより，血流はトリコロールになり，真ん中にペナンブラという中間部分が生まれるのである（図 1-10）．

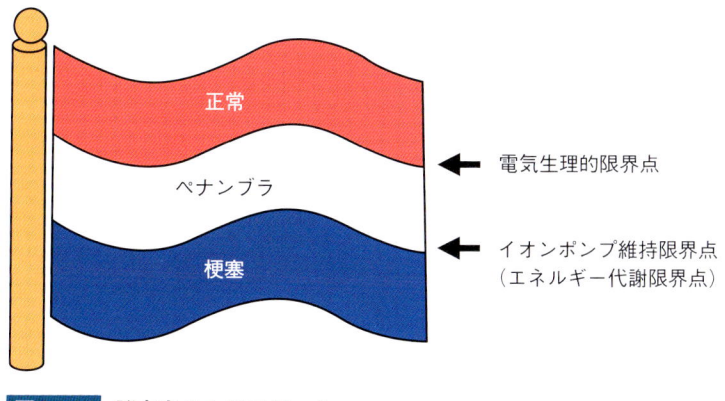

図 1-10 脳虚血のトリコロール
ペナンブラが成立するためには 2 つの限界点が必要

　これが penumbra（天文学で半影を意味する）の最初の意味であった．この概念には，実は，最初から，電気生理学的なレベルと細胞外のカリウムイオンレベルという異なる 2 つの概念が組み合わさっている．したがって，その後，いくつかの異なる定義が生まれる要因がすでにあったわけである．臨床では，penumbra すなわち救済可能領域（salvage rim）という意味づけがなされ，これを画像化する試みがなされていた．特に，Fisher が 1996 年に Neurology に発表した MRI 上の灌流低下領域から拡散低下領域を引き算した差分領域がこれに相当するという論文が有名である[24,25]．

　脳代謝と脳血流の共役（coupling）を直接的にみることのできる PET は ischemic penumbra をみる最も有力な方法である．すなわち，局所脳血流が 12〜22ml/100mg/min であり，酸素摂取率 OEF が 0.7 以上，酸素代謝率が 1.4ml/100g/min 以上の領域が penumbra とされている．MRI での灌流低下領域と拡散低下領域との差分がこれに匹敵するという考えもある．しかし，これも，臨床で考えられている救済可能領域と完全に一致するかどうかは必ずしも明らかでない（図 1-11）[26-32]．

　一方，この penumbra と似た概念に misery perfusion の概念がある．Misery perfusion の考えは，Baron により提唱された．彼は，フランス人であり，オルセー病院の核医学担当医師であった．Misery perfusion は，最初，単行本での発表であり，peer review journal への発表は Jones の論文と奇しくも同じ 1981 年で Stroke に発表されている．原著における misery perfusion は，慢性期の概念であり，Powers らの Stage を説明する重要な概念である[33]．ただ，これは，しばしば急性期の脳梗塞の病態と混乱して使用されている．教科書でも急性期の概念として紹介されているが，オリジナルは慢性期に起こる病態を説明するものである．

　脳血流量が低下すると，これを補うために局所の酸素摂取率が上昇することにより酸素代謝率を維持しようとする機構が働く．これは，ischemic penumbra とよく似ているが，完全に一致するわけではない．すなわち，局所脳血流量の低下による代謝障害（PET 上は酸素代謝率 $CMRO_2$ の低下で示される）を脳血液量の上昇と酸素摂取率の増加で代償する過程がある．この

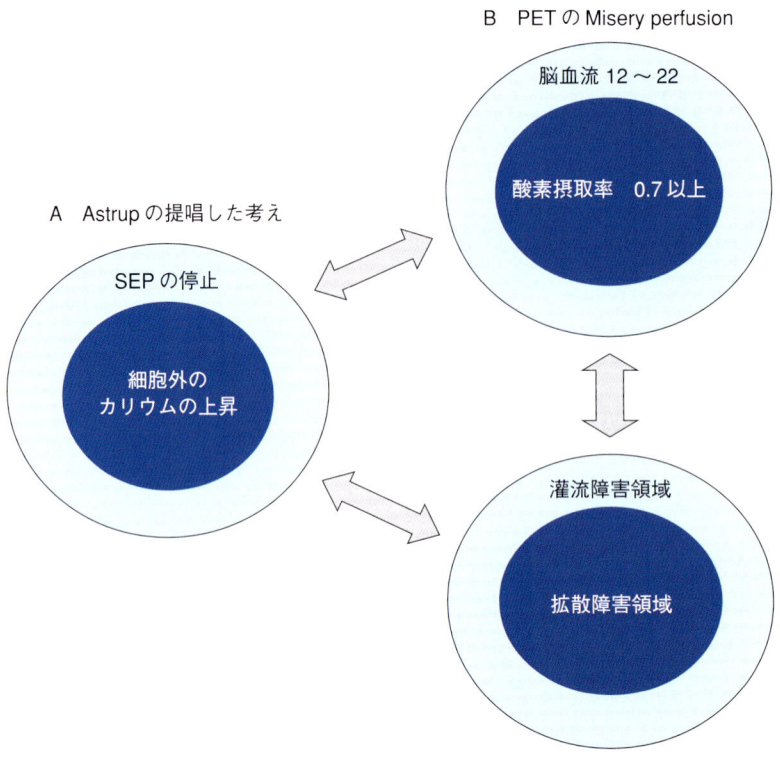

図 1-11 Ischemic penumbra と misery perfusion
　Penumbra は 1981 年に Astrup が提唱したオリジナルの考え方（A），PET での代謝からの考え方（B），そして，最近の MRI の灌流画像と拡散強調画像での差分領域の考え方（C）などがある．それぞれは異なる基本的なコンセプトである．

状態が広い意味での misery perfusion である．しかし，この misery perfusion の状況で局所脳血流がさらに低下し，酸素摂取率の上昇がプラトーに達し，代償機構が限界を超えると，酸素代謝率の低下が起こり，神経細胞としての機能が損なわれるレベルに達する．このレベルから細胞のエネルギー代謝が障害されるレベルまでが ischemic penumbra である（図 1-12）．

　Misery perfusion は慢性期の脳虚血の状態を考える上では，その存在は臨床的にも明らかである，治療上も有用である．慢性期では，therapeutic time window の時間をはるかに超えたタイムスパンであり，ischemic penumbra は基本的に存在しない．もし，すでに脳梗塞があるとすれば，それは，core のみであり，その周囲に misery perfusion が存在する．

　これに対して，急性期の脳梗塞においては PET が多くの例で行われるわけではないので misery perfusion がどのように存在しているかは明らかでない．実際には，狭い misery perfusion の領域に囲まれて時間とともに core に変化してゆく ischemic penumbra の領域が存在すると考えられる．Misery perfusion は本来，血流の低下があるが，酸素摂取率が亢進し，酸素代謝率が維持され，神経活動が維持されている部位をさす．これは，急性期の脳梗塞では，therapeutic

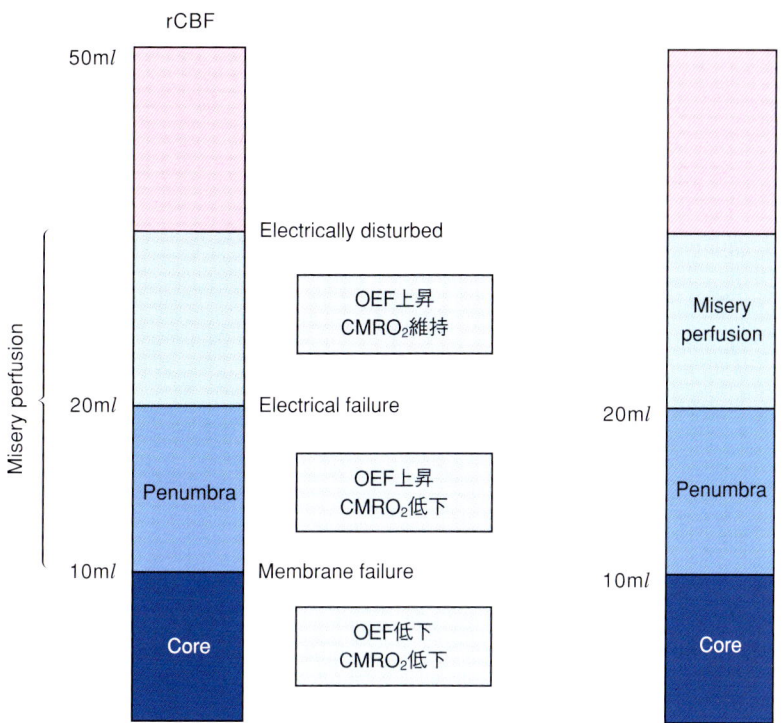

図1-12 Penumbra と misery perfusion の違い

　広義の misery perfusion は，酸素摂取率の上昇のある領域であり，penumbra も含まれる（右）．しかし，酸素代謝率が維持されていて，脳機能がぎりぎり保持されている領域という意味では，図の左のような範囲となる．障害がエネルギー代謝レベルまで及び酸素摂取率の低下が起こっていると考えられる虚血 core は，misery perfusion の領域にはならない．

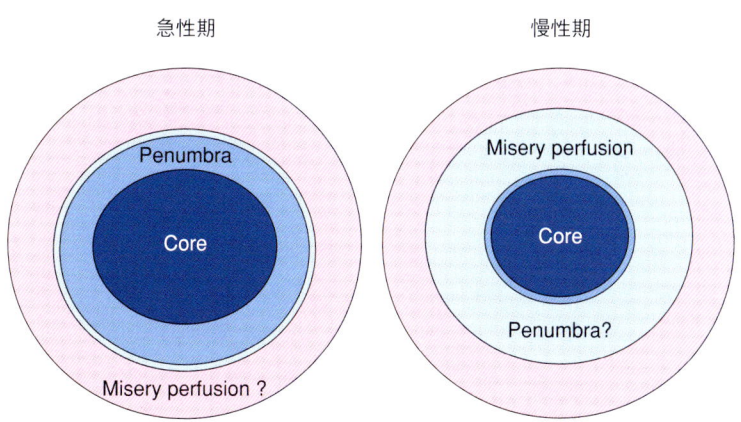

図1-13 急性期と慢性期の違い

　急性期では core の周辺は penumbra が占めている．慢性期では penumbra は実際には存在せず，その領域はほとんど core となり，その周囲を misery perfusion 領域がとり囲む．

time windowの外にあるものである．したがって，いわゆる progressing stroke のように，core 周辺の脳血流が進行性に低下し，ischemic penumbra そのものが外側に拡大してゆくような病態でもない限り，臨床的には意味は少ない（図1-13）．

再灌流障害（reperfusion injury）

急性期脳虚血病態の大部分は以上の2つの概念で説明が可能である．しかし，実際には，血行再建（再灌流）を考える場合には，もう一つ，重要な第3の概念を導入しなければならない．それは，再灌流障害（reperfusion injury）といわれている現象である[34-36]．この現象により，治療可能時間であれば，血流の再開は，救済可能領域を必ず救済できるという optimism に歯止めがかけられることになる．さらに，治療可能時間を過ぎた場合の再開通が，penumbra（救済可能領域）を梗塞から救えるどころか，脳出血などの臨床的には重大な症状の悪化を引き起こすことが説明される．

再灌流障害は複雑なメカニズムの結果生ずる．詳細は，Chapter 1-2章を参考にされたい．臨床では，直後には，過灌流が生じ（post-ischemic hyperperfusion），これに引き続いて，代謝と脳血流量のカップリング（共役）が成立し，徐々に，血流は低下する（post-ischemic hypoperfusion）ことが多い．再灌流障害により，

・フリーラジカル・活性酸素などの虚血障害部位における産生亢進
・虚血障害された血管内皮細胞における細胞各種接着因子の up-regulation
・マクロファージなどの組織内移行による組織障害
・水分の供給による脳浮腫の悪化

などが進行する．

血行再建による再開通後の脳血流量は再灌流障害を決定づける最大の予測因子である．しかし，加えて，再開通前の虚血の程度と持続時間が，血流再建後の脳障害にも大きな影響を与える．この3つの要因（①虚血時間，②虚血中の血流，③再灌流後の血流）により，臨床的には大きな分岐点が存在すると考えられている．すなわち，

1）再開通による劇的な症状の回復（spectacular shrinking deficit）
2）再開通による出血性梗塞を含めた症状の増悪（hemorrhagic transformation）

の2つの両極端がある（図1-14）[34-37]．そして，この両極端の間に，実際には，多くの臨床例が存在し，この中間の経過をとる．再開通により劇的な症状の回復が望ましい．しかし，臨床的に問題となるのは，2）の再開通による症状の増悪である．

再灌流障害は，もともとは，1970年代に心臓虚血・再灌流後に発生する心筋障害の研究から明らかにされてきた．脳に関しては，最初，麻酔科領域の研究者により，心肺蘇生後脳症における再灌流障害が注目されていた．その後，1990年，Hallenbeck らにより，脳梗塞後の再灌流障害も広く知られるようになってきた[34]．もともと，脳梗塞部位に出血が起こることは，1950年代から知られていた．

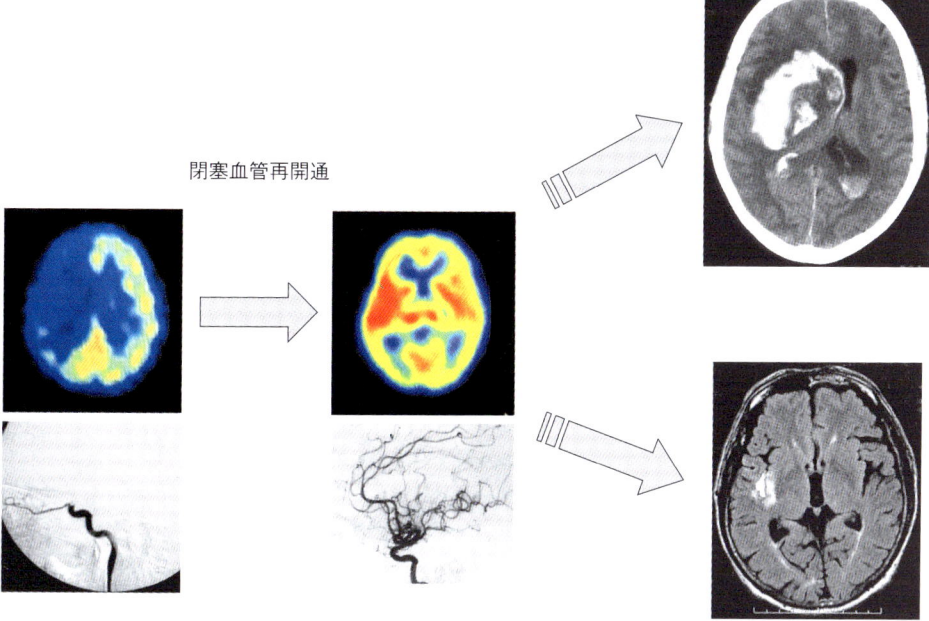

図1-14 虚血再灌流による出血と神経症状の改善
　左図の状態から，再灌流が起こると図中央のような hyper-perfusion が発生する．この際，虚血ダメージが大きいと，右上のような重篤な出血性梗塞となる一方，虚血ダメージが軽徴であると右下のように神経症状の劇的な改善も起こり得る．

　再灌流障害と概念上の区別が難しいものに luxury perfusion の考えがある．よく知られているように，luxury perfusion の概念は，Lassen が1966年（Jones の therapeutic time window や Astrup の ischemic penumbra の概念提唱より早い）に報告したものである[38]．その後，様々な臨床データの集積があり，概念も変遷してきた．PET などのデータに基づき，現在では，一般に「$CMRO_2$ が低下し，これに対して CBF が相対的に増加し，OEF が低下している状態」を意味している．ただ，この概念には，脳血流が正常より増加している absolute hyper-perfusion と組織代謝に比較して増加している relative hyper-perfusion の2つがある．もし，後者を広く含めると，梗塞の core のような部位も含まれることになり，臨床の直感的な hyper-perfusion とはかなり違ってものになってしまうという問題点もある．
　再灌流障害の中核的なメカニズムが luxury perfusion であることは事実である．ただ，臨床的には，hyper-perfusion は SPECT で捉えることができても，そもそも PET による概念である luxury perfusion は正確に捉えることはできない．再灌流時に組織の代謝に見合った血流が提供されることは，組織が障害されていない場合でも，あまりない．多くの場合には，代謝と血流の共役（coupling）は失われており，本来の autoregulation 機構は機能していないと考えられてい

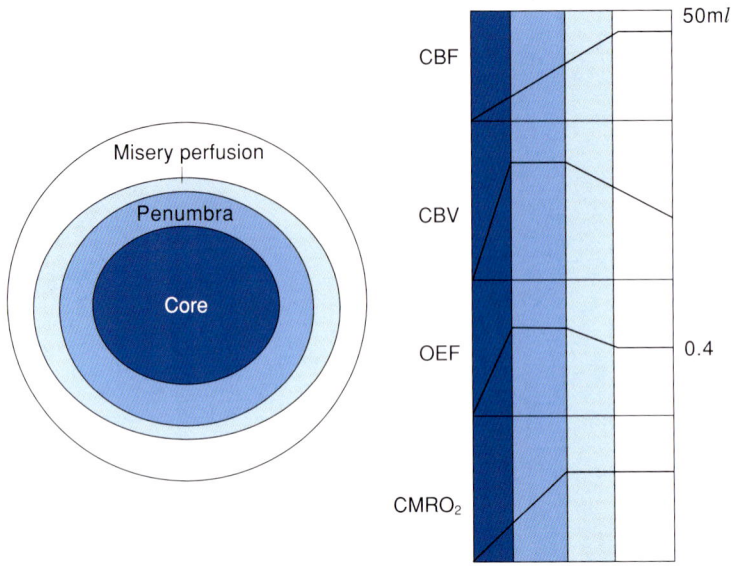

図 1-15 虚血の core, penumbra, misery perfusion の脳循環と代謝
この状況で再灌流が起こると，CMRO$_2$ の低下した領域では luxury perfusion が起こる

る．したがって，再灌流時には，虚血中心では，酸素代謝率が極端に低下しており，虚血中心になればなるほど relative luxury perfusion の程度が強いと考えられる．虚血周囲の penumbra では，これに対して，救済されていれば，再灌流直後には，relative luxury perfusion がみられるが，次第に normo-perfusion に移行する．問題は，autoregulation が破綻した重篤な虚血領域に対して，absolute luxury perfusion が発生した場合であり，この場合に，血管の破綻を伴うような hemorrhagic transformation が起こる．再灌流のない永久閉塞の場合にも，梗塞周囲の脳に relative luxury perfusion がみられる（図 1-15）[39-47]．

一方，再灌流障害は，人為的な再開通，血行再建に限った現象ではない．主幹動脈閉塞症例では，その自然経過においてもしばしば閉塞血管の再開通が認められる（図 1-16, spontaneous recanalization）．最初の報告は，Lehrer が 1958 年に行っているが，本邦でも，1978 年の入野らの優れた総説もあり，古くから知られている[48-50]．主幹動脈閉塞例では，急性期に 40％が再開通を示す．経時的な血管造影の研究では，閉塞後平均 4 日で再開通を認めたと報告されている．宝金らの検討によれば，再開通後の血管造影では，表 1-1 のような特徴的な所見が認められた[51]．自然再開通は，心原性塞栓症で高い頻度で起こるが，アテローム塞栓症でも起こりうる．また，出血性梗塞は，自然再開通でも起こるが，大脳基底核を中心とする致死的な大出血は少なく，ほとんど全て大脳皮質や白質の部分出血（parial type, scattered type, cortical ribbon type）である．出血性梗塞は，造影 CT での増強像とよく一致するが，所見の出現のタイミングとしては，まず，造影 CT での増強効果がみられた後に，大脳皮質や白質の部分出血がみられる．再開

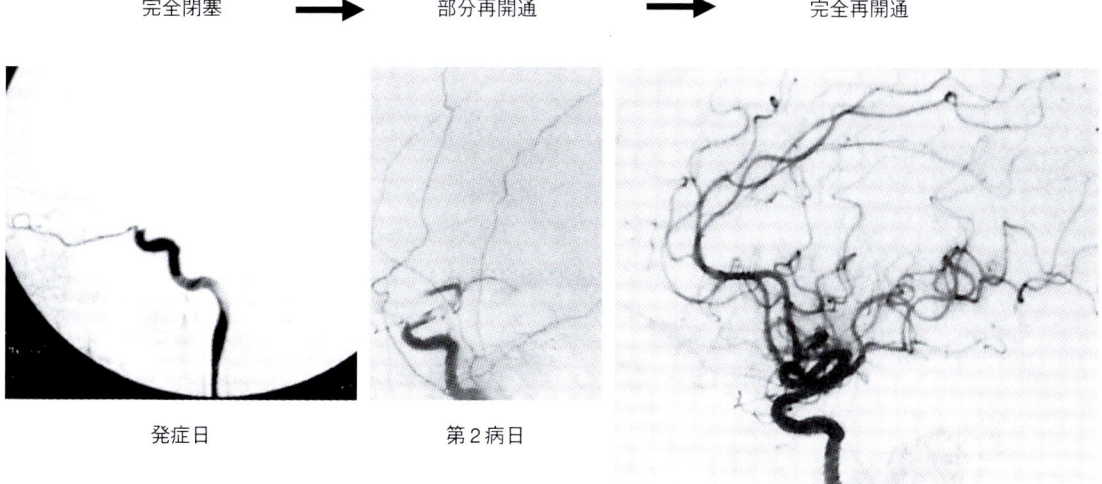

図1-16 自然再開通（保存的治療）
閉塞動脈の再開通は，自然経過でもしばしば起こる．
左は発症日，中央は，第2病日，右は2週間後の内頸動脈側面像

表1-1　閉塞動脈自然再開通

1) 頻度　40％
2) 時期　急性期平均4日
3) 血管造影所見
　・残存狭窄　　　44％
　・動脈狭小化　　39％
　・循環遅延　　　50％
　・塞栓移動　　　11％
　・毛細血管濃染　22％
　・早期静脈造影　17％
4) CT所見
　基底核大出血型　　0％
　皮質小出血型　　　44％
　造影剤による増強効果　100％？
　（造影効果が出現した後に皮質小出血が起こる）

（宝金，他．Neurol Med Chir (Tokyo). 1987；27, 295-301）

通のないものでも，MRIなどでは出血性梗塞がみられる．また，自然再開通による臨床症状の悪化はみられず，臨床的には気づかれないことが多い．

　自然再開通においても，再開通が急性期の虚血性脳損傷の強い時期に起これば，大脳基底核出血や脳浮腫の急激な増悪などの再灌流障害は起こり得ると考えられる．しかし，上に示したように，実際には，ほとんど，臨床的に問題となるような再灌流障害はみられない．したがって，積極的に再開通，あるいは，血行再建を行う場合には，この自然経過を上回るoutcomeをもたらすものでなければならない．

文献

1) Astrup J, Siesjo BK, Symon L. Thresholds in cerebral ischemia the ischemic penumbra. Stroke. 1981 ; 12 : 723-5.
2) Astrup J, Symon L, Branston NM, et al. Cortical evoked potential and extracellular K$^+$ and H$^+$ at critical levels of brain ischemia Stroke. 1997 ; 8 : 51-7.
3) Petto C, Fedmann E, Pulsinelli WA, et al. Delayed hippocampal damage in humans following cardiorespiratory arrest. Neurology. 1987 ; 37 : 1281.
4) The American Heart Association in collaboration with the International Liaison Committee on Resuscitation. Guidelines 2000 for Cardiopulmonary Resuscitation and Emergency Cardiovascular Care. Part7: The Era of Reperfusion : Section 2: Acute Stroke.
5) Jones TH, Morawetz RB, Crowell RM, et al. Thresholds of focal cerebral ischemia in awake monkeys. J Neurosurg. 1981 ; 54(6) : 773-82
6) Pulsinelli WA, Jacewicz M, Levy DE, et al. Ischemic brain injury and the therapeutic window. Ann NY Acad Sci. 1997 ; 835 : 187.
7) Zivin JA. Factors determining the therapeutic window for stroke. Neurology. 1998 ; 50 : 599.
8) Heiss WD, Huber M, Fink GR, et al. Progressive derangement of periinfarct viable tissue in ischemic stroke. J Cereb Blood Flow Metab. 1992 ; 12 : 193.
9) Hakim AM. Ischemic penumbra. The therapeutic window. Neurology. 1998 ; 51 (suppl 3) : S44.
10) Heiss WD. Ischemic penumbrae: evidence from functional imaging in man. J CBF Metab. 2000 ; 20 : 1276-93.
11) Houkin K, Kwee IL, Nakada T. Persistent high lactate level as a sensitive MR spectroscopy indicator of completed infarction. J Neurosurg. 1990 ; 72(5) : 763-6.
12) Houkin K, Kamada K, Kamiyama H, et al. Longitudinal changes in proton magnetic resonance spectroscopy in cerebral infarction. Stroke. 1993 ; 24(9) : 1316-21.
13) Kamada K, Houkin K, Iwasaki Y, et al. Metabolic and neurological patterns in chronic cerebral infarction: a singl-evoxel 1H-MR spectroscopy study. Neuroradiology. 1997 ; 39(8) : 560-5.
14) Heiss WD, Grond M, Thiel A, et al. Tissue at risk of infarction rescued by early reperfusion: a positron emission tomography study in systemic recombinant tissue plasminogen activator thrombolysis of acute stroke. J Cereb Blood Flow Metab. 1998 ; 18 : 1298-307.
15) Kidwell CS, Saver JL, Mattiello J, et al. Thrombolytic reversal of acute human cerebral ischemic injury shown by diffusion/perfusion magnetic resonance imaging. Ann Neurol. 2000 ; 47 : 462-9.
16) Warach S, Chien D, Li W, et al. Fast magnetic resonance diffusion-weighted imaging of acute human stroke. Neurology 1992 ; 42 : 1717-23.
17) Lutsep HL, Albers GW, DeCrespigny A, et al. Clinical utility of diffusion-weighted magnetic resonance imaging in the assessment of ischemic stroke. Ann Neurol. 1997 ; 41 : 574-80.
18) Barber PA, Darby DG, Desmond PM, et al. Prediction of stroke outcome with echoplanar perfusion-and diffusion-weighted MRI. Neurology. 1998 ; 51 : 418-26.
19) Schaefer PW, et al. Predicting cerebral ischemic infarct volume with diffusion and perfusion MR imaging. AJNR. 2003 ; 23 : 1785-94.
20) Hasegawa Y, Fisher M, Latour LL, et al. MRI diffusion mapping of reversible and irreversible ischemic injury in focal brain ischemia. Neurology. 1994 ; 44 : 1484-90.
21) Sakoh M, Ostergaard L, Gjedde A, et al. Prediction of tissue survival after middle cerebral artery occlusion based on changes in the apparent diffusion of water. J Neurosurg. 2001 ; 95 : 450-8.
22) Fiehler J, Foth M, Kucinski T, et al. Severe ADC decreases do not predict irreversible tissue damage in humans. Stroke. 2002 ; 33 : 79-86.
23) Symon L, Branston NM, Strong AJ, et al. The concepts of thresholds of ischaemia in relation to brain structure and function. J Clin Pathol Suppl (R Coll Pathol). 1977 ; 11 : 149-54.

24) Fisher M, Garcia JH. Evolving stroke and the ischemic penumbra. Neurology. 1996 ; 47 : 884-8.
25) Fisher M. Characterizing the target of acute stroke therapy. Stroke. 1997 ; 28 : 866-72.
26) Loh PS, Butcher KS, Parsons MW, et al. Apparent diffusion coefficient thresholds do not predict the response to acute stroke thrombolysis. Stroke. 2005 ; 36(12) : 2626-31.
27) Seitz RJ, Meisel S, Moll M, et al. Partial rescue of the perfusion deficit area by thrombolysis. J Magn Reson Imaging. 2005 ; 22(2) : 199-205.
28) Pialat JB, Wiart M, Nighoghossian N, et al. Evolution of lesion volume in acute stroke treated by intravenous t-PA. J Magn Reson Imaging. 2005 ; 22(1) : 23-8.
29) Davis SM, Donnan GA. Using mismatch on MRI to select thrombolytic responders: an attractive hypothesis awaiting confirmation. Stroke. 2005 ; 36(5) : 1106-7.
30) Schellinger PD, Fiebach JB. Perfusion-weighted imaging/diffusion-weighted imaging mismatch on MRI can now be used to select patients for recombinant tissue plasminogen activator beyond 3 hours: pro. Stroke. 2005 ; 36(5) : 1104-5.
31) Zivin JA. Perfusion-weighted imaging/diffusion-weighted imaging mismatch on MRI can now be used to select patients for recombinant tissue plasminogen activator beyond 3 hours: con. Stroke. 2005 ; 36(5) : 1105-6
32) Derex L, Hermier M, Adeleine P, et al. Nighoghossian N. Clinical and imaging predictors of intracerebral haemorrhage in stroke patients treated with intravenous tissue plasminogen activator. J Neurol Neurosurg Psychiatry. 2005 ; 76(1) : 70-5.
33) Baron JC, Bousser MG, Rey A, et al. Reversal of focal "misery-perfusion syndrome" by extra-intracranial arterial bypass in hemodynamic cerebral ischemia. A case study with 15O positron emission tomography. Stroke. 1981 ; 12(4) : 454-9.
34) Hallenbeck JM, Dutka AJ. Background review and current concepts of reperfusion injury. Arch Neurol. 1990 ; 47(11) : 1245-54.
35) Hain RF, Westhaysen PV, Swank RL. Hemorrhagic cerebral infarction by arterial occlusion; an experimental study. J Neuropathol Exp Neurol. 1952 ; 11(1) : 34-43. No reflow phenomenon.
36) Aspey BS, Jessimer C, Pereira S, et al. Do leukocytes have a role in the cerebral no-reflow phenomenon? J Neurol Neurosurg Psychiatry. 1989 ; 52(4) : 526-8.
37) Minematsu K, Yamaguchi T, Omae T. 'Spectacular shrinking deficit': rapid recovery from a major hemispheric syndrome by migration of an embolus. Neurology. 1992 ; 42(1) : 157-62.
38) Lassen NA. The luxury-perfusion syndrome and its possible relation to acute metabolic acidosis localised within the brain. Lancet. 1966 ; 2 : 1113-5.
39) Ackerman RH, Correia JA, Alpert NM, et al. Positron imaging in ischemic stroke disease using compounds labeled with oxygen 15. Initial results of clinicophysiologic correlations. Arch Neurol. 1981 ; 38 : 537-43.
40) Heiss W-D, Grond M, Thiel A, et al. Permanent cortical damage detected by flumazenil positron emission tomography in acute stroke. Stroke. 1998 ; 29 : 454-61.
41) Hoedt-Rasmussen K, Skinhoj E, Paulson O, et al. Regional cerebral blood flow in acute apoplexy. The "luxury perfusion syndrome" of brain tissue. Arch Neurol. 1967 ; 17 : 271-81.
42) Lenzi GL, Frackowiak RS, Jones T. Cerebral oxygen metabolism and blood flow in human cerebral ischemic infarction. J Cereb Blood Flow Metab. 1982 ; 2 : 321-35.
43) Marchal G, Young AR, Baron J-C. Early postischemic hyperperfusion: pathophysiologic insights from positron emission tomography. J Cereb Blood Flow Metab. 1999 ; 19 : 467-82.
44) Olsen TS, Skriver EB, Herning M. Radiologic manifestations of focal cerebral hyperemia in acute stroke. Acta Radiol. 1991 ; 32 : 100-4.
45) 田村　晃, 佐野圭司. 脳虚血における血流再開の意義—脳局所血流量と組織傷害の関連. 脳と神経. 1979 ; 31 : 1005-15.

46) 冨田　稔．luxury perfusion syndrome．佐野圭司，監，田村　晃，早川　徹，桐野高明，編著．脳卒中実験ハンドブック．アイピーシー；1990. p.796-8.
47) 田村　晃．Luxury perfusion syndrome の臨床的意義．Clinical Neuroscience. 2004；22：392-3
48) Lehrer GM. Angiographic demonstration of collateral circulation in cerebrovascular disease. Neurology（Minneap）1958；8：27-32.
49) 入野忠芳．脳血管閉塞の再開通現象．脳と神．1978；30：135-51.
50) Irino T, Taneda M, Minami T. Angiographic manifestations in postrecanalized cerebral infarction. Neurology（Minneap）1977；27：471-5.
51) 宝金清博，上野一義，多田光宏，他．脳梗塞急性期における動脈再開通の検討．Neurol Med Chir（Tokyo）．1987；27, 295-301.

〈宝金清博〉

2. 脳虚血と再灌流障害の基礎

はじめに

　脳虚血中心部が core，周辺部が penumbra と一般的に表現されている．Penumbra とは，元来日食や月食でまさに影にならんとする半影状態の部分を指している．そして，これをヒントに不可逆的な傷害を受けた虚血の core を囲む低灌流で機能的におかされてはいるものの状況いかんによっては救いうる領域を意味している．脳虚血治療の第一の目的は，この虚血周辺部を救うことである．そのためには，脳が不可逆的に変化してしまう前に再灌流をすることが望ましい．しかしながら，先行する虚血の程度と虚血時間の長さ，および再灌流の時期が，その後いかに上手く再灌流ができたとしても，虚血を受けた脳組織の運命を決定づけている．いい換えれば再灌流によりかえって浮腫を増強させたり，最悪出血することがあり，結局は，梗塞部を拡大させる結果となり，より慎重になるべきである．

　さて，再灌流に伴う脳細胞障害機構については，活性化された好中球が種々の炎症因子を放出し，細胞接着因子が活性化される経路から説明されることが多い．一方では，この炎症反応とは別に虚血後のカルシウム濃度の上昇に伴う各種酵素系の活性化がかかわる経路，あるいは非酵素系の細胞障害が進行する経路が証明されている．また再灌流脳では，タンパク質合成能が障害され，その程度は虚血になっていた組織が虚血に対してどれだけ虚血耐性があるかに左右される．虚血中のミトコンドリアにおける酸素を利用したエネルギー産生系-呼吸機能障害の程度が，再灌流時のエネルギー代謝の正常化を左右することになる．

　一般的に，脳動脈の閉塞は，通常きわめて短い間に再灌流されないと，不可逆的な障害を残すことになる．梗塞体積の大小は，恒久的な神経症候の存続を左右する重要な要素であり，この脳組織損傷を改善する新しい治療の開発が今日にいたる大きな命題である．この難題を解決するために，次の2通りのアプローチをあげることができる．

(1) 脳虚血（血管的な視野からのアプローチ）に対して早期の再灌流による脳の虚血病巣の拡大を阻止する．
(2) 病態生理学的な見地からは虚血による細胞障害機序を解明し，悪循環を断つことを目指す（分子，細胞レベルからのアプローチ）．

前者は，外科的あるいは血管内手術的に再灌流を促進させようとするアプローチであり，後者は，これに伴う再灌流障害や虚血性の脳障害機構を明らかにして有効な治療のオプションを組み立てようというアプローチである．

　基本的な治療戦略の必要条件は，機能的に障害されてはいるが，しかし回復可能で，salvage可能な脳組織（つまりpenumbra）の存在であり，我々臨床医の唯一のターゲットである．Penumbraを救うために色々な治療戦略—薬物療法を含めて—により組織がviabilityを維持しうるtime windowは一定ではなく個体差が大きい．近年開発された抗酸化剤によるneuroprotectionをターゲットにする場合は，障害機構が悪循環に陥り非可逆的になるまでのtime windowを長くするように考案された．虚血再灌流後にアポトーシスが梗塞形成に先行するという最近の考え方から上記の効果を期待するスタンスでは，time windowをさらに長くする必要があるであろう．そして，このタイミングを逃し再灌流が遅れた場合は，組織機能障害となる．さらには，この現象に引き続き，可逆的ながら障害を受けたニューロンまでが進行的に梗塞化することがある．早期の再灌流は標準的治療オプションとして有力であることには異論がないが，時には，神経機能的な悪化のみならず，梗塞サイズ，炎症のマーカー，アポトーシスへの悪影響が様々に存在し，格好の議論対象である．このような予想以上に不均一な結果が，虚血性脳障害における分子生物学の概念と早期再灌流のもつ有用性の間の理論的ギャップを根深くしているのである．

　以下にA～Jの計10項目別に虚血および再灌流障害の基礎的な側面を図1-17に従い解説することにする．

虚血に伴う脳細胞障害機構の基礎[2, 6, 7]

　脳が虚血になることは，酸素濃度が低下し好気性の代謝ができなくなりATPの枯渇を意味している．ATPの枯渇に伴い電解質の移動を指揮する酵素活性が低下し膜の脱分極が起こる．細胞外のグルタメートが蓄積しNMDAおよびnon-NMDA受容体を介して細胞内へのカルシウム移動が起こる．これが引き金になり酵素的および非酵素的な反応が連鎖的に惹起される．各種カルシウム依存性の酵素活性化，脂質の過酸化，生体膜の損傷，炎症反応の連鎖，接着因子の誘導，脳微小循環障害，蛋白合成の障害等々により虚血性脳細胞障害が進行することになる．この現象を分子レベルに解析した結果が最近のトピックである．脳虚血と共に種々の遺伝子が発現し波状的に4つに分類されている．第1波は，虚血後早期の神経細胞に起こりimmediate early genes（IEG）と呼称されているが，c-fos, c-junがその仲間である．これらは，promotor element（activator protein-1, cAMP/calcium response elements）とかかわっているとされるが，発現理由が明確ではない．第2波は，heat shock protein関連遺伝子の発現群であり，neuron，血管双方に起こり，細胞保護的な意味合いが強い．第3波は，炎症性要素関連遺伝子発現群である．こ

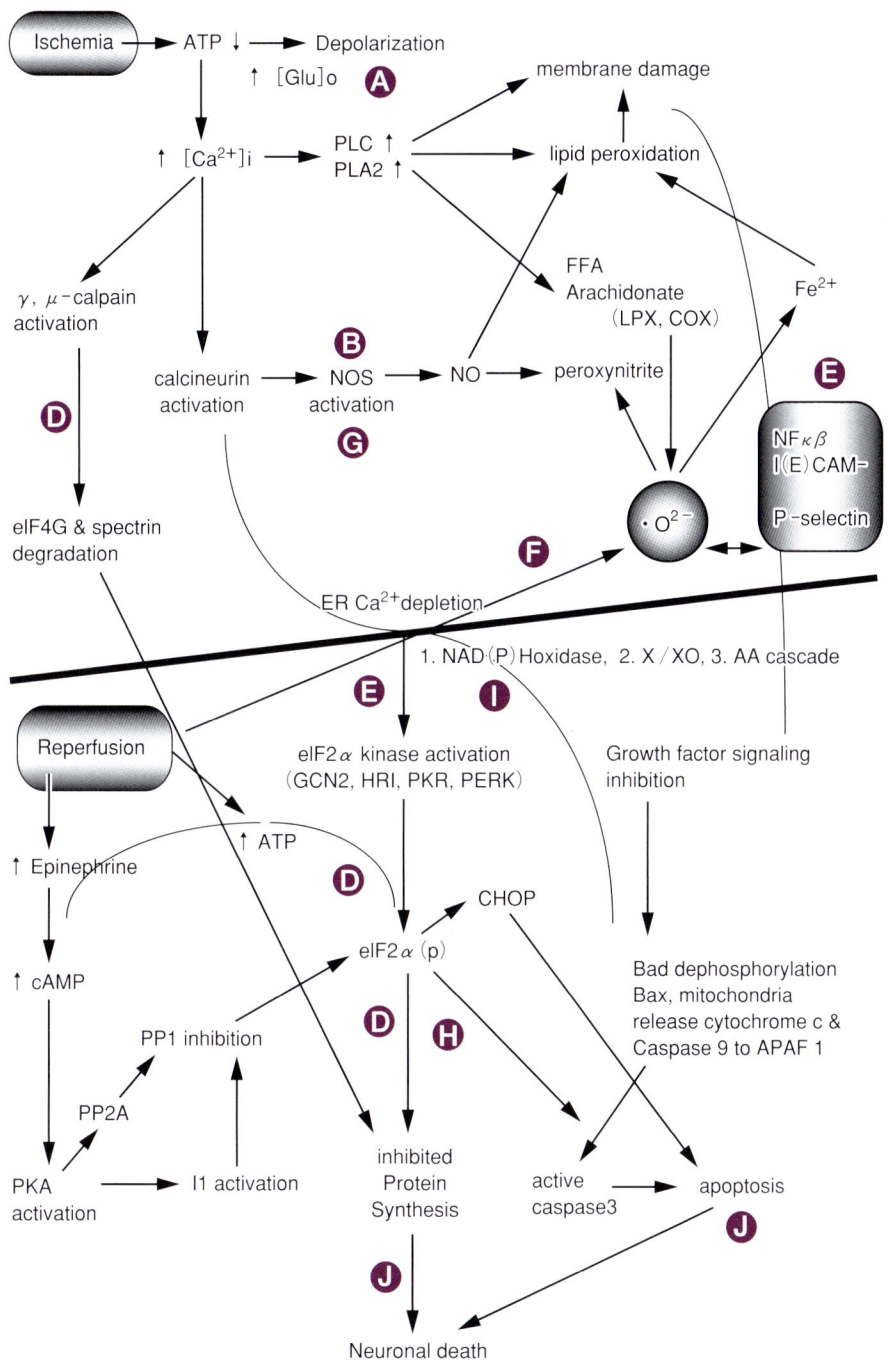

図 1-17 脳虚血／再灌流における細胞障害機序（文献 16 から改変）

れは，サイトカインの発現に直結しており接着因子の誘導を促す．しかもこの一連の流れは，第4波を生み出し iNOS（inducible nitric oxide synthese），COX-2（inducible cyclooxygenase）の発現に重要な意味合いをもっている．これらの反応には時間的に幅があり，当初虚血中心部で

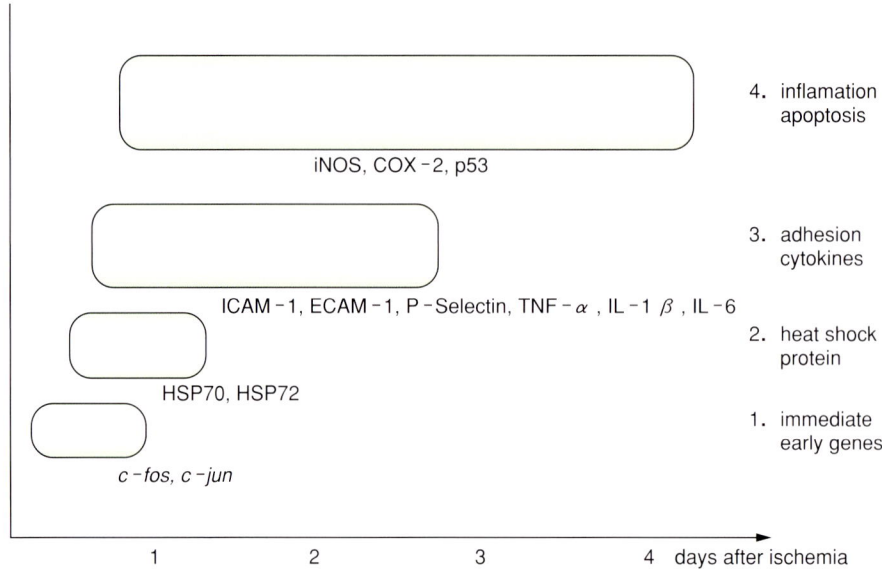

図 1-18 脳虚血に伴う関連遺伝子の発現過程（文献 8 から改変）

誘導され，経過と共に周辺領域に波及し梗塞巣の拡大現象に寄与していると考えられている（図1-18）．これを細胞レベルに照らしてみると以下の様になる．Neuron は，虚血後30分以内に退縮化（shrunken），扇状化（scalloped）し数時間で，膨化（swollen），空砲化（vacuolation）する．それに伴い好中球が血管内皮に接着し，虚血巣に侵入する．2～3日の内にマクロファージの出現と共に炎症を特徴づける所見が明瞭になる．したがって，このような虚血経過中のポイントで再灌流すると，再酸素化による ATP の再合成が蛋白の合成傷害を引き起こす酵素系の賦活にかかわる場合があること—すなわち非可逆的な状態—が明らかにされてきた．

すなわち，虚血の程度が厳しい程，短時間の内に不可逆的な変化が認められる．しかしながら，可逆的なうちは血行を再開することで低灌流に曝された脳細胞を救出できる．しかしながら，そうはいうものの不思議なことに，種によって，実験的には，モデルによって救済を可能とする時間— therapeutic time window —が，まちまちである．一般的に伝えられてきているのは，局所脳虚血による障害を最小限にとどめるための再灌流開始時間は1.5～2時間と考えられている．それを越えると，永久虚血と同等あるいはそれ以上の障害を惹起することが示されている．これとは裏腹に，数少ない報告ではあるが，発症後3～6時間後に再灌流した実験結果で梗塞巣の縮小化が認められており，この点の解釈が難しいのである．いずれにしても，局所脳虚血出現後可及的速やかに血行を回復することが，脳組織の機能のみならず組織障害を最小限に食い止める唯一の手段である．

どの程度の虚血になった脳組織が可逆性を保持しているかについては，$10～12 ml/100 gm/min$ が一般的である．このレベルを下回っている組織への再灌流は，興奮性アミノ酸の上昇，膜の脱分極，脂質過酸化，ROS（活性酸素種：reactive oxygen species）の生成，細胞内カルシウム濃

度の上昇を引き起こし様々な細胞障害機構が動くことになる．

 再灌流に伴う細胞障害機構の基礎[3-5, 10, 11]

　たとえば，10分間前脳虚血モデルを例にしてみると，再灌流後の20分間にエネルギー代謝の回復と同時に細胞内外のイオンホメオステーシスが虚血前の状態に復帰する．しかも細胞内カルシウム濃度は1～2時間以内に正常化する．しかしながら，先行する虚血が2時間以上存在すると，虚血中心部では，すでにATPは減少し，phosphocreatineは減少し，乳酸が増加しており不可逆変化が進行している．一方，虚血周辺領域では，2時間程度で7～80％程度に回復しているが，遅発性に障害を受ける組織もある．この場合，虚血周辺領域が救済されるか否かは，酸素化により回復した組織におけるエネルギー産生系と消費系がカップルしているか否かにかかっている．これを病理学的所見に照らしてみると，neuronにmicrovacuolation程度の存在する時期までのほんの短時間に起こる変化程度の状態のみが再灌流により救えることになる．

　ここでよく引き合いに出されるのは，虚血性脳障害発生上の危険因子である糖尿病（高血糖値）と再灌流障害とのかかわりである．高血糖は，再灌流後の脳の代謝環境の回復を悪化させることから，障害が正常血糖状態よりも悪化することが，以下の理由から示唆されている．

1. acidosisのために直接的な細胞障害機序が進行する．
2. 虚血後のアルカローシスがミトコンドリアの機能を低下させる．
3. 再灌流後のhyperthermiaが遅く出現しNO由来の障害機構が回転する．1つには，peroxynitrite anionの産生であり，引き続くOH*（ハイドロキシラジカル）などのROSの生成が状況を増悪させる．

　これは，ROSやフリーラジカルによるタンパク質，脂質，核酸への酸化ストレスにより生じる非酵素的過酸化反応産物であるAGE（advanced glycation end products）と深くかかわっている．興味深い点は，AGEに反応する受容体（RAGE）が，中枢神経系の血管，内皮細胞に多く存在することである．そして，AGE，RAGEの相互関係を活性化する要素がNF$\kappa\beta$であると考えられている．

　さらには，高血糖は，AA（arachidonic acid）cascadeのlipoxygenase（LPX），cyclooxygenase（COX）を活性化し血管収縮系のPGs（各種プロスタグランディン）を生成する方向に傾けることが知られている．

 ミトコンドリアの機能障害と再灌流[16]

　ミトコンドリアの中にはATPを産生するための数多くの酵素が存在しているが，すべてが虚血により活性を失ってしまう．特に，cytochrome oxidaseとMnSODの失活化は，再灌流時に酸素の有効利用ができず，しかも過量のROSが産生されることからミトコンドリアの膜障害が進行する．そのために呼吸鎖が障害を受け不飽和脂肪酸の過酸化（脂質過酸化：分子内プロトン

引き抜き－分子内電子転位－ラジカル化－他分子からのプロトン引き抜き： propagation of lipid peroxidation) が起こる．

再灌流後の complex-1 の障害と細胞内カルシウム濃度上昇がミトコンドリアに派生する脳障害の元凶であろう．細胞内カルシウム濃度上昇によりアポトーシスの火付け役として protease, nuclease や phospholipase を活性化する．

虚血中心部における変化は，先行する局所脳虚血が 2 時間程度であれば再灌流により当初速やかにミトコンドリアの呼吸鎖の機能は回復するが，その後二次的に障害を受ける．この変化は，永久虚血の虚血周辺領域における変化に酷似しており ROS およびフリーラジカルが影響しているものと考えられている．これこそが，虚血後再灌流障害に対して spin trap compound や FK506 のような抗炎症剤やラジカル捕捉剤が有効な理由である．

ミトコンドリア内には，電子伝達系を組織している呼吸鎖が存在する．この機能が虚血により低下するが，虚血の程度と時間が軽度であれば再灌流により完全に復活する．しかしながら，虚血の程度と時間が高度になると再灌流がかえって電子伝達機能を破綻させる方向に動く．この現象は permeability transition pore の開大と考えられる．原理的には以下のように考えられている．虚血中に上昇したミトコンドリア内のカルシウム濃度が再灌流により正常に復すが，間もなく上昇し過酸化状態における pro-oxidants の生成とかかわり合いながら permeability transition pore を開大させることになる．これを裏づける結果としては，transition pore の誘導を阻止するものと考えられている cyclosporin A が虚血に対して劇的な効果を発揮することをあげることができる．しかも，虚血に曝す数日前から cyclosporin A を前投与しておくと梗塞巣が半減することからも推論可能である．ここで，簡単に mitochondrial permeability transition (MPT) について解説する．これは，ミトコンドリアの外膜から内膜にあるイオンチャンネルで，内膜側にある adenine nucleotide transporter, 外膜側にある電位依存性陰イオンチャンネルと ciclophilin D などよりなる複合体である．再灌流時に，酸化ストレスが生じたり，ミトコンドリア内のカルシウム濃度が上昇するとこの pore が開大し，cytochrome C, apoptosis-inducing factor や second mitochondrial activator of caspase などのアポトーシス誘導蛋白を大量に細胞質に放出する．

D 再灌流に伴う蛋白質合成能に対する変化[16]

虚血が生じ，脳血流量が正常の 50％以下になると脳エネルギー代謝が低下し，イオンホメオスターシスが崩れ蛋白質合成機能が低下する．しかしながら，血流が早期に回復すると，細胞死をのがれる細胞でも蛋白合成機能は著しく低下している．一方細胞死に陥る細胞では蛋白代謝は回復しない．この理由については，最近まで不明であった．再灌流の初期には，DNA の性状，転写系の機構，mRNA の機能，遺伝情報の解読機能には異常は認められず，この一連の流れが蛋白の合成障害に起因することは考えられない．蛋白合成開始因子である eukaryotic initiation factors (elFs：elFα，β が代表的である．) がかかわる初期解読 (translation initiation) 機能の障害が原因と考えられている．これは，細胞内カルシウム濃度上昇による各種蛋白リン酸化酵

素の活性化が深い関与を示すものと考えられている．虚血‐再灌流に伴う elFs の特徴的な変化が認められている．

1. γ，μ-calpain による elF4G の proteolytic degradation
2. 再灌流中の elF$_2\alpha$ の上昇

虚血中の γ，μ-calpain の蛋白融解の活性が calpain 阻害剤で阻止されている．
哺乳類には 4 種類の ELF$_2\alpha$ kinase が確認されており再灌流で活性化されることが示されている．

1. GCN2
2. hemin-regulated inhibitor（HRI）
3. RNA activated protein kinase（PKR）
4. PERK（PKR like ER kinase）

上記の中でも，特に HRI に関しては，鉄イオン存在下に，酸化型グルタチオン，PUFA（遊離不飽和脂肪酸），過酸化脂質により活性化されフリーラジカルおよびそれに関連した脂質過酸化が進み，再灌流による蛋白合成傷害を引き起こすと考えられている．

再灌流障害と細胞内情報伝達系[12, 17]

ROS は，いろんな細胞において情報伝達機能を有す分子であり，受容体を介す生理的反応の情報伝達の中枢的存在である．特に，細胞の生死にかかわる現象—アポトーシス，ネクローシス—を導く反応経路に深く関与している．各種 protein kinase のかかわる情報伝達系が再灌流後の脳障害にかかわることは認められているが，特に次のような系と反応することにより障害機構が動くものと理解されている．

PK（protein kinase）系，MAPK（mitogen-activated protein kinase）系，stress-activted PK 系，NF$\kappa\beta$，各種 caspase 等々がこの情報伝達系のメンバーとなる．Rac-1 と結合している GTPase は stress-activated PK，p38 MAPK，c-Jun NH$_2$-terminal kinase（JNK）を制御している．これらの PK は，ROS によりさらに制御を受けており，その活性化のためには Rac-1 が活性化する必要がある．したがって，Rac-1 を抑制することが ROS の生成制御に連関し再灌流障害を最小限に食い止めることができる．

もとより，ROS は，細胞の成長，アポトーシス，障害への順応反応を統御している．ROS に曝された血小板では，PLA$_2$（phospholipase A$_2$），PLC（phospholipase C），の活性化により AA cascade を賦活化する．したがって，このような反応は，抗酸化剤により制御されることが数多く報告されている．

再灌流による ROS の発生は，各種の stress kinase を活性化し，特に虚血周辺領域の JNK や p38 MAPK を刺激する．再灌流に伴い JNK‐1 の活性が核にシフトし同時に Serine 残基がリン酸化を受けている．それに伴い，stress‐activated protein/ERK kinase‐1（SEK1）が JNK‐1 を核内で活性化する．一方では，MAPK/ERK kinase 1（MEK1）は，細胞質に限局する．虚血

後のJNK-1の活性は，核へのtranslocationの程度と再灌流後のSEK-1の核内での活性に依存している．この証拠としては，再灌流後のJNK-1をターゲットにしたantisenseが再灌流後のアポトーシスを阻止したことから理解できる．さらに，再灌流後にはactivator protein-1（AP1）の結合が上昇しPARP（poly（ADP-ribose）polymerase）やcaspase-3の活性が低下する．虚血中のc-jun/c-fos（AP1：虚血という環境の変化に対して遺伝様式をかえて細胞が反応し即時性初期遺伝子が発現する．Immediate early genesの発現増加現象は，PARP活性や，histone H1 ADP-ribosylationを惹起する．すなわち，AP-1系の活性化はprogrammed cell deathにとって必須な現象であると考えられる．虚血中心部における細胞死には，stress activated protein kinase/JNK-pの核内における発現に関係したc-junの発現がかかわっている．このc-junはser 63がリン酸化を受けているが，すべてsubcellularに存在しており他の要素とのinteractionにより結果が左右されている．すなわち，このような虚血中心部における細胞死は，種々のtranscription factorが関与している．そして，周辺部では，同じ情報が時として生き残るような方向に，あるいは逆に消滅の方向に動く混交した状態なのである．

一方PKC（protein kinase C）は，神経細胞での虚血による種々のシグナルを伝達する酵素系である．MAPKの上流に位置し，再灌流に伴うMEK活性により賦活化される．再灌流によりATPが生成され蛋白質のリン酸化が進む．脳虚血により進行する膜の透過性変化はカルシウム濃度の上昇，ROSの増加に伴うPKC，PKG（protein kinase G），MAPKの活性化によることが認められており，これはcadherinactinとoccluding actinの結合が乖離するためであろうと考えられている．

再灌流により血管内皮のNFκβが活性化され好中球の接着性を高め，特に発生するROSにより intracellular adhesion molecule-1（ICAM-1）が発現する．ところが，血管内皮由来のNOにより（EDRF）ICAm-1は不活化される．再灌流による各組織内のNFκβ活性化をNOは抑制する．したがって，NOの供給能力を増大させるためにNFκβは虚血耐性を形成するのに必要とされている．たとえば，NFκβを抑制する因子であるIκB-αが核内に移行して細胞質から減衰するとNFκβが活性化される．IκB kinase（IKK）によりIκB-αがリン酸化されることで不活化される．IKK自身は，いくつかのprotein kinaseのリン酸化（IL-1，IL-6，TNFαなどにより活性化される酵素）により活性化される．再灌流に伴い酸化ストレスによりNFκβが活性化され，同時にNFκβを活性化する種々の炎症性サイトカインのmRNAが数多く発現する．このようなサイトカインは内皮細胞内におけるselectinやICAM-1などの接着因子の発現を助長している．この過程で生じる炎症細胞はROSを産生しNFκβやAP-2を活性化し血管内皮細胞にさらなる悪循環をもたらすことになる．したがって，NFκβの活性抑制は再灌流性虚血障害の軽減をもたらすことも指摘されている．

F 再灌流と活性酸素種（ROS），サイトカイン[12,18]

脳虚血後の早期の病態には，サイトカインの関与が示唆されている．特にIL-1β，TNFα，

IL-6 が中枢神経系で多様な作用を有している．特に IL-1β は傷害的に，TNFα は両面性を，IL-6 は保護的に作用するといわれている．その起源は，IL-1β がミクログリア，TNFα が神経細胞とミクログリア，IL-6 が神経細胞とされる．各々の mRNA，蛋白の発現の時期は，虚血後 12～24 時間とされ虚血周辺領域すなわち outer boundary zone に顕著であり，梗塞サイズの拡大にかかわる可能性が指摘されている．また，虚血側のみならず対側への波及は，spreading depression が関与するといわれている．

ROS がなぜ再灌流後の脳障害機序の基本になるかに関しては，長年にわたり議論が展開されてきた．従来，間接的な手段によってのみ確認されてきていたが，直接的な方法により再灌流後の脳組織内に ROS が産生されることが認められている．

まずは，X/XO（xanthine/xanthine oxidase）pathway で発生する酸素ラジカルがラジカル産生系の起点であり，様々な ROS，NO，ONOO- を形成していく．これらが種々の情報伝達系因子と反応し膜のリン脂質の過酸化，DNA の過酸化，各種酵素の死活化が起こるものと理解されている．このような状況下で，NO は還元され，酸素ラジカルと反応し非常に強力な障害要素である peroxynitrite anion を形成する．この影響が内皮細胞に波及し炎症性の反応が進行することになる．ROS の供給源については，以下の系が有力である．

1．Xanthine dehydrogenase/xanthine oxidase

Xanthine dehydrogenase は，一般的にどの細胞にも含まれており虚血により変成した ATP が hypoxanthine を再灌流により変化した状況下（sulfhydryl oxidation, proteolysis）で xanthine oxidase にコンバートされ酸素ラジカルあるいは過酸化水素を生成することになる．この事実に従って，XO の阻害剤であるアロプリノールで再灌流後の脳障害を軽減したことが認められている．しかし，実はこの薬剤は OH^* の捕捉剤であることが判明し，酸素ラジカル自身が再灌流後の脳障害機構にどのような重要な役割があるかに関して疑問が残る．

2．Ferrylhemoglobin

ヘム化合物は，再灌流により酸化ストレスが加わり ferrylhemoglobin に変化し，特に血管内皮細胞における脂質過酸化を進行させる．このことにより，再灌流後まず脂質過酸化を惹起し組織中の GSH や ATP の量を減少させることになり組織障害機構を進行させる．

3．NADPH oxidase

NADPH oxidase は，血管内皮細胞内で発現し ROS の供給源となる．しかも，ROS は，NADPH oxidase の subunit である $p47^{pho\lambda}$ を誘導する．再灌流により増加した ROS が NFκβ や AP-1 を賦活化し dominant negative rac1 により抑制される．しかるに N17rac1（dominant negative gene product）は，細胞内の ROS の生成を抑制する．しかも N17rac1 は，平滑筋細胞，fibroblast，内皮細胞を保護する．したがって，XD，NADPH oxidase の反応に鉄分子が絡み合って種々の組織における再灌流後の ROS 生成により脳障害機構が進行していくのである．

虚血時に生じた脳灌流圧低下は適切な時期に適切な量の再灌流によってのみ正常化する．しかしながら，再灌流早期に遷延した灌流圧低下は，さらなる微小循環障害を惹起し，白血球が内皮細胞と反応し炎症系の活性化反応が起こる．これが周囲の血管内皮細胞，神経線維，神経細胞に波及し梗塞層の拡大を招く．このカスケードの活性化に伴い血管内に血球成分が蓄積し毛細血管レベルの破綻が起こる．これはcapillary pluggingと呼称されており結果として灌流圧が低下し血液の停滞現象が生じる．このような現象に引き続き血管内から脳組織に漏出した好中球は種々のprotease，脂質由来の炎症性因子，ROSを放出することから，本来救える可能性のある細胞までも破壊してしまう．この過程で誘導された細胞接着因子が，好中球のrolling，粘着性，活性化そして種々の細胞の移入を促し細胞表面のglycoprotein障害とかかわることが知られている．これらは，leukocyte integrin，immunoglobulin supergene family（ICAM-1），selectin（P-，E-，L-selectin）がこのメンバーである．

　ICAM-1に関する情報としては，動物モデルにおいて永久虚血，一過性虚血の双方で虚血脳組織内のメッセージレベルおよび蛋白量で増加している．臨床的にも，血漿中の濃度の高い例には血管障害のリスクが高いと報じられている．現に，ICAM-1のknocked-out mouseへの脳虚血による影響をみると，梗塞進展を有意に減少させている．

　Selectinは，白血球が引き延ばされたり（thethering）粘着性をもったり（rolling）しながら血管内皮細胞と反応する．特にこの接着因子は血管内皮細胞でupregulationされる．P-selectinは，虚血後再灌流によりupregulationを認められておりE-selectinは，虚血中からメッセージレベルで発現し，再灌流後も同様に遷延する．興味深い点は，E-selectinのメッセージレベルの発現が対側にも認められ液性の因子の関与が疑われている．ヒトの例においても梗塞の患者でL-selectinには変化がないがE-selectinの有意な上昇が認められている．P-selectinは，血管外のfibrin depositionにかかわっている．この現象は虚血中および再灌流後のいわゆる虚血中心部で確認されている．特に再灌流後にfibrinogenが血管内から外へ漏出し組織と反応することが知られており，P-selectin依存性の接着反応はこれからの臨床上有益な情報といえる．

G 再灌流とNO[3,13]

　神経細胞から発生するNOは毒性であることは広く知られている．したがって，脳虚血時に発生するNOは，梗塞巣の拡大に深く寄与することになる．障害因子としてのターゲットはミトコンドリアである．NOがROSと反応してN_2O_2ができるが，これこそが種々のラジカルを産生しミトコンドリアの電子伝達系を破壊し，ミトコンドリア自身の蛋白質や脂質を攻撃し破壊していくものと考えられている．結局は，permeability transition poreの強力なinducerとなる．

H 再灌流と生体内抗酸化機能[12]

　脳組織には，従来より自身に抗酸化機能が備えられている．たとえば，glutathion peroxidase, glutathione reductase, catalase, SOD (superoxide dismutase) が，それである．明確な機序は不明であるが虚血中にその機能が低下し再灌流に伴いミトコンドリアにおける ROS の生成を助長する結果となる．

1．膜リン脂質障害への防衛機能

虚血後の energy failure と細胞内カルシウム濃度上昇が膜リン脂質障害を進行する trigger である．この現象は，虚血に伴うミトコンドリアの機能障害に派生する lactate/pyruvate 比の上昇である．この状況が再灌流後にさらなる悪化をみることになるが，これは，再灌流後の再酸素化による ROS の増加が脂質過酸化を亢進させることが原因と考えられている．再灌流後に glutathion peroxidase の減少，赤血球変成による鉄イオン触媒下の Haber-Weiss 反応で大量に OH*が生成される．これらが膜リン脂質を再度ターゲットとし悪循環が構築される．さらには，電位依存性の PLC やカルシウム依存性の PLA$_2$ により膜リン脂質が分解をうけ遊離脂肪酸が増加し（特に AA）再酸素化により各種 hydroperoxide，endoperoxide が生成される．このような変化の中で障害を受けた脂肪酸を修復するための酵素が（phospholipase + acyltransferase）活性化されるのであるが，再灌流により過酸化が進行すると不活化されてしまう．結局，AA の代謝物（PGs，TXs: thromboxanes）により膜の透過性が上昇し細胞外スペースへの浮腫液の移行が生じ高度な循環障害へと進行していくのである．

2．DNA の修復システム

酸化により DNA の傷害部分を endonuclease により取り去り，AP endonuclease で加水分解し DNA polymerase で gap を形成する．最終的に ligase で修復完了となる．ミトコンドリア内での DNA ligation は，PARP 依存的にことが進む．PARP に関しては，DNA の修復のために活性化された場合，かえって NAD（PARP の基質）や ATP を消費するために上述した修復機構（base-excision repair）は，破綻してしまうことになる．PARP の活性化は necrosis を進めるがアポトーシスを阻止すると考えられている．しかるに，gene-repair 系における PARP の関与は脳組織では double-edge ということになる．

I Hyperperfusion と再灌流[5, 10]

再灌流後に hyperperfusion という奇妙な現象が起こることのあることはよく知られている．この現象は，動物実験で検証されており，脳の自動調節能の低下によると考えられている．この現象は，先行する虚血時間と虚血の程度に依存している．この手の実験は，ネコを使用する場合が多く Heiss らが 1997 年に詳細に報告している．先行する虚血時間が 30 分では，再灌流後のいわゆる reactive hyperemia は一過性でしかも軽度（正常の 1.25 倍程度まで）であり死亡例はなかった．ただし，先行する虚血時間が 60 分を超えると 3 倍以上の hyperperfusion を認め，より大きな梗塞形成，脳浮腫発生により死に至る可能性が高くなる．先行する虚血の程度に相関した

hyperfusion は，明らかに再灌流後の脳傷害を悪化させるが，hyperperfusion の程度が脳傷害の悪化にかかわるかに関しては明言できない．Graf らは，同様の動物実験で hyperperfusion を3つのタイプに分類している．Type 1 = 再灌流直後より hyperperfusion を認める場合，Type 2 = hyperperfusion が一過性に出現しその部位に低灌流が生じる場合，Type 3 = hyperperfusion となっている領域が時間の経過に伴い拡大する場合．Type 1 は，高度な脳虚血を惹起し大きな梗塞巣を形成することがある．Type 2 は，虚血発生時の core に限定して梗塞ができる．Type 3 は，比較的小さな梗塞巣の形成となる．

J 再灌流とアポトーシス，ネクローシス[11, 14]

　虚血再灌流におけるアポトーシスの機序に関しては，カルシウム濃度の恒常性破綻が trigger となる．細胞内の諸器官の機能障害（ER，ミトコンドリア）が生じ，DNA 傷害を惹起する酸化ストレス，proapoptotic 遺伝子発現の変化，endonuclease や caspase などの protease 活性化が関与しゲノムが破壊されることになる．したがって，アポトーシスは，再灌流後の再酸素化による酸化ストレス（ROS 由来）と cytochrome C のミトコンドリアから細胞質への漏出（放出）が起点に存在し，以降の伝達系や酵素反応系を動かす結果といっても差し支えないであろう．ROS のかかわりについては，アポトーシス細胞から放出されたミトコンドリアからの電子流出および cytochrome C 放出に伴う ROS の生成源となることや，このような状況を bcl-2 により解除できた実験結果が，虚血再灌流による脳細胞障害機構に関与することを裏打ちするものである．cytochrome C 由来のアポトーシス経路には，caspase-3, 8, 9 が関与し CD95L（APO-1/Fas）の活性化とともに進行させる．種々の動物モデルでアポトーシス細胞の検出が試みられているが，TUNEL（terminal deoxynucleotidyl transferase-mediated 2'-deoxyuridine 5'-triphosphate-biotin nick-end labeling）staining が代表的であり傷害を受けた DNA を検出する方法である．他の特徴的所見としては，apoptotic body の検出や chromatin の condensation が代表的である．さらに，再灌流後の梗塞巣拡大とアポトーシスとの関連が指摘されており，先行した虚血領域に再灌流を受け梗塞化した領域のすぐ外側を outer boundary zone とよんでいるが，その領域にアポトーシス細胞が出現し梗塞化していくと考えられている．すなわち，時々刻々と梗塞化していく前段階を形成していく役割をもっているものという理解の方法もある．ネクローシスに関してもアポトーシス同様に再灌流後に惹起される現象であり，ROS による傷害メカニズムによって説明されている．この2つの細胞死への経路が共に動きながら，虚血性脳障害が完成していくことになる．

　近年，我々は永久局所脳虚血においても同様のメカニズムが梗塞巣拡大にかかわることを S100β という興味深い蛋白を切り口にして発表した（図 1-19）．これは，虚血周辺巣（periinfarct area）の astrocyte の活性化と S100β の生成が iNOS，COX-2 の発現を促しアポトーシス（図 1-20），ネクローシス（図 1-21-e），梗塞巣の拡大を演出していることを示している．本来，グリア細胞は，虚血に対して保護的に働くものと考えられていたが，異常なまでの活性化

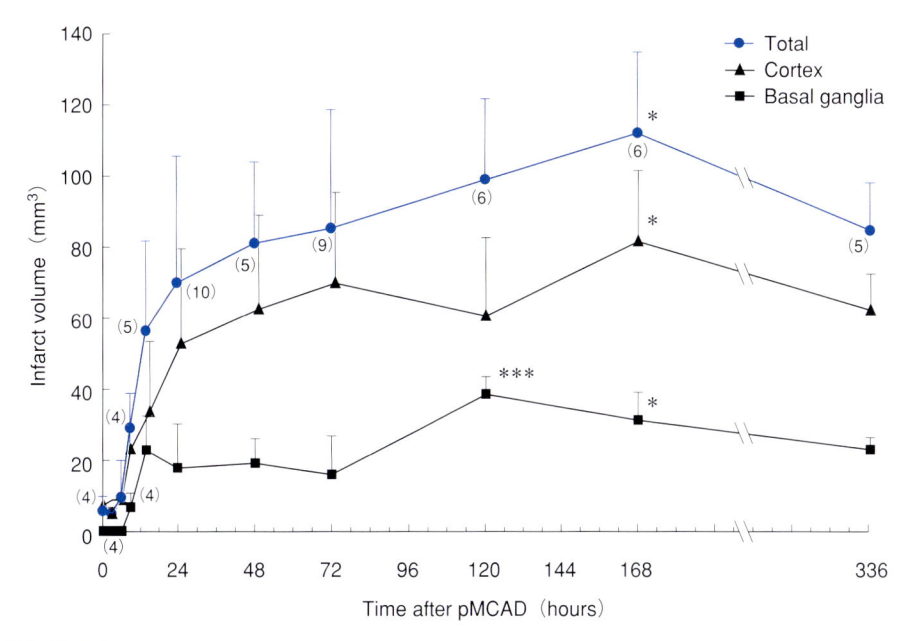

図1-19 ラット中大脳動脈閉塞モデルにおける遅発性梗塞拡大現象（文献14から改変）
Alterations in the infarct area in the total, cortex, and basal ganglia after permanent middle cerebral artery occlusion (pMCAO). Each value represents the mean ± 1 SD. Statistical analysis was performed by comparing the differences with the 24-hours group by one-way analysis of variance followed by the Dunnett test, where differences of $p < 0.05$ (*) and $p < 0.001$ (***) were considered significant.

(reactive astrocyte：図1-21-f) は，かえって逆作用を示すことが示されたことになり多くの興味を引いている．

最後に

このように，虚血再灌流による脳障害には多因子が関与しており単一の薬物療法では不備である．しかも，虚血周辺領域の脳組織内では，梗塞巣拡大の方向へ反応性に種々の関連遺伝子が発現することからターゲットは無尽蔵である．炎症系，再生系，アポトーシス系の諸因子がその代表的なものである．臨床医としては，虚血例には可能な限りゴールデンタイム内に再灌流を実現させたい思いで一杯である．ところが，現実はこのような理想とは程遠いといわざるをえない．したがって，虚血そのものも当然であるが，その後の再灌流障害に対してもできるだけ有効な戦略をもっておくべきなのである．現時点での臨床応用としては，抗酸化剤，抗浮腫剤，抗炎症剤が脳保護剤（ラジカルスカベンジャー的な薬剤，アストロサイトの活性抑制系の薬剤）の一環として有効と考えられている．したがって，患者の病態に合わせて適合する薬剤を調整することが最良の治療オプションといえるであろう．すなわち梗塞になる前段階で患者の発掘をする努力が今後の課題となるであろう．

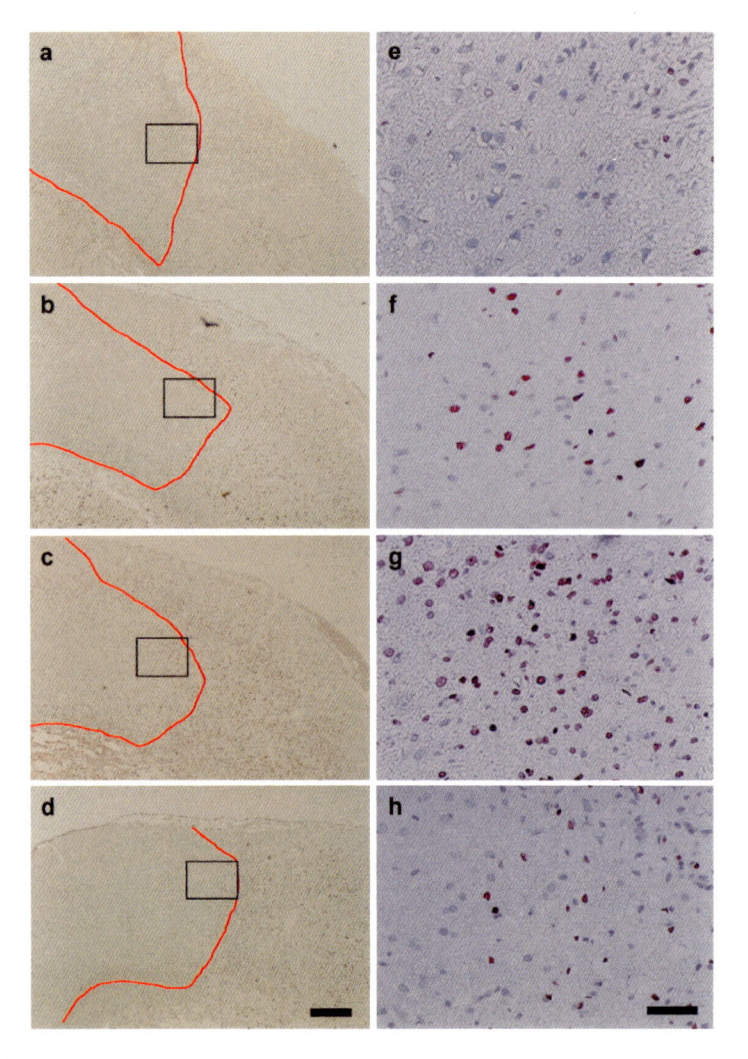

図1-20 局所脳虚血モデルにおける periinfarct area での TUNEL 陽性細胞の経時的変化
(文献14から改変)

　The representative features of TUNEL-positive cells (TPCs) in the periinfarct area after permanent middle cerebral artery occlusion (pMCAO). The photographs (a 〜 h) are TUNEL-stained slices in which the red line represents the infarct border as determined by hematoxylin and eosin staining of the adjacent slice. The black rectangle is located just outside the infarct border, in which the number of TPCs was meager as compared with that in the infarct area. Although TPCs were meager outside the infarct border by 24 hours (a and e), the number of TPCs gradually increased to peak at 120 hours [72 (b and f), 120 (c and g), and 168 (d and h)] after pMCAO. Bars indicate 400 μm (a-d) and 100 μm (e-h).

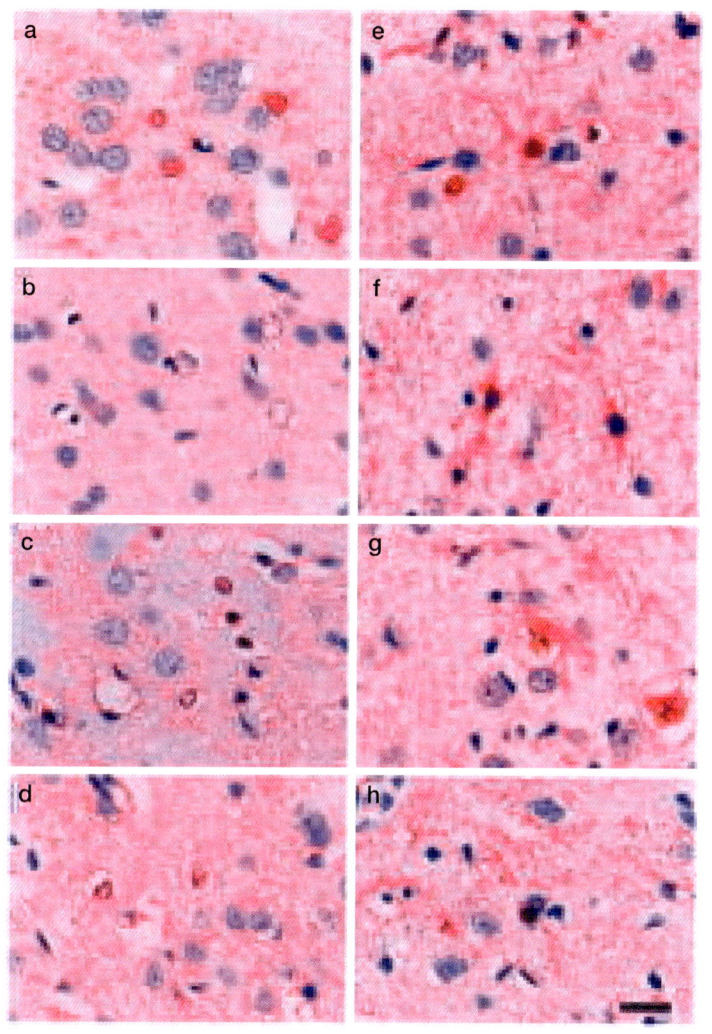

図1-21 局所脳虚血モデルにおける periinfarct area での S100β の染色性の経時的変化
（文献 14 から改変）

The representative features of S-100-positive astrocytes in the periinfarct area. Each photograph shows the immunohistochemical features of S-100-positive astrocytes in the periinfarct area. In the normal control cortex (a), small astrocytes were visible. At 3 hours (b), the S-100-positive signal was absent both in the nucleus and cytoplasm. At 24 hours (c), some astrocytic nuclei were strongly positive for S-100, whereas others showed the absence of chromatin. At 48 hours (d), the stainability for S-100 was further increased in intensity in the foamy astrocytic processes. At 72 hours, both the astrocytic nuclei (e) and processes (f) were strongly positive for S-100. At 96 hours (g), the astrocytic processes were swollen and strongly positive for S-100; some mitotic figures were present in S-100-positive cells. At 168 hours (h), the stainability for S-100 was considerably diminished. Bar indicates 50 μm.

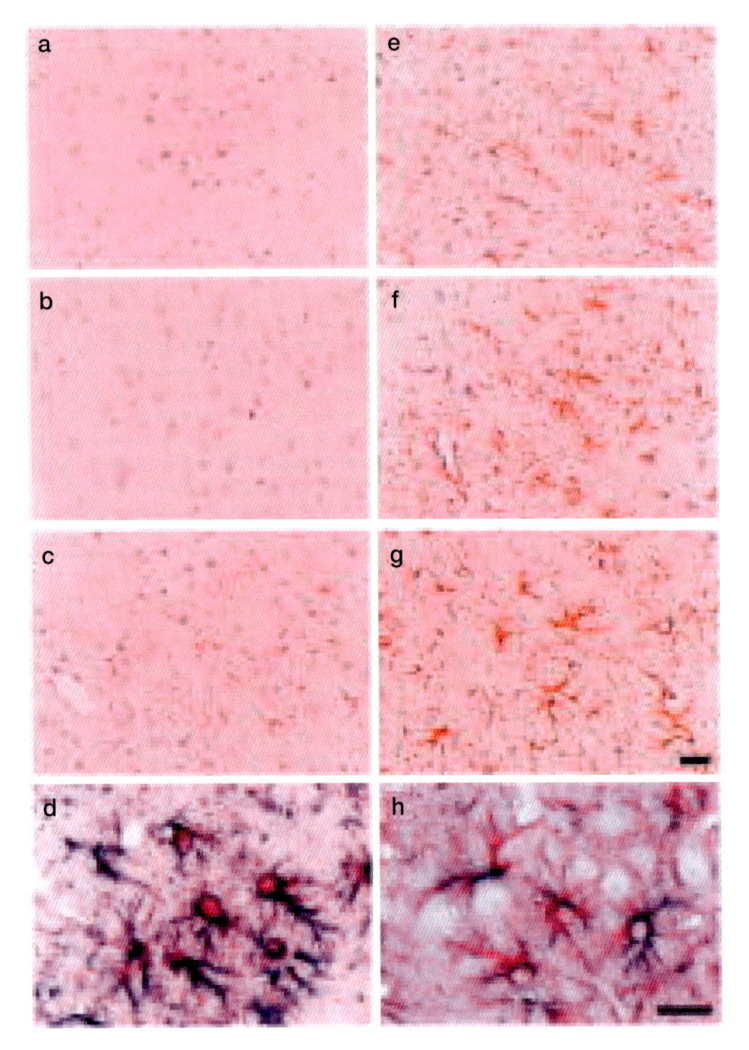

図1-22 局所脳虚血モデルにおける periinfarct area での S100β，GFAP 染色性の経時的変化
（文献 14 から改変）

Reactive astrocytes in the periinfarct area. Each photograph shows the immunohistochemical features of glial fibrillary acidic protein (GFAP)-positive astrocytes (a 〜 f) and the colocalization of GFAP and S-100 in reactive astrocytes (g and h). The GFAP immunoreactivity in astrocytes as shown in the normal control (a) was unchanged at 24 hours (b) and slightly enhanced at 48 hours, particularly in the swollen astrocytic processes (c). At 72 and 96 hours (d and e), there were numerous reactive astrocytes strongly positive for GFAP. At 168 hours (f), stainability for GFAP was still apparent the number of reactive astrocytes was markedly reduced. The colocalization of GFAP (purple) and S-100 (red) in reactive astrocytes in the outer boundary (g) and the periinfarct area (h) was apparent at 72 hours with the processes of reactive astrocyte strongly positive for both GFAP and S-100. The astrocytic nuclei were strongly stained (positive) for S-100. In the periinfarct area, astrocytes were strongly positive for S-100 but not GFAP. Bars indicate 50 μm.

文献

1) Abe K, Kongure K, Yamamoto H, et al. Mechanism of arachidonic acid liberation during ischemia in gerbil cerebral cortex. J Neurochem. 1987 ; 48 : 503-39.
2) Astrup J, Symon L, Branston NM, et al. Cortical evoked potential and extracellular K^+ and H^+ at critical levels of brain ischemia. Stroke. 1977 ; 8 : 51-7.
3) Beckman JS. The double-edged role of nitric oxide in brain function and superoxide-mediated injury. J Dev Physiol. 1991 ; 15 : 53-9.
4) Chen YC, Tsai SH, Lin-Shiau SY, et al. Elevation of apoptotic potential by anoxia-hyperoxia shift in NIH3T3 cells. Mol Brain Re. 1998 ; 63 : 105-20.
5) Graf R, Lottgen J, Ohta K, et al. Dynamics of postischemic perfusion following transient MCA occlusion in cats determined by sequential PET. J Cereb Blood Flow Metab 1997 ; 17 : S323.
6) Heiss WD, Graf R, Wienhard K. Relevance of experimental ischemia in cats for stroke management: a comparative reevaluation. Cerebrovasc Dis. 2001 ; 11 : 73-81.
7) Heiss WD, Graf R, Lottgen J, et al. Repeat positron emission tomographic studies in transient middle cerebral artery occlusion in cats: residual perfusion and efficacy of postischemic reperfusion. J Cereb Blood Flow Metab. 1997 ; 17 : 388-400.
8) Iadecola C, Ross ME. Molecular pathology of cerebral ischemia: delayed gene expression and strategies for neuroprotection. Ann N Y Acad Sci. 1997 ; 19 ; 835 : 203-17.
9) Jacewicz M, Tanabe J, Pusinelli WA. The CBF threshold and dynamics for focal cerebral infarction in spontaneously hypertensive rats. J Cereb Blood Flow Metab. 1992 ; 12 : 359-70.
10) Kawai N, Keep RF, Betz AL. Hyperglycemia and the vascular effects of cerebral ischemia. Stroke. 1997 ; 28 : 149-54.
11) Li Y, Chopp M, Jiang N, et al. Temporal profile of in situ DNA fragmentation after transient middle cerebral artery occlusion in the rat. J Cereb Blood Flow Metab. 1995 ; 15 : 389-97.
12) Lin LH, Cao S, Yu L, et al. Up-regulation of base excision repair activity for 8-hydroxy-2 deoxyguanosie in the mouse brain after forebrain ischemia-reperfusion. J Neurochem. 2000 ; 74 : 1098-105.
13) Malinski T, Bailex F, Zhang ZG, et al. Nitric oxide measured by a porphyritic microsensor in rat brain after transient middle cerebral artery occlusion. J Cereb Blood Flow Metab. 1993 ; 13 : 355-8.
14) Matsui T, Mori T, Tateishi N, et al. Astrocytic activation and delayed infarct expansion after permanent focal ischemia in rats. Part I: enhanced astrocytic synthesis of s-100beta in the periinfarct area precedes delayed infarct expansion. J Cereb Blood Flow Metab. 2002 ; 22 : 711-22.
15) Vogt M, Bauer MKA, Ferrari D, et al. Oxidative stress and hypoxia/reoxygenation trigger CD95 (APO-1/Fas) ligand expression in microglial cells. FEBS Lett. 1998 ; 429 : 67-72.
16) White BC, Sullivan JM, DeGracia DJ, et al. Brain ischemia and reperfusion: molecular mechanisms of neuronal injury. J Neurol Sci. 2000 ; 179 (S 1-2) : 1-33.
17) Yang K, Mu XS, Xue JJ, et al. Increased expression of c-fos mRNA and AP-1 transcription factor after cortical impact injury in rats. Brain Res. 1994 ; 664 : 141-7.
18) Zimmermann GA, Meistrell MIII, Bloom O, et al. Neurotoxicity of advances glycation endproducts during focal stroke and neuroprotective effects of aminoguanidine. Proc Natl Acad Sci USA. 1995 ; 92 : 3744-8.

〈松居　徹〉

3. 脳血行再建と脳循環・代謝

A 脳虚血の病態生理

　脳の重量は体重の約2～3％を占めるに過ぎないが，脳血流量（cerebral blood flow; CBF）が50 ml/min/100 gであることから，心臓から全身に送り出される血液の約15～20％が脳へ供給されていると考えられている．しかし，脳へ供給される酸素やグルコースは全てが脳で消費されるわけではない．供給された酸素は約40％が脳で消費されるのみである．したがって，脳は体の中でも大変「贅沢な」臓器といっても過言ではない．この事実は，エネルギー源をほとんど貯蔵することができない脳，特に神経細胞が生存し続け，その機能を絶え間なく発揮し続けるために大量の酸素，グルコースをエネルギー源として必要としていること，何らかの原因でエネルギー源の供給が減少しても神経細胞が生存しその機能を維持できるように仕組まれていることを示している．

　脳虚血の病態に関してわれわれが有している知識は，ヒトにおけるCBFの測定法が開発され[56]，ラットなどの小動物を中心とする脳虚血モデルが開発されてから数多くの研究がなされるようになった1960年代から急速に増加した．これらの詳細は，過去の優れた成書[89, 125, 132]や総説[4, 126]に譲るが，ここでは脳血行再建術を考える上で必須と思われる脳虚血の病態生理についてのみ，トピックスとして列挙する．

1. 脳のエネルギー消費は安静時，活動時で大きく変化する

　脳は通常の覚醒時に3.5 ml/min/100 gの酸素を消費しているとされており，脳重量を1.5 kgと仮定すると50 ml/minの酸素を消費していると考えられる．これは全身で消費している酸素の20％といわれている．また，ブドウ糖（glucose）が好気性解糖のためのもうひとつの器質（substrate）として供給され消費されている．脳におけるこれらエネルギー源の貯蔵はほとんどないと考えられている．したがって，脳は大変「贅沢で」，大量のエネルギーを絶えず必要としている臓器といえる．しかし，その消費量は脳の活動によって大きく変わることもよく知られて

いる．すなわち，脳エネルギー消費の約40％は細胞膜などの細胞の生存維持に用いられているのに対して（basal metabolism），残りの約60％はsynaptic transmissionなどの電気的あるいは化学的シグナルの産生に用いられている（activation metabolism）と考えられている．したがって，CBFは脳の活動状況，すなわち，脳酸素消費量（cerebral metabolic rate for oxygen; $CMRO_2$）によって大きく異なる[84, 85]．このCBFの調節機構は，metabolic regulationとよばれており，この迅速な血流-代謝のカップリングは，H^+，K^+，CO_2，adenosineやnitric oxide（NO）などによって調節されていると考えられている[13, 78]．

▼ 2．脳血流量は複雑なメカニズムにより調節されている

上述したflow-metabolism couplingに加えて，いくつもの調節機構によってCBFは絶え間なく調節作用を受けている．神経のmatabolic demandのほかの調節因子として，動脈血CO_2分圧（$PaCO_2$），O_2分圧（PaO_2），脳灌流圧（cerebral perfusion pressure; CPP）などがあげられている．

CO_2は非常に強力な脳血管拡張作用を有しており，CPPが一定な条件下では，$PaCO_2$が約20 mmHgから80 mmHgの間でCBFと$PaCO_2$は比例関係にあり，CBFは$PaCO_2$ 1 mmHgあたり2〜4％変化するといわれている．CO_2は脳の細胞外pHやNO，cGMP，Ca^{2+}などを介することでCBFを変化させていると考えられている[11, 115]．

PaO_2の変化もCBFに影響を有している．すなわち，低酸素はCBFを増加させる作用を有しており，PaO_2が50 mmHg以下に低下した場合，CBFは増加することが知られている[56]．

さらに，脳はCPPの変化に対応してCBFを一定に維持しようとする機能を有した特異な臓器であり，この調節機転は自動調節能（autoregulation）といわれている．一般にCPPが60〜150 mmHgの間では，autoregulationによってCBFが一定に維持されるとされている（Paulson et al. 1990）．次項（B-1．脳灌流圧低下による生じる病態）で詳しく述べるように，CPPがautoregulationの下限よりも低下した場合には，脳血管の拡張が最大限に生じているためCPPに応じてCBFが低下して，血流と代謝の不均衡（flow-metabolism uncoupling）が発生して組織障害が惹起される．また，CPPが上限よりも上昇した場合には，脳血管の収縮が最大限に達しているため，強制的に脳血管が拡張されCBFの上昇，脳血液関門（brain-blood barrier）の損傷を招くと考えられている[109]．

しかし，これらの調節因子はそれぞれ独立して機能しているわけではなく，お互いに相互作用を有しながらCBFをコントロールしていると考えられている．さらに，ほかにもヘマトクリット，血液粘度，自律神経など多くの因子がCBFの調節に関与していることも知られている．

▼ 3．虚血閾値とischemic penumbraの概念

上述したように，脳のエネルギー消費量はその活動状況によって大きく異なる．したがって，CBFの低下する程度によってactivation metabolismのみが障害されたり，basal metabolismまでが障害されることが，1970年代に臨床や基礎研究により明らかにされた．すなわち，Sundt

らのグループにより，頚動脈内膜剥離術（carotid endarterectomy: CEA）の際に頚動脈を遮断した際にCBFが16〜20 ml/min/100 g以下になると脳波が平坦化することが報告された[124,133]．同じ頃，Branstonら（1974）は，baboonのMCA閉塞モデルを用いて，体性感覚誘発電位（somatosensory evoked potential: SEP）の皮質成分はCBFが15〜16 ml/min/100 g以下になると消失すると報告した[9]．また，Heissら（1976）は，ネコのMCA閉塞モデルを用いて，単一の神経細胞からのaction potentialを測定し，CBFが18 ml/min/100 g以下になると消失すると報告した[32]．したがって，15〜20 ml/min/100 g前後にactivation metabolismが障害されて脳の電気的活動が停止する（electrical failure）閾値が存在すると考えられている[3,4]．

これに対して，Branstonら（1977）は，baboonのMCA閉塞モデルを用いてCBFが8〜11 ml/min/100 g以下になると細胞外K^+濃度が急速に増加することを報告した[10]．Astrupら（1977）も同様の報告をしている[2]．これらの事実は，electrical failureの原因がK^+の細胞外漏出や細胞膜の脱分極（depolarization）が原因ではないこと，6〜10 ml/min/100 g前後にイオンポンプ機能が破綻しanoxic depolarizationが生じる2つめの虚血閾値（membrane failure）が存在することを示唆している[3,4,126]．その有名な概念図を図1-23に示す．

脳虚血においてelectrical failureとmembrane failureを誘発する閾値が2つ存在することが判明したことにより，2つの閾値間のCBFを有する部分は「機能は停止しているが生存している細胞（functionally silent but structurally intact cells）」を含むと考えられ，"ischemic penumbra"と命名された[3]．さらに，この概念は"sleeping beauty"にも例えられた．そして，当初，"penumbra"とされる領域は血流の改善や薬物治療により神経機能を回復させることが可能ではないかと考えられた．しかし，その後の研究により"penumbra"はそれほど長時間にわたって存在せずに不可逆的な損傷に陥ると考えられるようになった[37,126,132]．また，その後の研究により，タンパク代謝，glutamate放出，ATP減少など，脳虚血に伴って生じる数多くの現象に関する閾値が明らかにされるにつれて，penumbraは図1-24に示すようにきわめて多彩な病態を有した領域であると考えられている[37]．

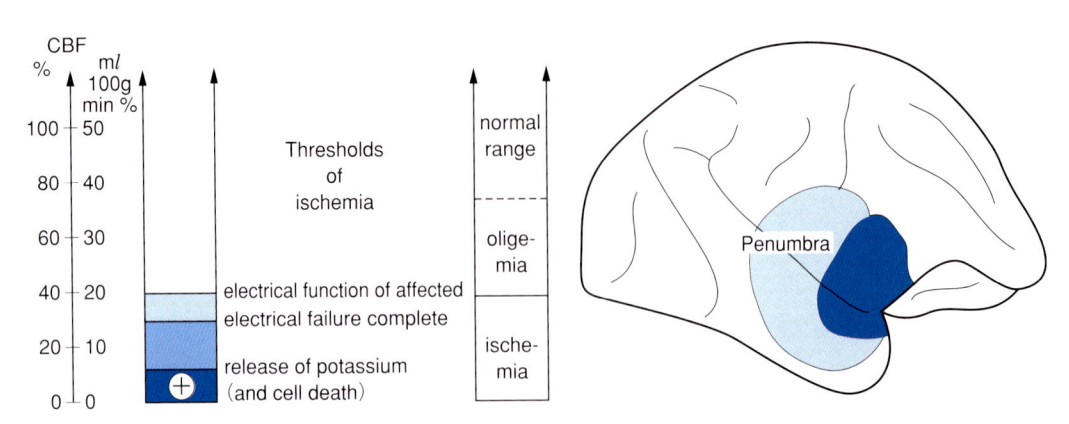

図1-23 脳虚血の閾値とpenumbraに関する概念図
（Astrup et al. 1981[3]より改変して引用）

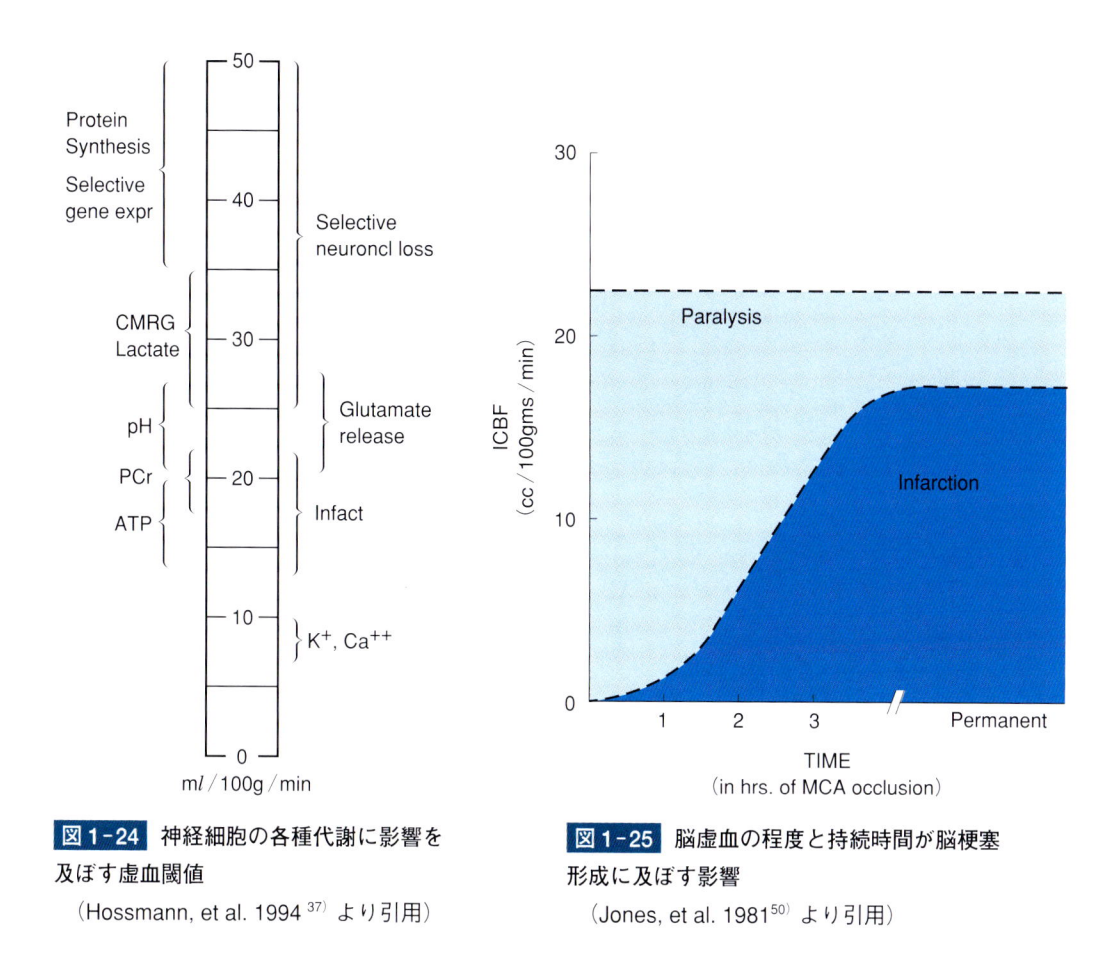

図1-24 神経細胞の各種代謝に影響を及ぼす虚血閾値
(Hossmann, et al. 1994 [37] より引用)

図1-25 脳虚血の程度と持続時間が脳梗塞形成に及ぼす影響
(Jones, et al. 1981 [50] より引用)

4. 脳組織の損傷は虚血の程度と時間によって決定される

　虚血閾値の概念が形成されるとともに，不可逆的な組織損傷，すなわち脳梗塞が生じるか否かは，虚血の持続時間（duration）によってCBFの閾値が異なることも判明した．すなわち，Jonesら（1981）はbaboonのMCA閉塞モデルを用いて検討し，CBFが23 ml/min/100 g以下となると神経症状が出現すること，1～3時間虚血では脳梗塞となる血流閾値は10～12 ml/min/100 gであるが，永久虚血の場合は17～18 ml/min/100 gであることを明らかとした[50]．あまりにも有名な彼らの概念図を図1-25に示す．近年，この結果は，脳塞栓症などの急性期脳虚血におけるCBF測定の結果からも支持されている[43]．

　虚血の持続が徐々に組織損傷を拡大させた症例を呈示する（図1-26）．

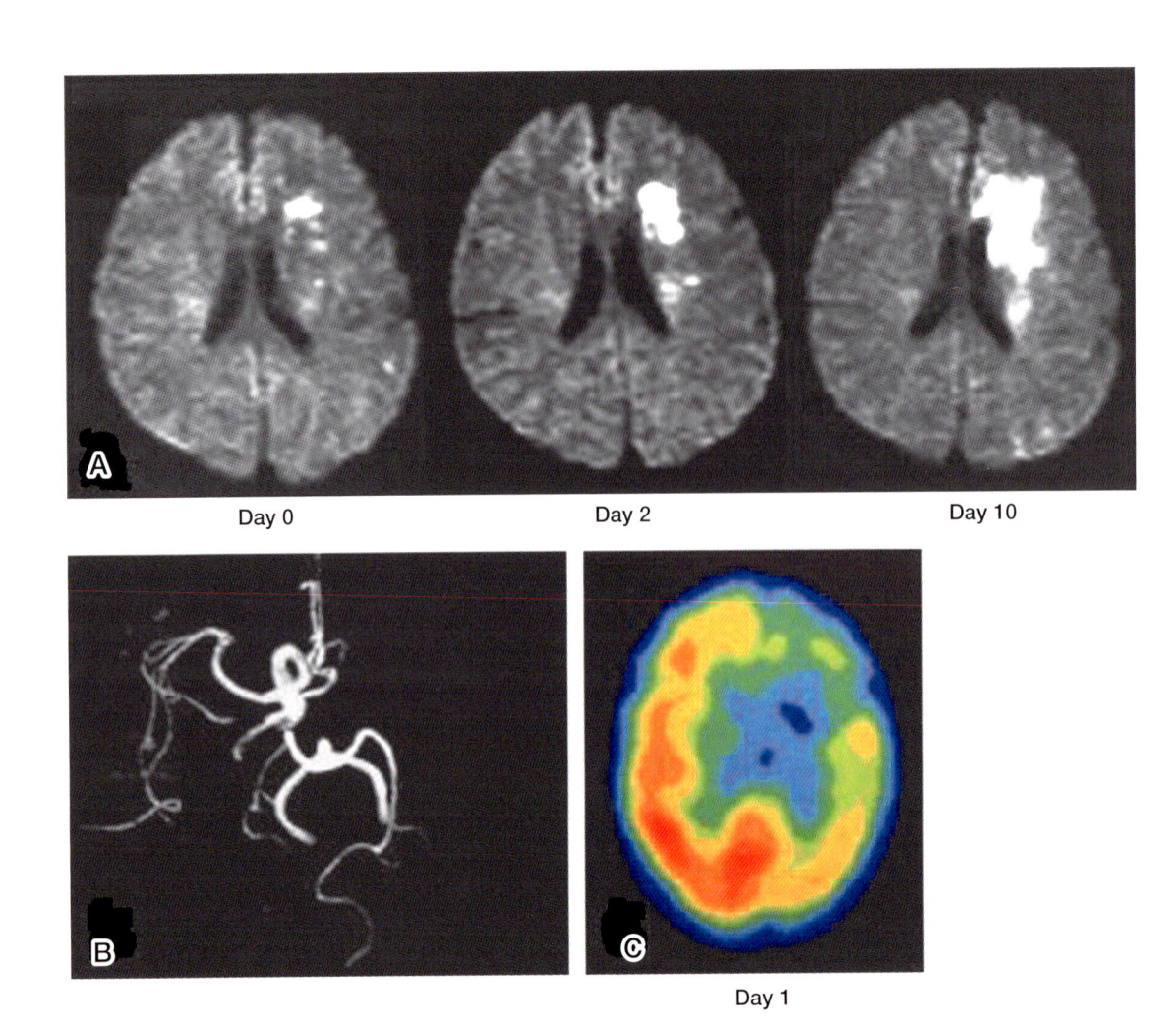

図1-26 左内頚動脈閉塞症の diffusion-weighter MRI（A），MRA（B），¹²³I-IMP SPECT（C）
入院後の治療にもかかわらず，左前頭葉深部白質での虚血病巣が徐々に拡大している．

【症例1】
　65歳男性．突然の運動性失語症にて発症し当科に入院した．Diffusion-weighted MRI では，左前頭葉の深部白質に小梗塞を認め，脳MRAでは左内頚動脈閉塞症と判明した．定性的SPECTでは，脳梗塞のサイズよりも明らかに広い範囲でCBFが約40％低下していることが判明した．CBFを少しでも上昇させて脳梗塞がこれ以上拡大しないように治療を開始したが，段階的に失語症の悪化，右片麻痺の出現を認めた．脳MRIでも左前頭葉深部白質の虚血病変は徐々に拡大した．この症例はその後，徐々に神経症状が回復したため，発症から2カ月後に左STA-MCAバイパス術を実施しCBFの改善を認めた．現在，術後5年以上が経過したが，神経症状なく自宅での生活を営んでいる．

5. 脳には虚血に特に脆弱な部分が存在する

　しかし，その後の研究で中枢神経の不可逆的損傷は虚血の程度と持続時間だけで決定されるわけでないことが明らかにされた[46, 57, 114, 128]．すなわち，Kirino（1982）は，スナネズミの両側総頸動脈を5分間閉塞させて一過性前脳虚血を負荷すると，海馬CA1領域の神経細胞に3～4日目に選択的な障害が生じることを報告した（delayed neuronal death）．のちに，これらの変化は海馬のみならず大脳皮質の神経細胞にも生じうること[128]，ヒトにおいても同様の減少が認められること[110] が明らかにされた．このように，同じ程度の虚血に曝露されても組織障害の発生は脳の部位によって必ずしも一定ではないことが判明し，ischemic vulnerability の概念が確立した．

B 脳虚血における脳循環代謝測定の意義

1. 脳灌流圧低下により生じる病態

　頸部～頭蓋内動脈の閉塞あるいは高度狭窄は，血栓症や塞栓症，動脈解離など，さまざまな原因で生じ，その末梢の脳組織における脳灌流圧（cerebral perfusion pressure: CPP）の低下を招く．しかし，同一の血管病変であってもCPPがどの程度低下するのかは，各症例における側副血行路の発達程度によって左右され，画一的に論じることはできない．たとえば，図1-27にTIAで発症した右内頸動脈閉塞症2例のMRAおよびCBF画像（^{15}O-gas PET）を実例として示す．上段の症例は50歳男性．MRAでは前交通動脈，後交通動脈を介する側副血行路が発達しており，右MCAのflow signalが比較的良好に描出されている（矢印）．右大脳半球におけるCBFも比較的良好に保たれている．これに対して，下段の49歳男性では，MRAにて側副血行路の発達が不良で，右MCAのflow signal描出が不良となっている（矢印）．右大脳半球におけるCBFも明らかに低下している．ある意味では，このように各症例で全く異なる虚血病態をSPECTやPETなどによって明らかにすることで適切な治療方針を決定して予後を改善することこそが，脳循環代謝測定の醍醐味ともいえる．

　脳には酸素やグルコースといったエネルギー源の供給を常に維持するためにCPPの低下に対して，主として2つの防御反応を有している．これらの代償機転は血管性と代謝性に分けられている（図1-28）．

a) 血管性代償（vascular compensation）

　CPP低下が軽度～中等度の場合には，血管性代償機転として細動脈の拡張が生じることでCBFを一定に維持しようとする．すなわち，細動脈が拡張することによって末梢の血管抵抗を減少させてCBFを維持する．この現象は，脳血管が特異的に有する自動調節能（autoregulation）の一環として生じると考えられている[19, 24, 28, 60, 79]．この状態は，以下に述べる脳PET，SPECT

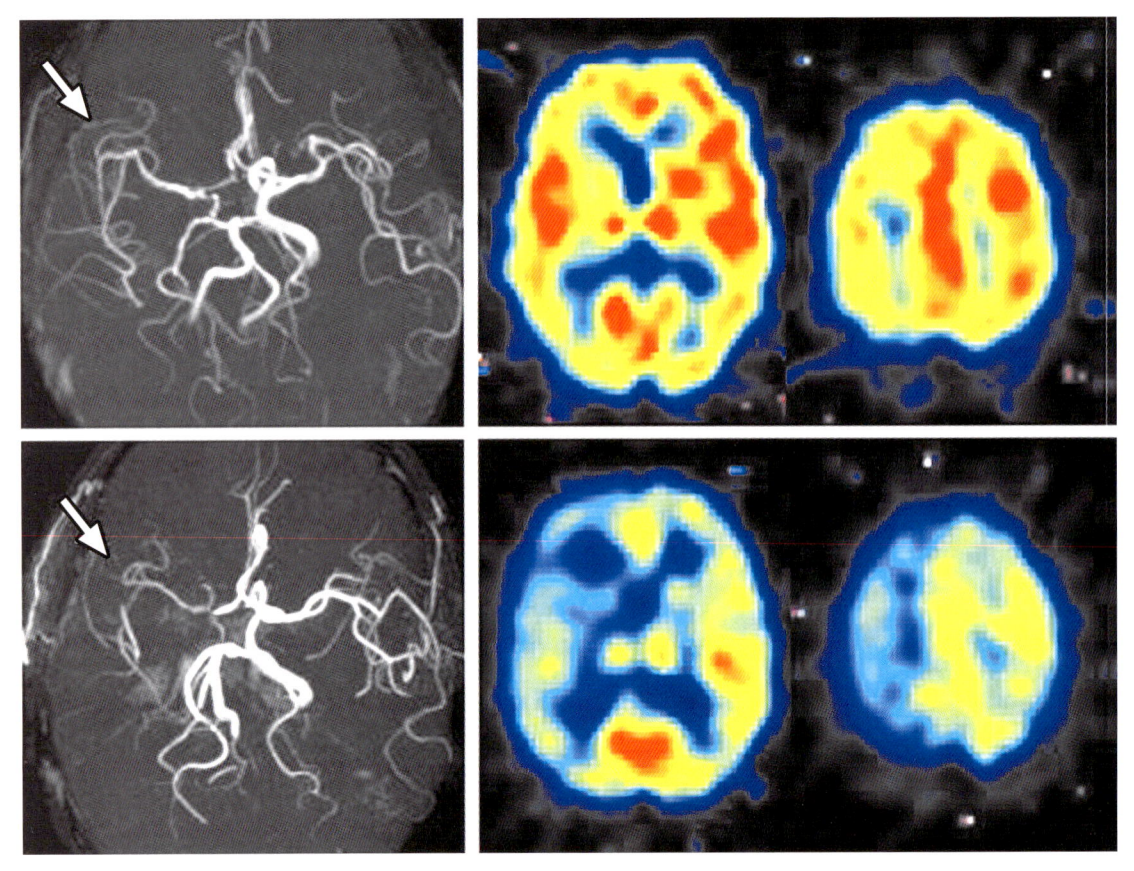

図 1-27 TIA で発症した右内頚動脈閉塞症 2 例の MRA および CBF 画像（^{15}O-gas PET）
　上段の症例では MRA で前交通動脈，後交通動脈を介する側副血行路が発達しており，右 MCA の flow signal が比較的良好に描出されている（矢印）．右大脳半球における CBF も比較的良好に保たれている．これに対して，下段の症例では，MRA にて側副血行路の発達が不良で，右 MCA の flow signal 描出が不良となっている（矢印）．右大脳半球における CBF も明らかに低下している．

の上では CBV の増加として検出することができ，Powers は stage I と定義している[113]．さらに，後述するように，血管性代償が機能して細動脈が通常よりも拡張していることから，CO_2 や acetazolamide に対する脳血管反応性（cerebrovascular reactivity; CVR）の低下として検出することも可能であり，Kuroda らの Type 2 などがこの状態を表現しているものと考えられている[55, 61, 62, 65, 72]．

b）代謝性代償（metabolic compensation）

　細動脈が最大限に拡張しても脳血流量を維持できないほど CPP が低下している場合には，もうひとつの代償機転として代謝性の代償が生じると考えられている．ヒトの場合，どの程度 CPP が低下したら，この状態に陥るのか？これまでの報告された急性実験の結果から判断すると，50〜60 mmHg 前後にその閾値が存在するようである．CPP がこの閾値以下に低下した場

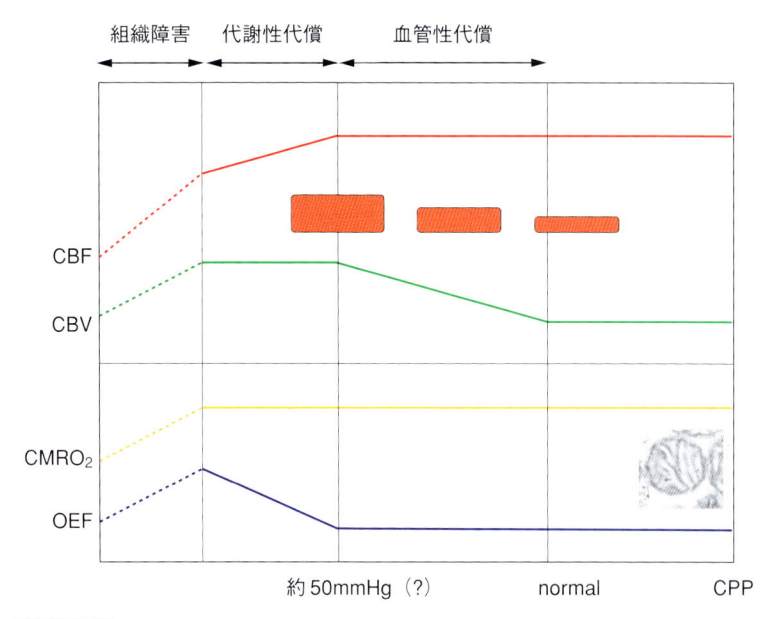

図 1-28 脳灌流圧（CPP）の低下に伴って生じる血管性および代謝性代償の diagram
個々の症例では，このグラフほどクリアカットに分類できない場合も多い．

合には CBF は CPP に比例して低下するとされている[19, 24, 27, 79, 107]．前述したように，通常，脳は供給された酸素のうち約 40％程度を消費しているのみであるが（酸素抽出率 oxygen extraction fraction; OEF = 0.4），このように CPP の著明な低下により CBF が減少した状態では，酸素供給も徐々に減少するため，OEF を徐々に上昇させることで脳への酸素供給を維持しようとする代償機転が働いている．以下に述べる脳 PET の上では，この状態を CBF の低下，CBV の増加，OEF の上昇として検出することができ，Baron らの misery perfusion，Powers の stage Ⅱ と定義されている[6, 113]．さらに，脳 SPECT では CBF，CVR 両者の低下として表現される場合も，この状態をとらえていると考えられている[55, 61, 62, 65, 72]．

OEF を上昇させて酸素代謝を維持しようとするための正確なメカニズムは解明されていない．しかし，これまでの数多くの研究は，血液中の酸素は毛細血管床を介して拡散により脳組織へ移行しており，CPP が低下した状態では血管床を最大限に拡大して血液と脳組織との接触時間を延長させることで，拡散（diffusion）による血液から脳組織への酸素運搬を増加させていると考えられている[38, 125]．この減少は，平均通過時間（mean transit time; MTT）の延長として，SPCET，PET，perfusion MRI，perfusion CT で画像化することが可能である．

このような血管性および代謝性代償によって，脳は酸素の供給や代謝を維持しようとするが，それが困難なほど CPP が低下すると，前述したように神経活動の停止や組織の崩壊が始まると考えられている（図 1-28）．

2. 脳循環代謝測定の方法論

　脳血行再建術に際して使用する脳循環代謝測定法には，positron emission tomography（PET），single photon emission tomography（SPECT），cold xenon CT（Xe/CT），MRI，CT などの3次元的測定法や，近赤外線スペクトロスコピー（near infrared spectroscopy; NIRS）などの主としてベッドサイドや術中のモニタリングとして使用可能な方法論が開発されている．それぞれの方法論に長所，短所となる特徴がある．本項では，その概略と特長を紹介する（表1-2）．

a）Positron emission tomography（PET）

　脳 PET は，^{15}O ガス吸入や $H_2^{15}O$ 静注により脳血流量（cerebral blood flow: CBF），脳血液量（cerebral blood volume: CBV），酸素摂取率（cerebral metabolic rate for oxygen: $CMRO_2$），酸素抽出率（oxygen extraction fraction: OEF）を測定することが可能で，かなり以前から脳循環代謝測定の gold standard ともいわれている．特に古くから脳血行不全の評価に際して，OEF は最も信頼しうるパラメータと考えられている[6, 25, 113, 145, 146]．また，^{11}C-flumazenil（FMZ）は，神経細胞にのみ存在するとされる γ-aminobutyric acid（GABA）受容体を構成する中枢ベンゾジアゼピンに対する ligand であり，脳虚血の急性期や慢性期における神経細胞の viability を客観的に評価しうるトレーサーと考えられている[34, 74, 120, 121]．現在，北海道大学病院で稼働している PET は ECAT EXACT HR ＋（Siemens, Germany）で，その外観を図1-29に示す．しかし，PET にはサイクロトロンなどの施設を要するため広く普及しにくいのが難点で，特に緊急検査が可能な施設はごく限られている[39]．図1-30に急性期に PET を実施した症例を呈示する．

> 【症例2】
> 　67歳女性．突然の右不全片麻痺，失語症で発症し徐々に意識障害が進行してきたため，当科を紹介された．脳 MRI では左前頭葉に脳梗塞を認め，DSA では左内頚動脈に高度の狭窄を認めた．脳 PET を実施したところ，左内頚動脈領域全体にわたって CBF 低下，$CMRO_2$ 低下，OEF 上昇など，急性期脳虚血の典型的な所見を認めた．

表1-2　各種脳循環代謝測定法の特長

検査法	測定用トレーサー	測定パラメータ	空間解像度	時間解像度
PET	^{15}O gas, $H_2^{15}O$	CBF, CBV, $CMRO_2$, OEF	◎	△
	^{11}C-flumazenil	Neuronal density		
SPECT	^{133}xenon, ^{123}I-IMP, ^{99m}Tc-HMPAO	CBF	○	△
	^{99m}Tc-RBC（-HSA）	CBV		
	^{123}I-iomazenil	Neuronal density		
Perfusion CT/MRI	ヨード造影剤，Gd 製剤	CBF, CBV, MTT	◎	△
Xe/CT	Xenon gas	CBF, CBV, MTT	◎	△
NIRS		Total Hb, oxy-Hb, deoxy-Hb	△	◎
TCD		Flow velocity	△	◎

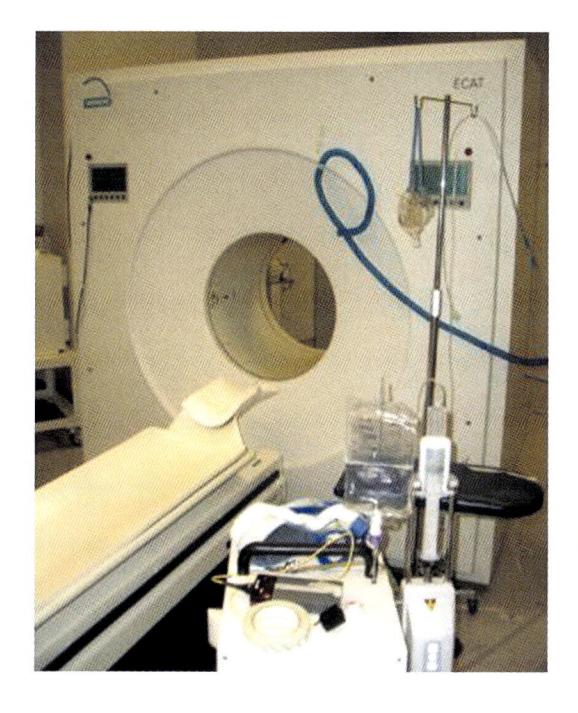

図 1-29 北海道大学病院で稼動している PET マシーン

（ECAT EXACT HR ＋，Siemens；北海道大学病院・核医学診療科のご厚意による）．

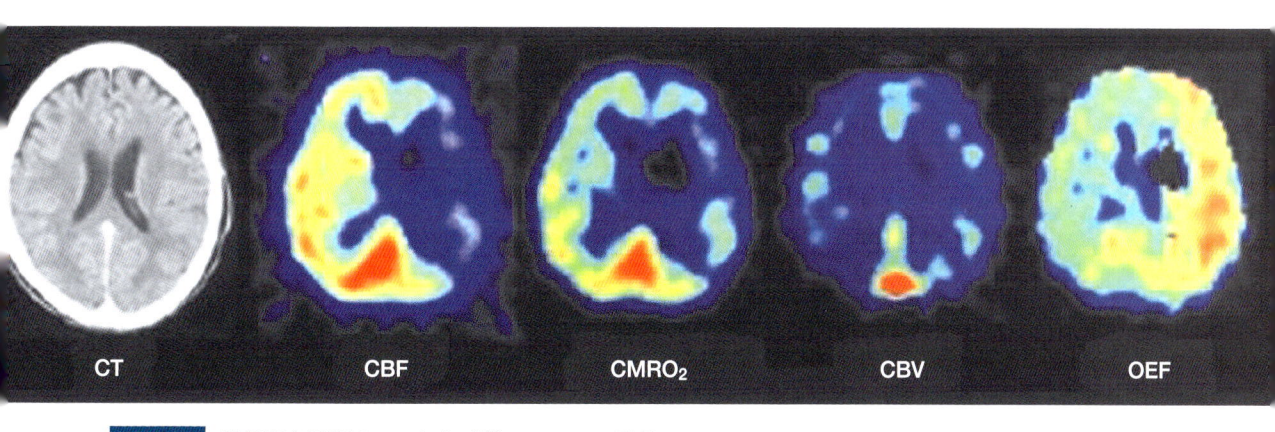

図 1-30 脳梗塞急性期の CT および ^{15}O-gas PET 所見
左中大脳動脈領域の CBF の低下が CMRO$_2$ の低下を上回っており，OEF が著しく上昇している．

b）Single photon emission computed tomography（SPECT）

　これに対して，SPECT は主として CBF を測定するのみであるが，数多くの一線病院に普及しており汎用性が高く，課題は残されているものの急性期への対応も十分可能である．現在，^{133}xenon，N-isopropyl-p-［^{123}I］-iodoamphetamine（^{123}I-IMP），［^{99m}Tc］-hexamethylpropyleneamine oxine（^{99m}Tc-HMPAO），［^{99m}Tc］-ethyl cysteinate dimer（^{99m}Tc-ECD）など，数種類の CBF 測定用のトレーサーが使用可能であり，それぞれの特長を理解した上で使用すると効率的である．

　^{133}xenon 吸入法による CBF 測定法の利点は，その簡便さと定量性である．血中のガス濃度は終末呼気中のガス濃度によって推測が可能であり採血を必要としない（図 1-31）．また，PET

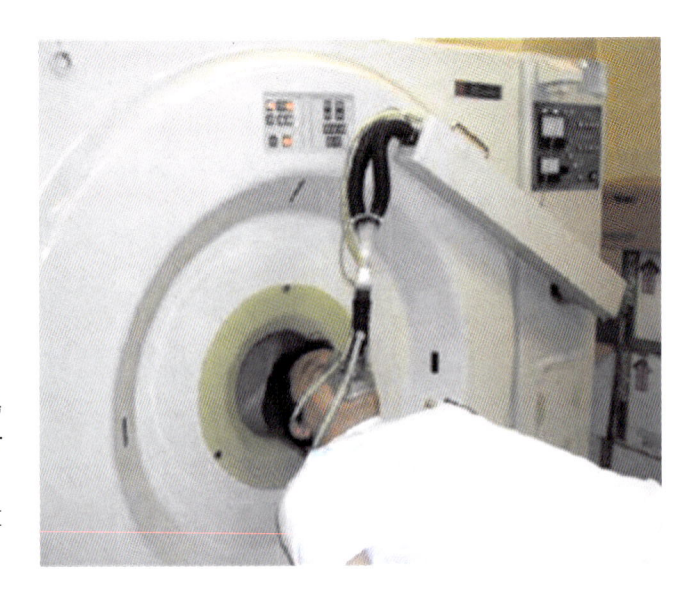

図1-31 HEADTOME SET-031（島津製作所）による ^{133}xenon SPECTの測定風景
（北海道脳神経外科記念病院のご厚意による）

における $C^{15}O_2$ 吸入法あるいは $H_2^{15}O$ 静注法と同様，体内からの wash-out も迅速であるため，同日に複数回の検査を実施することも可能であり（acetazolamide test など），したがって外来での検査にも適している[52]．ただし，本法は高速コリメータを用いた dynamic scan でデータ収集が行われるため，空間解像度が不良である．たとえば，本章で使用している島津製作所社製の HEADTOME SET-031 では，FWHM（full width of half maximum）が ^{123}I-IMP SPECT では 8 mm であるのに対して，^{133}xenon SPECT では 20 mm となっている．したがって，定量値を算出する場合には，この値を考慮に入れた ROI を用いる必要がある．また，^{133}xenon SPECT のもうひとつの特徴として，luxury perfusion や脳動静脈奇形（AVM）の場合には，そのほかのトレーサーよりも実際の血流を反映してくれる（図1-32）．

^{123}I-IMP が臨床応用された頃は CBF 値を定量することができず，early image, delayed image を撮像することが一般的であったが[93]，現在は ARG 法，microsphere 法などの定量測定法が開発されている．CBF 定量値の直線性も良好でわが国では広く普及している[30,40,103]．本章で呈示する SPECT 画像の多くは，現在，北海道大学病院で稼動している東芝製の GCA-9300/DI で撮像されたものを使用している．最近では，1日のうちに複数回の検査を実施することも可能となりつつあり，acetazolamide test などにも応用されている[99]．

^{99m}Tc-HMPAO は，CBF が高い部分では正確な CBF を反映しにくく，acetazolamide test などの際には結果の評価に注意が必要であることが指摘されている．しかし，このトレーサーは静脈内注射後，局所の CBF に比例して速やかに脳内に分布し投与後早期に脳内分布が固定されるため，内頚動脈バルーン閉塞試験などの際，試験終了後に CBF 分布を撮像することが可能であり，これらの試験をより安全に実施可能としうる[82]．また，標識用キットは緊急検査時にその場で注射液を調製（^{99m}Tc 標識）して使用することができるため，急性期脳虚血の症例にも応用しやすい．

また，SPECT では CBF 以外にも ^{99m}Tc 標識赤血球や［^{99m}Tc］-human serum albumin

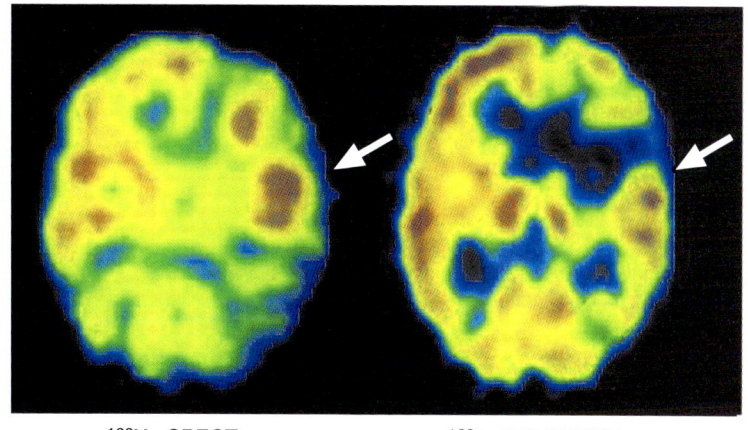

¹³³Xe SPECT　　　　　¹²³I-IMP SPECT

図 1-32 脳塞栓症（発症5日目，自然再開通後）の ¹³³xenon SPECT と ¹²³I-IMP SPECT

前者では，左前頭葉〜側頭葉の luxury perfusion が的確に描出されているが，後者では同部位は ¹²³I-IMP の集積低下として描出されている．

（⁹⁹ᵐTc-HSA）を使用することで，CBV を定量的に測定したり CBV/CBF（MTT）値を算出することが可能である [42, 62]．さらに，最近，臨床応用が開始された ¹²³I-iomazenil は，PET における ¹¹C-flumazenil と同様，神経細胞密度を客観的に評価しうる可能性が示唆されている [80]．

c）Perfusion CT/MRI，Xe/CT

また，近年は，MRI や CT にそれぞれの造影剤を組み合わせた灌流画像（perfusion MRI/CT）が普及しつつある．測定可能なパラメータは，主として，CBF，CBV のほか，平均通過時間（mean transit time: MTT）である．MRI の場合には拡散強調画像（diffusion-weighted MRI）とともに撮像することで，急性期脳虚血における治療方針の決定における有用性が示唆されている．SPECT や PET と異なり放射性同位元素を必要としない，緊急検査にも対応可能である，短時間で実施可能である，などの特徴を有しているが [134]，ソフトウェアや定量性などに課題を残している．Xe/CT で測定されるパラメータも基本的に灌流画像と同じであるが，cold xenon gas による麻酔作用などの欠点も指摘されている．急性期脳塞栓症の症例に応用した perfusion/diffusion MRI の一例を呈示する（図 1-33）．

> **【症例3】**
> 58歳男性．以前より心房細動のため加療を受けていたが，突然の構語障害，左片麻痺にて発症し，当科へ緊急搬送された．脳 MRA では右中大脳動脈水平部が遠位で完全閉塞していた．Diffusion-weighted MRI では右頭頂葉に限局性の虚血病変を認めているが，perfusion-weighted MRI では，それよりも広い領域において CBF が低下し平均通過時間（mean transit time）が延長していることが判明した．この症例では MRI 実施直後に神経症状の消失を認め，再検査により自然再開通が確認された．

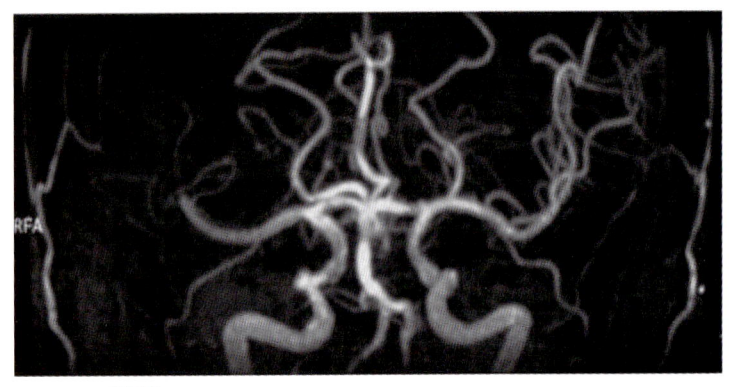

MRA

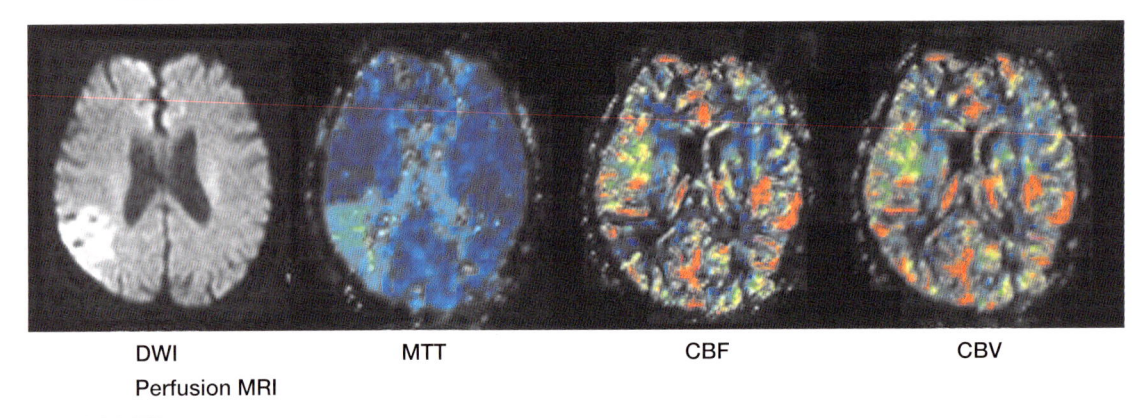

DWI　　　　　　　MTT　　　　　　　　CBF　　　　　　　　CBV
Perfusion MRI

図1-33 脳塞栓症発症2時間後のMRA，diffusion-weighted MRI（DWI）およびperfusion MRI MTT，CBF，CBVの各画像が作成可能である．

d）そのほかの測定法

　これまでに紹介した3次元的脳循環代謝測定法とは異なるが，頭皮上から非侵襲的に測定可能な方法論として，経頭蓋ドップラー血流計（transcranial Doppler sonography; TCD），近赤外線スペクトロスコピー（near infrared spectroscopy; NIRS）がよく用いられる．これらの方法論は，主としてベッドサイドや脳血行再建術におけるモニタリングとして使用された場合，その特徴をよく生かすことが可能である．いずれの検査法も現時点では3次元的な画像情報を得るには課題が多く，その良好な時間解像度を生かす工夫が重要と考えられる．しかし，後述するように，使用法を工夫することにより脳灌流圧（cerebral perfusion pressure）の低下を簡便に検出することも可能になりつつある．

　NIRSは，近赤外光（波長700〜1,000 nm）が良好な組織透過性を有していること，ヘモグロビン（hemoglobin; Hb）やcytochrome cなど生体内物質の酸化還元状態に特異的な吸光曲線を有していることを利用して，頭皮上から脳表における血液やミトコンドリアの酸化還元状態を非侵襲的かつ連続的に測定するものである[59, 67-71]．一般的には前頭部などに測定プローブを固定して，total Hb，oxy-Hb，deoxy-Hbそれぞれの濃度の変化を測定することが多い．図1-34に頚動脈バルーン閉塞試験を実施した際の脳SPECTおよびNIRSの結果を呈示する．

図1-34 左頸部内頸動脈瘤の症例

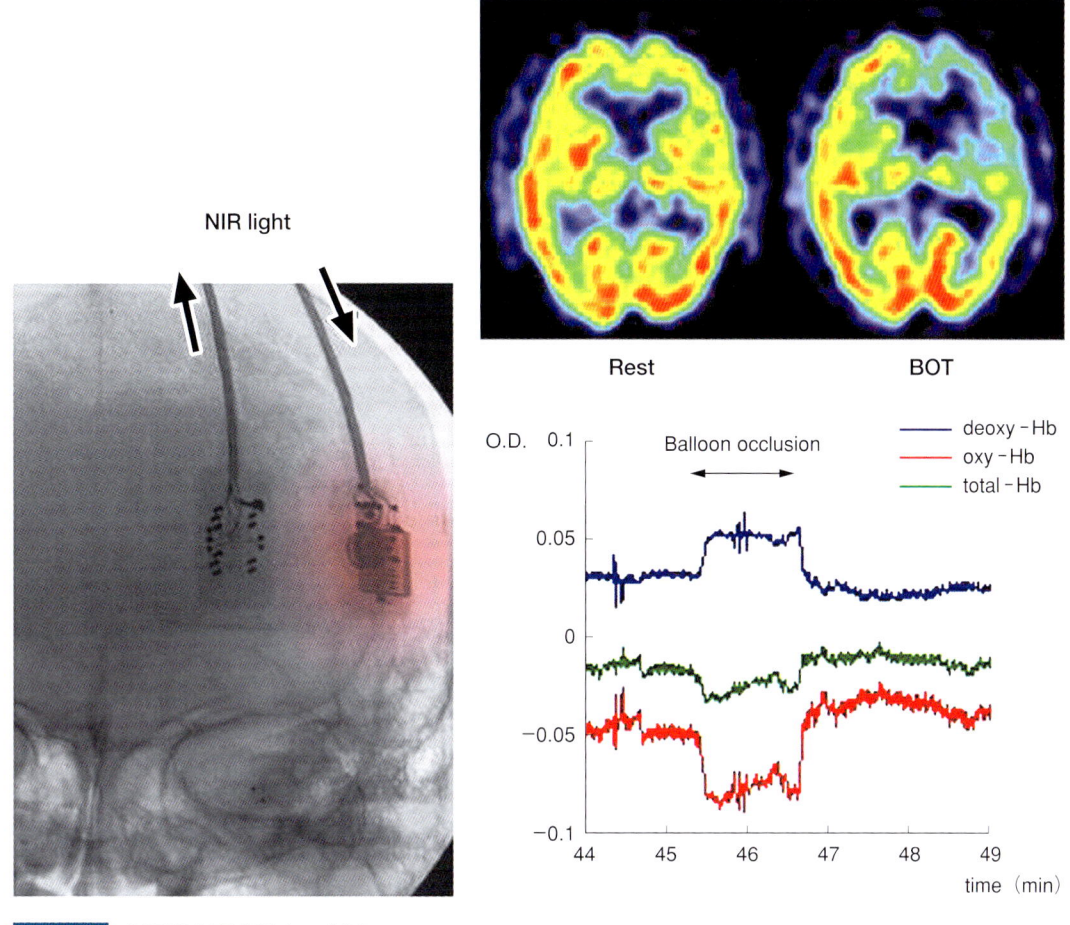

近赤外線スペクトロスコピー (near infrared spectroscopy; NIRS) のプローブを病変側前頭部に装着した際のX線写真(左). 左内頸動脈をバルーンで一時的に閉塞させたところ, 失語症, 右片麻痺が出現した. その際の ^{99m}Tc-HMPAO SPECT では左大脳半球に高度のCBF低下を認めた(右上). 同時に測定したNIRSにおいても, 閉塞中にoxy-Hb, total Hb 濃度の減少, deoxy-Hb 濃度の増加が持続的に認められた(右下).

C 脳血行再建術における脳循環代謝

1. EC/IC bypass に関する国際共同研究について

一過性脳虚血発作 (transient ischemic attack: TIA) や軽症脳梗塞で発症した症例の中には, 内頸動脈 (internal carotid artery) や中大脳動脈 (middle cerebral artery) といった脳主幹動脈の閉塞あるいは高度狭窄を有している例が含まれている. これらの症例における脳梗塞再発を予防する目的で, 1960年代後半に顕微鏡下での浅側頭動脈-中大脳動脈吻合術 (STA-MCA anastomosis) が Yasargil と Donaghey によって開発, 応用され, 広く実施されるようになった[149,150]. しかし, 1985年に発表されたEC/IC bypassに関する国際共同研究の結果は, STA-

表1-3 わが国におけるSTA-MCAバイパスの手術件数の推移

（中川の2回にわたる全国調査による）

年	手術症例数	％
1984年	1572	100％
1985年	1474	94％
1986年	923	59％
1987年	969	62％
1988年	919	58％

MCA anastomosis が内頚動脈系閉塞性病変の予後を改善し得ないというもので[17]，その後，欧米では本手術はほとんど実施されなくなった．中川が第7回および第9回日本脳神経外科コングレスの際に実施した全国アンケートの結果によれば，表1-3に示すように，わが国においても本手術の件数は1985年の1570件から1986年には961件，1987年には969件，1988年には919件と減少している[90-92]．

この negative な研究結果の解釈に関してはさまざまな論評がなされたが，この結果の最も大きな原因のひとつは，当時，術前に脳循環代謝を測定する環境が一般的ではなかったためであるといわれている[1]．しかしながら，これらの批判，論評は The EC/IC Bypass Study Group の結果を否定することを決してできず，事実，この研究を主宰した Barnett ら（1986）は"Further conclusions from the extracranial-intracranial bypass trial"と題する論文の中で，それぞれの批判に対する反論を書いた上で，最後に以下のように述べている．少々長いが，ここに引用させていただく．"The allegation is made that the application of modern methods now allows the neurosurgeon to predict who should be submitted to bypass surgery. It is even suggested that a clinical "state of emergency" demanding a bypass has been identified. It is incumbent upon those who make these claims to document the exact selection criteria, detail the follow-up methods, publish the results, and, surely, in 1986, to avoid making claims for therapeutic benefits that are not supported by a carefully designed and executed trial with believable controls. Unsubstantiated claims utilizing clinical judgement and based on individual experience are misleading……"[5]

いずれにせよ，この研究はわれわれにとって evidence-based medicine（EBM）という語彙がまだ一般的ではなかった時代に，EBM ではいったん呈示された evidence がいかに確固たるものか，evidence を形成する際にはいかに細心の注意が必要で責任が重大であるかをわれわれ脳血管外科医に早くも銘記させたといっても過言ではない．当時の国内外の反応や意見については，中川が実施した全国アンケート結果（中川 1987, 1990）の中でも明らかであり，さらに，中川（1989）が別の著書の中で「バイパス手術よ，どこへ行く」と題してきわめて綿密に論じており，15年経った今もわれわれに如実に伝えてくれているので，ぜひご参照いただきたい．この中で，中川は最後に「本章を読まれると，国際共同研究の結果，その問題点，日本の脳神経外科医がバ

イパス手術にどのように取り組んでいるのか，国際学会においても，日本のこれからの仕事にいかに期待が大きいか，そして脳虚血の病態把握が治療選択の際にいかに有益かご理解いただけたのではなかろうか．…」と述べている[91]．

このような経過と並行するように，1980年前後からPETやSPECTによる脳循環代謝の測定が一般でも可能となるにつれて，側副血行路の発達が不十分でCPPの低下が著しい症例（血行力学的虚血：hemodynamic ischemia）では，脳血行再建術が再発の予防に有益であることが，case report, case seriesを中心として報告されるようになった[6, 21, 22, 44, 77, 111, 117]．これらのデータはあくまでも"anecdotal"なもので現在のEBMの視点であるが，OEF, CBV/CBFの上昇や脳血管反応性の低下が脳血行再建術の適応を決定する上で重要な指標となりうる可能性を示唆していた．

2. PETと血行力学的脳虚血

前述したように，PETは血行力学的脳虚血を検出するgold standardとして位置づけられている．1980年代に入って内頸動脈系閉塞疾患における数多くのPETのデータが報告された[6, 21, 22, 44, 77, 111, 117]．わが国では，故・上村和夫先生の率いる秋田脳血管研究センターのチームなどにより，脳PETに関する数多くの知見が報告された[53, 151]．

数多くの知見を経て，現在，CPPの低下とPETパラメータとの関係は，以下のように整理されている（図1-28）[112, 113]．すなわち，側副血行路の発達が十分な症例では内頸動脈などが閉塞していてもCPPは正常範囲に保たれており，CBF, CBV, $CMRO_2$, OEFといったパラメータは正常範囲に維持される．Powers (1991) はこの状態をstage 0と定義した[113]．側副血行路の発達が不十分で中等度のCPP低下を有する症例では，代償性の細動脈拡張が生じCBF, $CMRO_2$, OEFは正常範囲内に保たれているものの，CBVの増加が認められるようになる．Powers (1991) は，CPPの低下を血管性代償により解消してCBFが維持されている状態をstage Iと定義した[113]．さらに，側副血行路の発達が不良でCPP低下が著しい症例では，最大限の細動脈拡張によってもCPPをもはや正常範囲に維持できず，CPPの低下に応じてCBFが減少する．この状態では，脳はbasal metabolismおよびactivation metabolism（上記）を維持するために，代償性にOEFが上昇することで$CMRO_2$を維持しようとする．したがって，理論的には，PETにてCBF低下，CBV増加，$CMRO_2$正常，OEF上昇という形で検出することが可能である．Powers (1991) はこの状態をstage IIと定義した[113]．この状態はBaronらによって貧困灌流症候群（misery perfusion syndrome）とも定義されている[6]．図1-35にstage 0, stage I, stage IIの典型的な画像を呈示する．

当初は脳血行再建術によりPET所見が改善あるいは正常化することが相次いで報告された．しかし，1990年代後半に入ってからは，これまでの"anecdotal"的な報告から統計学的手法による解析が一般的となり，OEFの上昇が脳梗塞再発のリスクが高いと予見することが可能であるとの報告が続けてなされた[25, 145, 146]．すなわち，Yamauchiら (1996) は，内頸動脈〜中大脳動脈閉塞性病変を有する40例を1年間，follow upしたところ，OEFが上昇した7例のうち4例

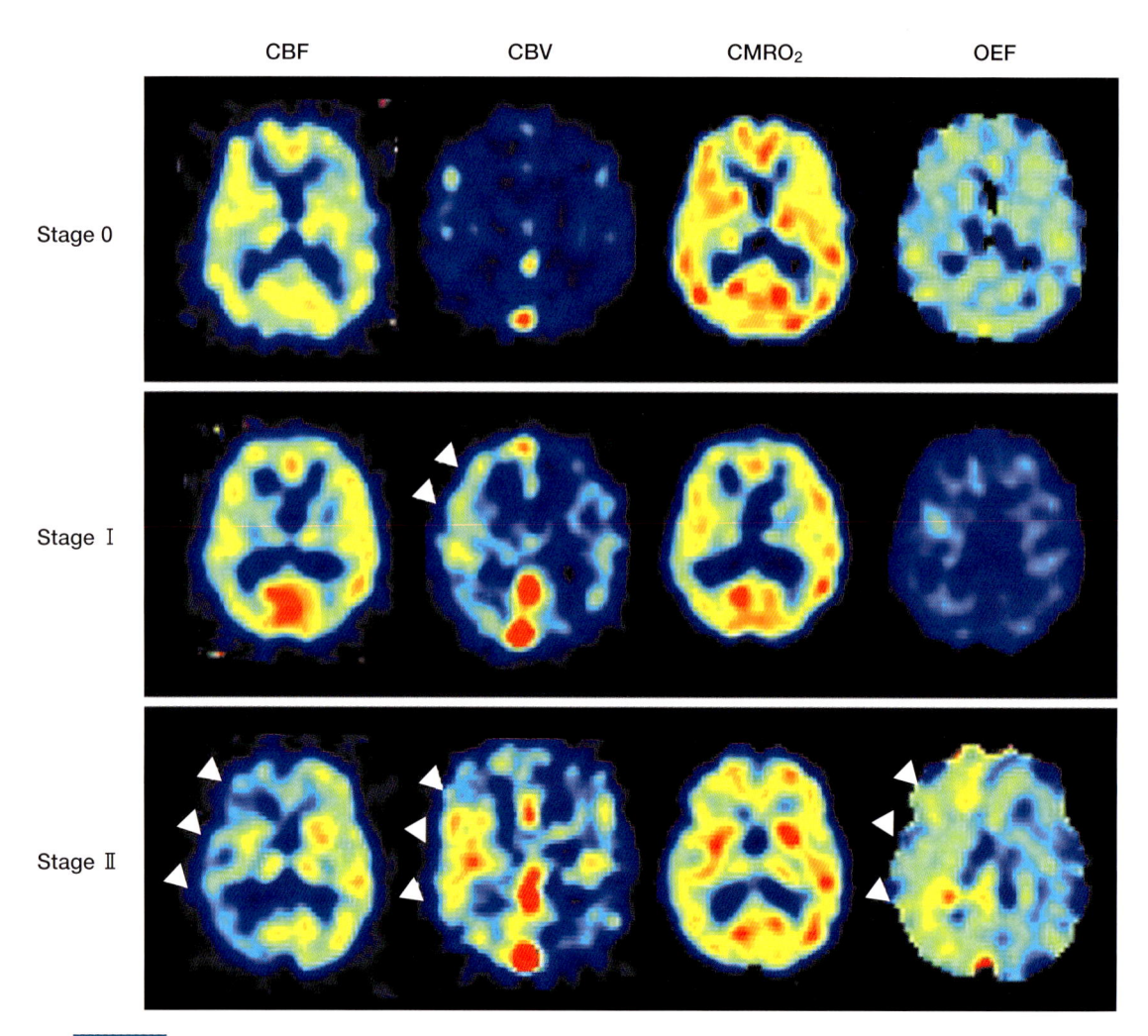

図 1-35 右内頚動脈閉塞症 3 例の ¹⁵O-gas PET 所見

Stage 0 の症例では各パラメータは正常範囲内だが，Stage I の症例では患側 CBV の増加が認められる．典型的な Stage II の症例では，CBF 低下，CBV 増加，OEF 上昇が認められる．

が同側の脳梗塞を再発したのに対して，OEF が正常範囲であった 33 例では 2 例のみが再発したと短期成績を報告した[145]．その後，彼らはさらに 5 年間の追跡結果を解析し，OEF の上昇は脳梗塞再発の有意な危険因子であることを見出して報告した[146]．また，Grubb ら (1998) は，内頚動脈閉塞症 81 例を平均 31.5 ヵ月間，follow up した結果，stage II 39 例のうち 12 例が脳梗塞を再発したのに対して，stage II 以外の 42 例では 2 例のみが再発したという[25]．彼らの報告によれば，OEF の上昇あるいは stage II 虚血を有する場合の脳梗塞再発にかかわる相対危険 (relative risk) は表 1-4 のごとくである．

しかし，後述するように，このような典型的な症例が存在する反面，実際の臨床では OEF が上昇していても CBV の増加がはっきりしない症例や，CMRO₂ が軽度～中等度低下している症例など，必ずしも教科書どおりの症例のみに遭遇するわけではなく，各 Stage の移行型ともい

表1-4 SPECT/PETにおける脳梗塞再発の危険因子と相対危険

	危険因子	脳梗塞	相対危険（95％信頼区間）
Grubbら（1998）	Stage Ⅱ虚血	ipsilateral stroke	7.3（1.6〜33.4）
		all stroke	6.0（1.7〜21.6）
Yamauchiら（1999）	OEF上昇	ipsilateral stroke	6.4（1.6〜26.1）
		all stroke	7.2（2.0〜25.5）
Kurodaら（2001）	Type 3虚血	ipsilateral stroke	8.0（1.9〜34.4）
		all stroke	3.6（1.4〜9.3）

うべき所見を呈する症例が少なくないのも事実であり，PET所見の読影と解釈には注意が必要である（これはPETに限らず，SPECTに関してもあてはまることである）．

脳PETにてstage Ⅱと診断された内頸動脈閉塞症の1例を呈示する．

> 【症例4】
> 　73歳男性．失神発作，左一過性黒内障で発症した．脳MRIでは明らかな脳梗塞は存在していなかったが，脳MRAにて左内頸動脈閉塞症と診断した．脳 ^{15}O-gas PET上，左大脳半球においてCBFが低下しCBVが増加していた．これに対してCMRO$_2$は正常範囲内に維持されており，OEFが特にwatershed zoneを中心に上昇していた．左STA-MCA anastomosisを実施したのち発作は消失した．術後4カ月目に実施した脳 ^{15}O-gas PETでは，CBF，CBV，OEFの改善が確認された（図1-36）．

最近では，[11]C-flumazenil（FMZ）PETを脳虚血症例に応用することで，虚血に暴露された神経細胞のviabilityを評価する試みが開始されている[33,34,74]．すなわち，Heissら（2001, 2004）は急性期脳虚血例に本法を精力的に応用して，diffusion-weighted MRIよりも不可逆的組織ダメージをより高率に予測することが可能であると報告した[33,34]．また，Kurodaら（2004）は，慢性期の頸動脈閉塞性疾患の症例に応用して，MRIでは明らかな梗塞が存在しないにもかかわらずCBF，CMRO$_2$がともに低下した領域では，同程度に ^{11}C-FMZの結合能（binding potential）が低下していることを報告している[74]．

3．SPECTと血行力学的脳虚血

上記のごとく，^{15}O gasあるいはH$_2$^{15}Oによる脳PETにより，CBF，CBV，CMRO$_2$，OEFを測定することができ，各症例における治療方針決定や予後判定のプロセスにきわめて有用であると考えられている．しかし，PETの稼動にはサイクロトロンの設置など，一般病院で普及することをいまだに容易ならざるものとしている．その点，SPECTはPETに比べて一般病院での普及が可能であるという利点を有している．

The EC/IC Bypass Study Groupの報告と前後して，1984年以降，Vorstrup，Lassenに代表されるグループが，acetazolamide負荷試験を用いて脳血管拡張能（cerebral vasodilatory capacity）を評価すると，内頸動脈狭窄〜閉塞例の病態を明らかにして脳血行再建術の効果判定

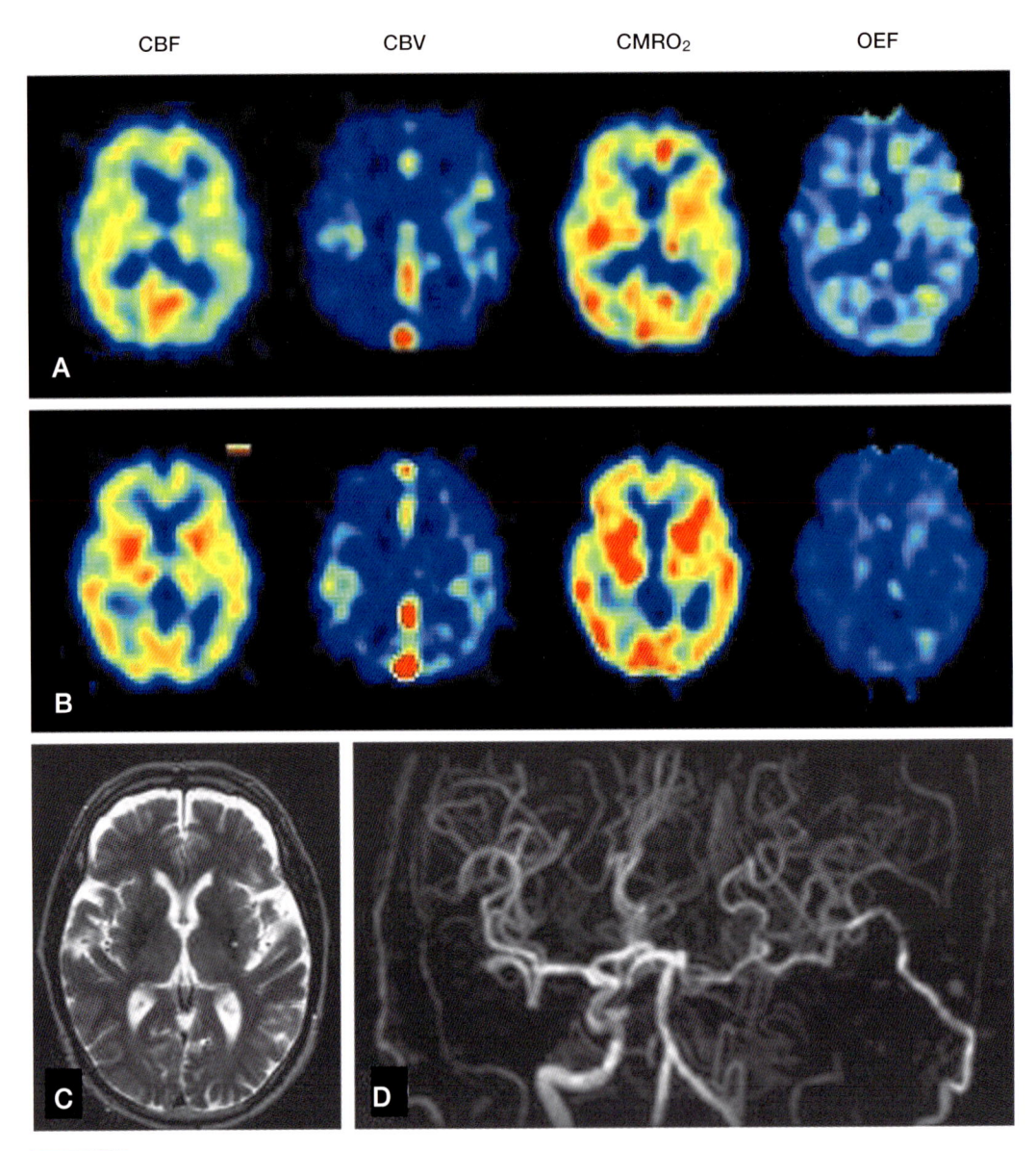

図1-36 左内頚動脈閉塞症の症例

脳MRI（C）では異常ないものの，^{15}O-gas PETではCBF低下，CBV増加，OEF軽度上昇が認められた（A）．左STA-MCA anastomosis（D）によりPETパラメータもほぼ正常化した（B）．

する点できわめて有用であることを精力的に報告した[119, 136, 138-140]．彼らの研究成績は，1988年にActa Neurol Scand誌のsupplementにDr. Vorstrupのthesisとしてもまとめられているのでご参照いただきたい[141]．彼らの知見は，その後，国内外の多くの研究者によりcase reportやcase series studyとして確認され，一般的な脳循環代謝の臨床検査として受け入れられていった[7, 45, 61, 62, 65, 93, 116, 118, 127, 129, 143, 144, 153]．

Acetazolamide負荷試験が確立される以前から，安静時CBFのみならず脳血管反応性（cerebrovascular reactivity; CVR) を測定することが重要であることは知られており[27]，特にCO_2吸入負荷試験が行われていた[8,12,15,26,58,100,135]．しかし，CO_2吸入によるPa_{CO_2}の増加が個人によって大きく異なったり，CO_2吸入に伴って血圧が上昇するなど，患者に負担の大きい側面もあり，必ずしも日常診療で広く実施されるには至っていなかった[55]．Acetazolamide は，時として四肢や口唇のしびれ，嘔気・嘔吐といった一過性の副作用を招くこともあるが，血圧や呼吸に大きな変化をきたさないため，Vorstrup らの報告以来，安静時 CBF および acetazolamide 反応性を測定することがより一般的となったようである．また，Kazumata ら（1996）の検討によれば，内頚動脈系閉塞性病変を有する例では，acetazolamide 反応性と CO_2 反応性とは必ずしも一致しない例があることも明らかとされつつある[55]．

　Acetazolamide は静注後2分以内に CBF を急速に増加させ10〜25分後に最大の CBF 増加作用を示すことが古くから知られている[23,31,76,137]．しかし，そのメカニズムに関しては諸説があり，現在もはっきりしていない．すなわち，acetazolamide 1gの急速静注は1分以内に赤血球内の carbonic anhydrase の作用を抑制し，動脈血 CO_2 分圧を上昇させる[18,81]．また，acetazolamide は脳組織内の carbonic anhydrase の作用を直接抑制することも知られている[122,123]．いずれにせよ，acetazolamide は赤血球内あるいは脳組織内の carbonic anhydrase を抑制することで脳組織 pH を低下させて CBF を増加させているのかもしれない．しかし，carbonic anhydrase の抑制作用以外のメカニズムを介して脳血管を拡張させ CBF を増加させているとの説もある[142]．

　前述したように，Powers（1991）は，PET から得られた脳循環代謝パラメータを利用して各症例における病態を非常にわかりやすく staging して普及させたといえる[113]．SPECT から得られた安静時 CBF と acetazolamide 反応性（以下，CVR）を用いて，これまでにいくつかの病態分類が提唱されている[144,153]．基本的には，CBF，CVR 両者のパラメータが同時に低下している症例では，顕著な CPP 低下が存在すると考えられている．本項では，われわれがこれまでに提唱してきた病態分類に従って以下に説明したい．
　われわれは1988年から定量的 CBF 測定法により得られた CBF，CVR の各値をもとに内頚動脈系閉塞性病変を有する症例を4型に分類してきた[61,62,65,72,74]．すなわち，CBF・CVR ともに正常である Type 1，CBF が正常であるが CVR が低下している Type 2，CBF・CVR ともに低下している Type 3，CBF が低下しているが CVR は正常範囲である Type 4である（図1-37）．測定値の解釈については，正常コントロールから得られた平均値（mean），標準偏差値（SD）をもとに，測定値が mean-2SD 以下の場合に「低下している」と判定した．1988年から1998年までは ^{133}xenon 吸入法による SPECT を，1998年以降は ^{123}I-IMP ARG 法による SPCET を主として用いてきたが，われわれが用いている各検査法における CBF，CVR の正常値を紹介する．^{133}xenon 吸入法では，CBF，CVR はそれぞれ 43.1 ± 3.0 ml/100 g/min，20.3 ± 5.3％であったため，CBF が 37 ml/100 g/min 未満，CVR が10％未満の場合，「低下」と判定した[65,72]．また，

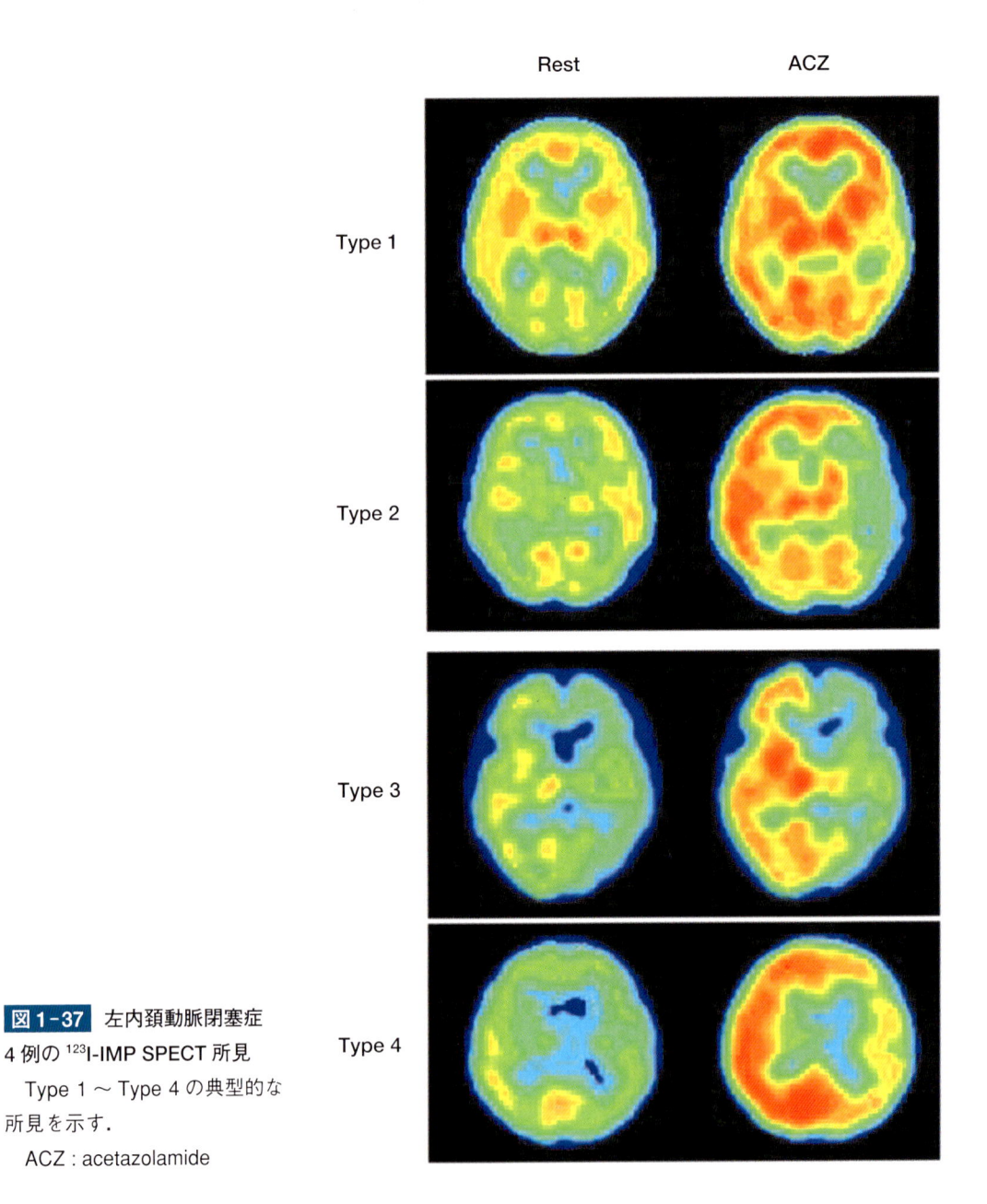

図1-37 左内頸動脈閉塞症 4例の ^{123}I-IMP SPECT 所見

Type 1 ～ Type 4 の典型的な所見を示す．

ACZ : acetazolamide

^{123}I-IMP ARG 法では，CBF，CVR はそれぞれ 38.1 ± 5.4 ml/100 g/min，30.0 ± 8.0％であったため，CBF が 27 ml/100 g/min 未満，CVR が 14％未満の場合，「低下」と判定している[74]．

こうして分類された各病型の病態は以下のように考えられる．すなわち，Type 1 の症例では，側副血行路が十分に発達しているため CPP はほぼ正常に保たれており，CBF，CVR はともに正常範囲に維持されていると考えられ，Powers の stage 0 とほぼ同一であると考えられる．これに対して，側副血行路の形成が不十分な例では，CPP の中等度低下が慢性的に持続しているために，血管性代償の機能により細動脈拡張が生じて，SPECT では CBF が正常であるもののCVR が低下しているものとして検出されると考えられる（Type 2）．これは，PET では CBF 正

常，CBV上昇，OEF正常という結果で示される，いわゆるPowersのstage Iに類似した状態であると考えられる．さらに，側副血行路の発達がさらに不十分でCPPがcritical levelよりも慢性的に低下した例では，血管性代償ではCBFを維持できず，CPPの低下に依存してCBFも低下する．このような症例では，SPECTにてCBF，CVR両者が低下という結果となると考えられる（Type 3）．したがって，理論的にはBaronらの"misery perfusion"やPowersのstage IIに近似したものであろうと考えられる（図1-28）．最後の病型としてCBF低下，CVR正常という所見を呈するType 4が存在するが，この病型については後述する．

図1-37に[123]I-IMP SPECTにてそれぞれType 1，Type 2，Type 3，Type 4と判定された左内頸動脈あるいは中大脳動脈閉塞症の典型的な画像を呈示する．

脳SPECTにてType 3と診断された内頸動脈あるいは中大脳動脈閉塞症の2例を呈示する．

> 【症例5】
> 68歳男性．右上下肢の脱力で発症した．脳MRIでは左深部白質に脳梗塞を認め（図1-38A），脳MRAにて左中大脳動脈閉塞症と診断した．脳SPECT上，左大脳半球においてCBF，CVRが低下しておりType 3と判定した（B）．JET Study（後述）に登録したのち，左STA-MCA anastomosisを実施した（C）．術後2カ月目に実施した脳SPECTでは，CBF，CVRの改善が確認された（D）．術後3年半ほどの間，TIA，脳梗塞の再発はない．

> 【症例6】
> 71歳男性．既往症として糖尿病，慢性腎不全あり．温泉での入浴直後に失神発作をきたして入院した．脳MRIでは明らかな脳梗塞を認めなかったが（図1-39A），脳MRAにて右内頸動脈が閉塞していることが判明した．脳SPECTでは右大脳半球のCBF，CVRが低下しておりType 3と判定した（B）．基礎疾患が重篤なため内科的治療を第一選択として実施したが，3カ月後に飲酒後，構語障害，左下肢の脱力が一過性に出現した．再度，脳MRIを実施すると，右MCA-ACA watershed zoneに脳梗塞が新たに出現していることが判明した（C）．再度の発作を予防する目的で，他診療科と連携しつつ右STA-MCA anastomosisを実施した（D）．周術期の合併症は出現せず，術後，脳SPECT所見の改善が得られた．術後6カ月間，再発はみられていない．

また，PETにおける研究と同様，SPECTで脳血管拡張能を測定することで，脳PETと同様に，脳梗塞の再発リスクが高い症例群を抽出できるかどうかが近年，議論されている．すなわち，Hasegawaら（1992）は，acetazolamide反応性が低下した症例においても脳梗塞再発は認められなかったと報告した．のちにYokotaら（1998）も同様の報告を行った[14, 29, 152]．しかし，これらの報告ではacetazolamide反応性が定性的に測定されていた．そこで，われわれは，内頸動脈または中大脳動脈閉塞を有し[133]xenon SPECTにより定量的にCBF，CVRを測定したのちに内科的治療を実施した77例の予後を検討した．その結果，平均42.7カ月間の経過観察期間中に生じた脳梗塞の再発はType 3虚血を有する症例で有意に高率であることが判明した（図1-40）[72]．

Rest　　　　　ACZ

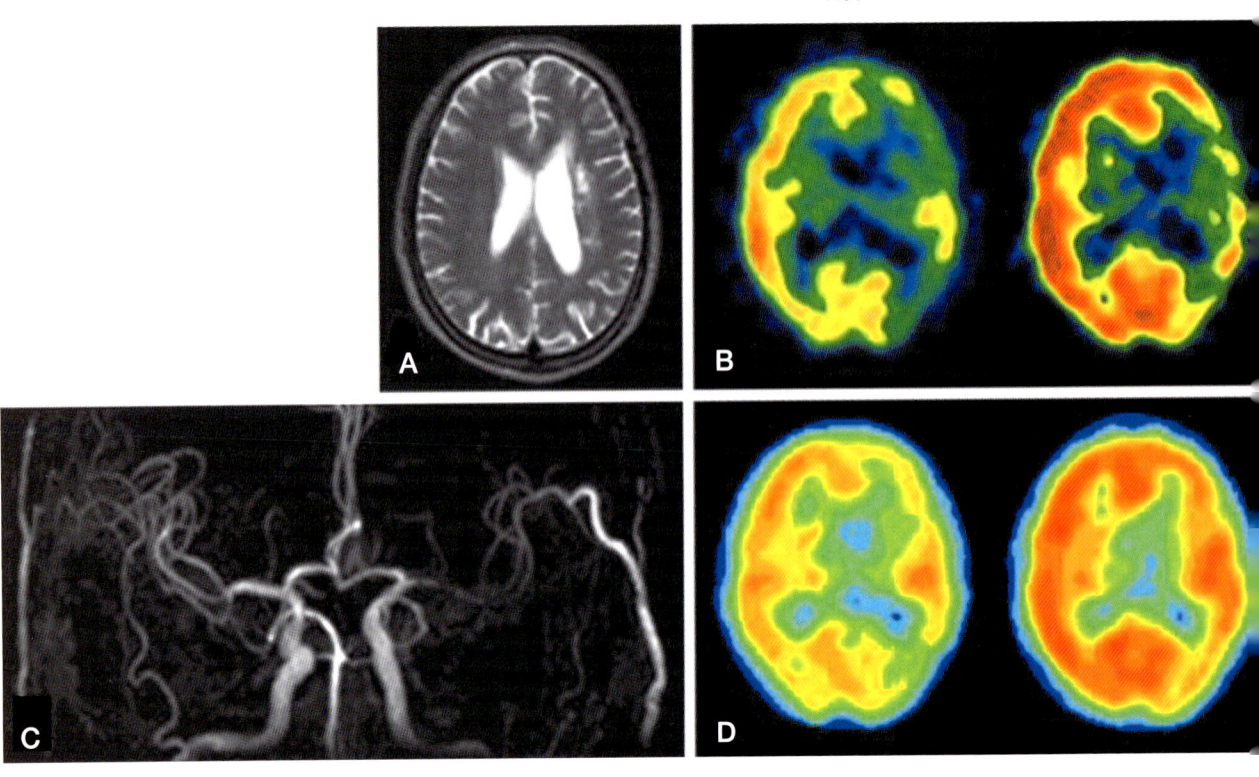

図1-38 左中大脳動脈閉塞症のMRI（A），術前 ^{123}I-IMP SPECT（B），術後MRA（C），術後 ^{123}I-IMP SPECT（D）

ACZ：acetazolamide

Type 3 虚血を有する場合の脳梗塞再発にかかわる相対危険（relative risk）は表1-4のごとくであり，OEF上昇とほぼ同程度の危険因子となりうると考えられた．同様にOgasawaraら（2002）は，同様に内頚動脈または中大脳動脈閉塞を有しCBF，CVRを測定したのちに内科的治療を実施した70例の予後を検討した．その結果，24カ月の間にCVRが低下した23例中8例で脳梗塞が再発し，CVRが正常だった47例では3例でのみ脳梗塞が再発したと報告した[102]．過去に報告された同様の検討を表1-5にまとめた．これらの報告は，上記のようにCBF，CVRを定量的に測定することがいかに重要であるかを示したといえる[154]．

図1-41にTIAで発症した右内頚動脈狭窄症の ^{123}I-IMP SPECT（定性イメージ）を呈示する．安静時に右MCA領域のCBFはやや低下～正常であるが，acetazolamide 負荷により左右差が拡大している．しかし，この左右差の拡大が，acetazolamide により，右MCA領域のCBFがstealによって減少したためなのか，右MCA領域のCBFが全く変化しないためなのか，または，右MCA領域のCBFがある程度増加しているものの，反対側よりもCBFの増加が制限されているためなのかが不明である．しかし，同時期に実施した [133]xenon SPECTによる定量評価では，

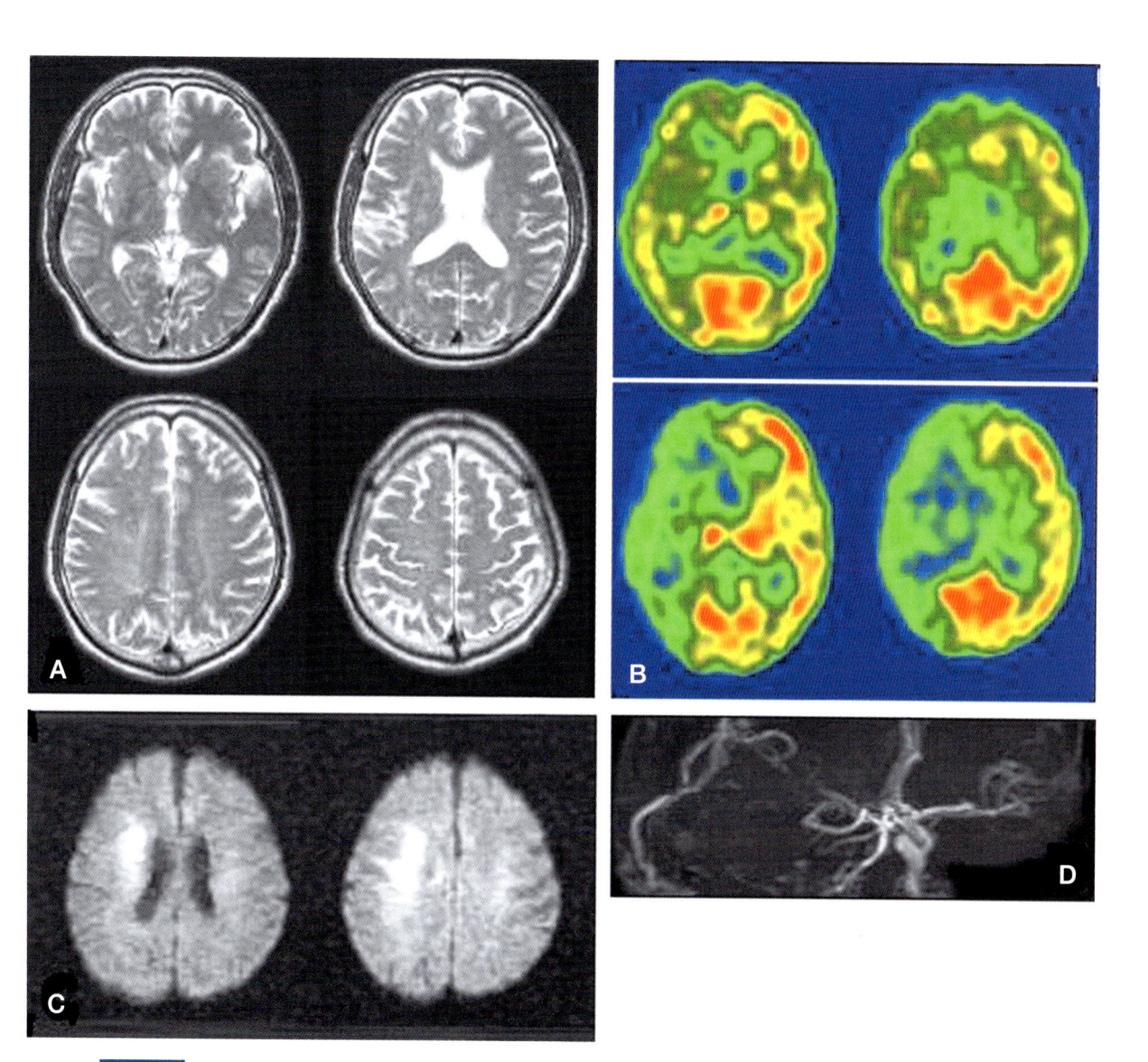

図1-39 右内頚動脈閉塞症の初診時MRI（A）および ^{123}I-IMP SPECT（B，上段は安静時，下段はacetazolamide負荷時）．3カ月後のdiffusion-weighted MRI（C）および術後MRA（D）

acetazolamide負荷による同部位のCBFはほぼ不変であり，Type 2であると判定可能である．

これらの経緯に基づいて，岩手医科大学の小川彰教授を中心に，内頚動脈あるいは中大脳動脈に高度狭窄～閉塞を有しCBF，CVRが低下した症例を対象として，無作為抽出によりSTA-MCA anastomosisの脳梗塞，高次脳機能障害の予防効果に関する全国多施設研究が実施された（Japan EC/IC Bypass Study; JET Study）．JET Studyにおけるinclusion criteria, exclusion criteriaを引用して表1-6に列挙する[49, 88, 101]．すでに登録期間（1998年11月1日～2002年3月31日）は終了し，まもなく最終的な解析結果が公表される予定であるが，STA-MCA anastomosisが経過観察期間中の脳梗塞再発を有意に減少させることが中間解析により判明しつつある

Cumulative recurrence free survival rate

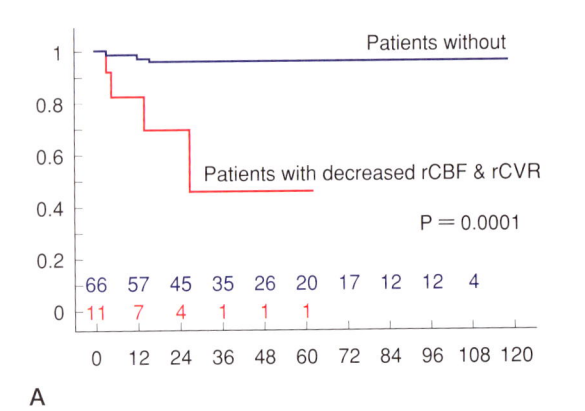

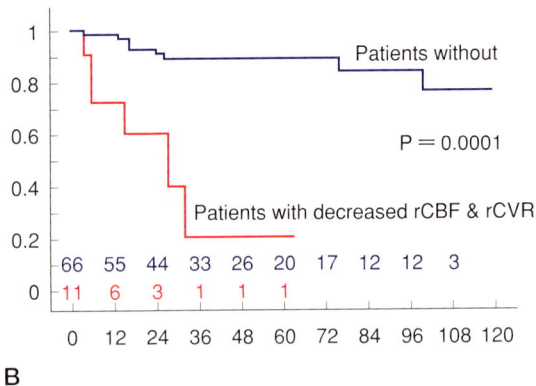

A / B

図 1-40 ¹³³Xenon SPECT の病型と脳梗塞の再発との関係

Ipsilateral stroke（A）および total stroke（B）に関する結果を示す
（Kuroda, et al.[72] より改変して引用）．

表 1-5 内科治療を実施した場合の脳血管反応性と脳梗塞再発との関係

（Kuroda, et al.[72] より改変して引用）

Authors（Year）	n	Modality	Vasodilator	Follow-up	Annual rate of ipsilateral stroke（%）Impaired CVR	Normal CVR
Kleiser et al.（1992）	85	TCD	CO_2	38	17	0
Hasegawa et al.（1992）	49	SPECT（IMP 定性）	ACZ	18.5	0	0
Yonas et al.（1993）	68	Xe CT	ACZ	24	18	2.2
Webster et al.（1995）	95	Xe CT	ACZ	19.6	11.3	0
Yokota et al.（1998）	105	SPECT（IMP 定性）	ACZ	32.5	3.6	3.5
Vermieri et al.（1999）	65	TCD	CO_2	24	15.3	1.7
Kuroda et al.（2001）	77	SPECT（Xe 定量）	ACZ	42.7	21.8（Type3）	0.5-2.4（Type 1, 2, 4）
Ogasawara et al.（2002）	70	SPECT（Xe 定量）	ACZ	24	17.4	3.2

CVR：cerebrovascular reactivity, TCD：transcranial Doppler sonography, ACZ：acetazolamide

（2004 年 10 月現在）．しかしながら，JET Study では，手術を実施する外科医を指名して実施し，重症糖尿病，腎不全などの全身合併症を有する症例を除外しているなど，今後，JET Study の結果をいかに実地臨床の場に普遍化（generalization）していくかに関しては課題が残されている．表 1-6 に記したように SPECT 上の inclusion criteria は，CBF が正常の 80％未満，CVR が 10％未満であり，われわれが Type 3 と定義してきた症例群と大きく変わらない．

ただし，これらの症例における脳循環代謝を評価して適切な治療方針を決定するための情報と

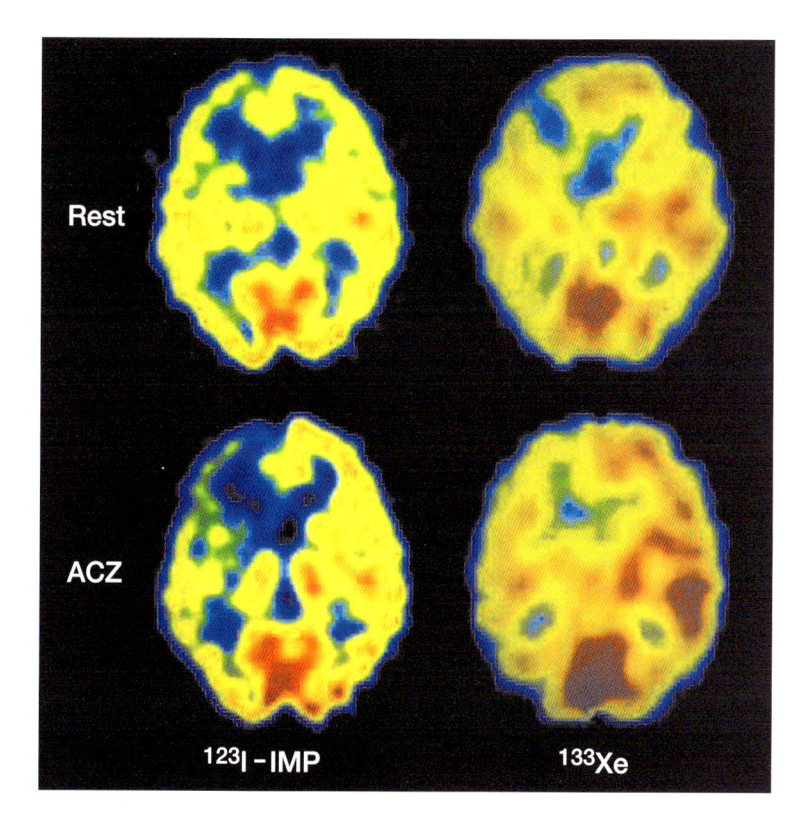

図1-41 右内頸動脈高度狭窄症の定性的 ^{123}I-IMP SPECT（左）と ^{133}xenon SPECT（右）
ACZ : acetazolamide

する際には，いくつかの注意が必要である．そのひとつは脳循環代謝の状態を評価する時期である．これまでも論じられているように，長期予後を予測する際には発症から3〜4週間後に評価することが推奨されている（文献72, 102; JET studyの適応基準も参照のこと）．しかし，発症からまもない時期に評価すると，脳循環動態の障害を過大評価し不要な脳血行再建術を実施してしまう危険が大きい．この原因は，発症後早期の段階では側副血行路の発達が不十分で，その完成にはある一定の時間を必要とする症例があるためと考えられている．

典型的な事例を脳SPECT，PETでの所見をもとに紹介する．

【症例7】
　65歳女性．右不全片麻痺，構語障害で発症した．前医での検査の結果，左大脳半球深部に小梗塞が散在し，左中大脳動脈高度狭窄症と診断された（図1-42A）．発症1週間後に前医で実施した脳 ^{123}I-IMP SPECTでは左中大脳動脈領域におけるCBFおよびCVRの低下が著しく（B），Type 3と判定され当院に紹介された．しかしながら，発症4週間後に当院で実施した脳 ^{123}I-IMP SPECTでは，いずれのパラメータも著明に改善していた（C）．この時点で左MCAの病変に変化は認められなかったのはいうまでもない．この結果，STA-MCA anastomosisは不要と判断し内科的治療を選択した．

表1-6 Japan EC/IC bypass trial (JET study) の適応基準

研究対象
内頚動脈系の閉塞性脳血管病変による TIA(s) または minor stroke(s) を 3 カ月以内に認めた症例.
progressing stroke ないしは crescendo TIAs などの急性期症例は含まない.

Inchision Criteria
1. 臨床的 criteria
   1) 70 歳以下 (2000 年 4 月 5 日より 73 歳以下に改訂)
   2) ADL がほぼ自立している (Rankin disability scale 1, 2)
2. 放射線学的 criteria
   1) CT, MRI 所見：CT ないしは MRI にて 1 血管支配領域にわたる広範な脳梗塞巣を認めない症例. また，梗塞巣が CT 上 enhance される時期を過ぎた症例.
   2) 血管撮影所見：内頚動脈, 中大脳動脈本幹の閉鎖あるいは高度狭窄例 (CEA の対象となる内頚動脈狭窄を除く)
   3) 脳循環動態：
      ① CBF 測定時期：last attack から 3 週間経過後.
      ② CBF 測定法：
         ・PET, SPECT (^{133}Xe, IMP), Xe CT を用い，安静時および Diamox 負荷後の両者を測定する.
         ・定量化を必須とする.
         ・Diamox 負荷に際しては 17 mg/kg (60 kg だと 1020 mg) 静注し, IMP を用いる場合 Diamox 静注 7 ～ 10 分後に測定する. その他の測定では Diamox 静注後 15 ～ 20 分後にトレーサを投与し測定する.
         ・IMP においては安静時と Diamox 負荷後の両者の測定を 1 週間以内に行う.
      ③ 関心領域の決定：側脳室前角のスライスで中大脳動脈灌流域の皮質領域に normal で関心領域を置く. なお，参考として両側小脳と健側中大脳動脈灌流域にも関心領域を置き，カウント値あるいは血流値を測定し，そのフィルムを登録管理者まで送ることとする.
      ④ 脳循環予備能の定義：[(Diamox 負荷後 CBF －安静時 CBF) ／安静時 CBF] × 100 (%)
      ⑤ 登録症例の基準：
         ・安静時脳血流量＜正常値の 80％，かつ，脳循環予備能＜ 10％
         ・さらに，hemodynamic ischemia を重傷度により 2 群に分類.

Exchision Criteiria
1. 神経症候が重篤 (Rankin disability scale 3 以上)
2. 非動脈硬化性病変によるもの
3. 悪性腫瘍，腎不全，心不全，肝不全，呼吸不全
4. 6 カ月以内の心筋梗塞
5. 空腹時血糖値 300 mg/dl 以上，あるいは，インスリン治療を要する症例
6. 拡張期血圧 110 mmHg 以上
7. Artery-to-artery embolism
8. Cardioembolism

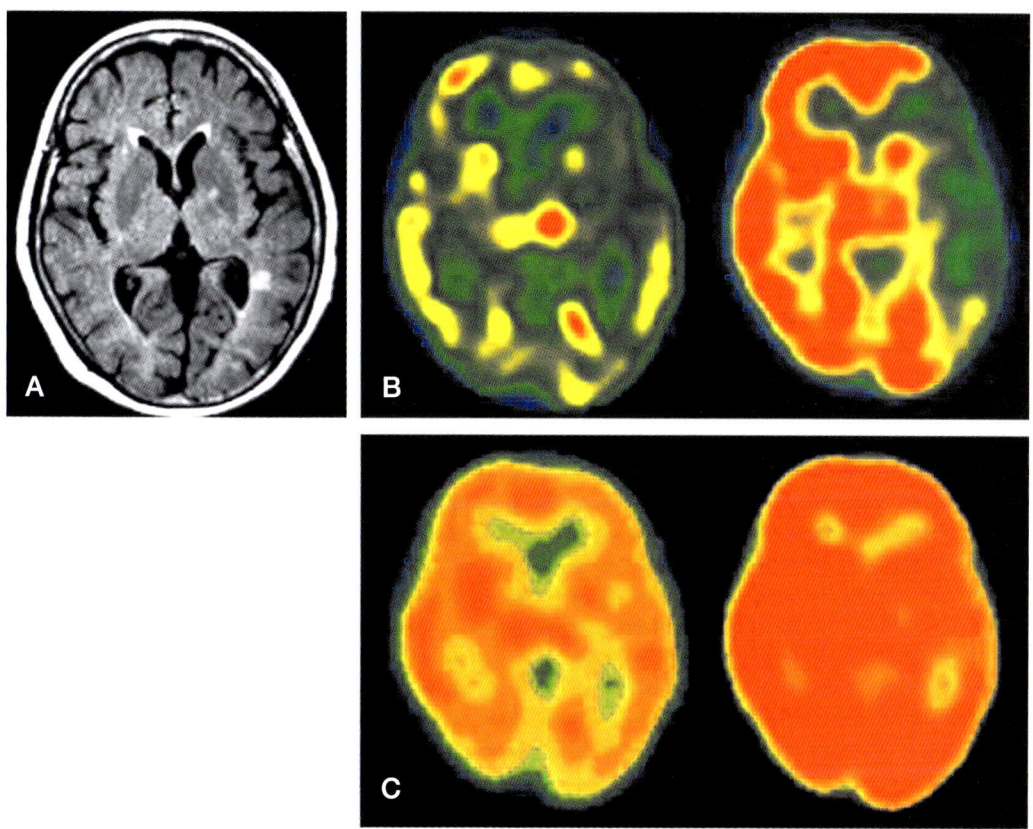

図1-42 脳梗塞で発症した左中大脳動脈高度狭窄症例の MRI（A），発症1週間後の ¹²³I-IMP SPECT（B），発症4週間後の ¹²³I-IMP SPECT（C）
ACZ : acetazolamide

> 【症例8】
> 　59歳男性．電話中に構語障害，左上下肢の脱力が30分間ほど出現し，当院入院した．脳 MRI（図1-43A）では異常は認められなかったが，右内頸動脈サイフォン部に高度狭窄を認めた（B）．発症から3日目の脳 PET では，右大脳半球の CBF 低下，CBV 増加が確認された（C）．しかしながら，内科的治療を実施しながら，2カ月後に再度実施した脳 PET ではいずれのパラメータも正常化していた（D）．内科的治療を開始してから，この2年間，TIA の再発はみられていない．

　前述したように，SPECT で CBF と CVR を定量的に測定していると，脳梗塞はないものの CBF は低下，CVR は正常範囲である症例が相当数存在することに気がつく．これは「定量的に」測定することで初めて検出可能である．われわれはこれを Type 4 と定義した[61,62]．当初，その病態は不明であったが，STA-MCA anastomosis を実施しても CBF の改善は一過性で最終的に

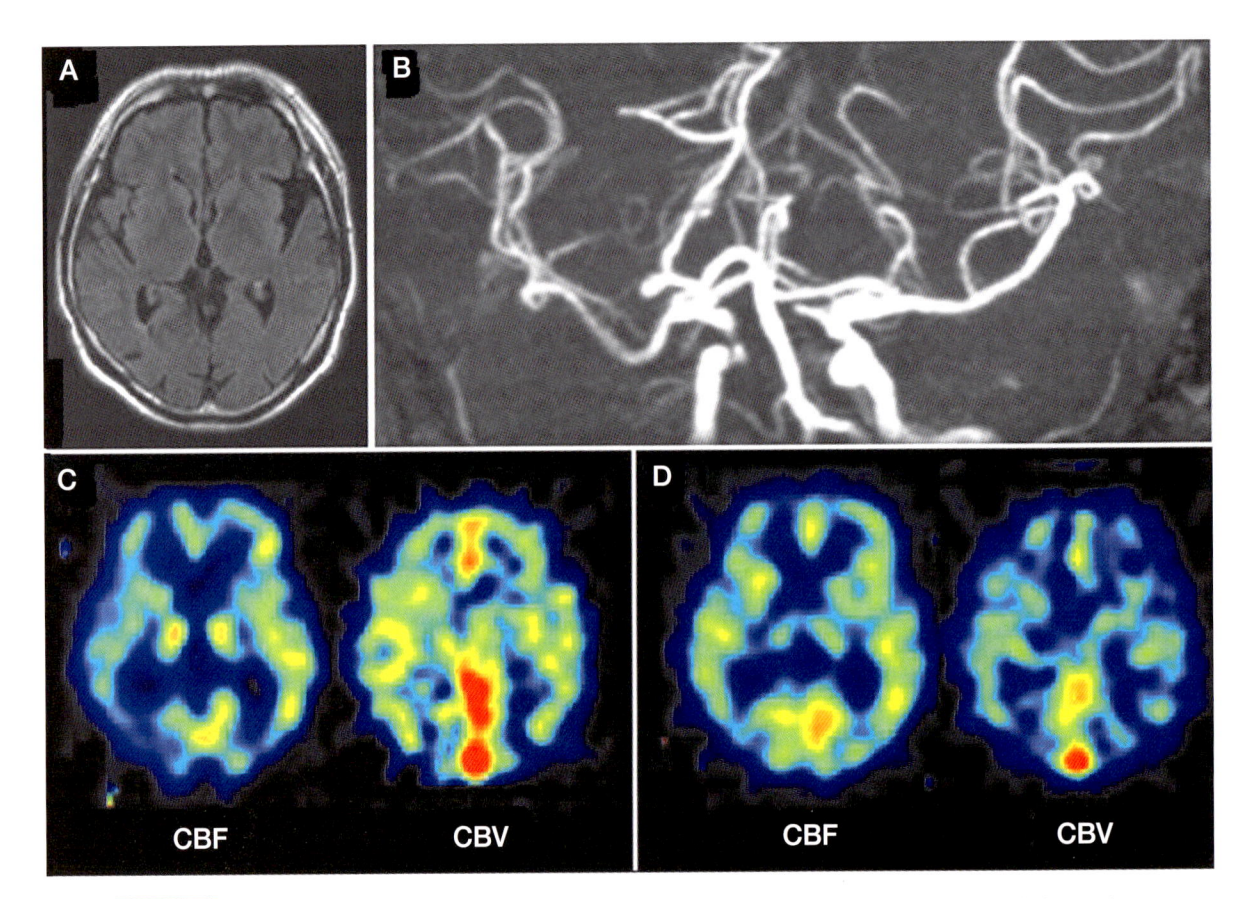

図1-43 右頭蓋内内頚動脈狭窄症のMRI（A），MRA（B），発症3日後の^{15}O-gas PET（C），発症2カ月後の^{15}O-gas PET（D）

は術前の状態に復すること[65]，内科治療を実施しても脳梗塞の再発がきわめて少ないこと[72]から，Type 4の所見を呈する領域では，代謝要求（metabolic demand）が低下しているために2次的にCBFが低下していると想定した．最近，PETを用いてType 4症例における脳循環代謝パラメータを測定する機会があった．その結果，CBFが低下した領域ではCMRO$_2$がCBFと同程度に低下していること，CBV，OEFは正常範囲内でmisery perfusion，あるいは，stage IIの状態は存在しないこと，^{11}C-flumazenilのbinding potentialが低下していることが判明した[74]．したがって，SPECTにてType 4を呈する領域では，すでに神経細胞密度が減少し酸素代謝が低下して"matched hypo-metabolism"の状態になっていることが判明した．

このような状況が生じる背景としては，2通りのメカニズムが考えられる．第1に，中等度の慢性的な虚血により梗塞（pan-necrosis）には至らないものの選択的な神経細胞障害（selective neuronal necrosis）が生じて不完全梗塞（incomplete infarction）となっている場合，その程度に応じて神経細胞密度の減少，代謝要求の減少が生じ，最終的にはCBFの低下に見合った状態に落ち着く，つまりmatched hypo-metabolismの状態になると思われる（図1-44上）[20,75]．この現象は，動物実験においても認められている．すなわち，Miesら（1983）は，CBFネコ中大

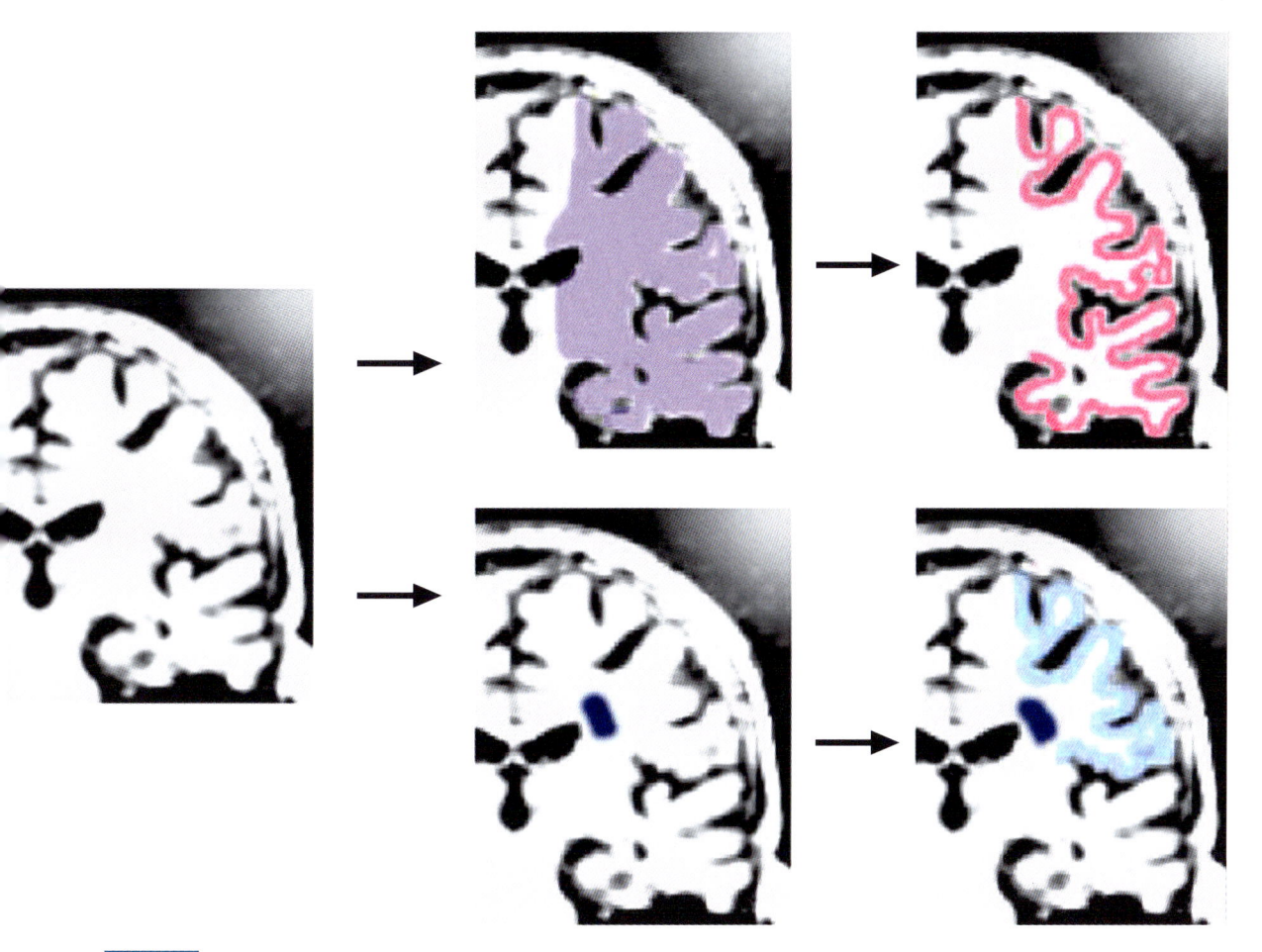

図 1-44 SPECT における Type 4 虚血が生じうる病態の概念図

　脳動脈閉塞モデルを用いて，脳梗塞の周囲では梗塞巣に近いほど神経細胞密度が減少していることと，神経細胞密度に比例してCBFが減少していることを報告している[86]．
　もうひとつのメカニズムとしては，大脳皮質の構造は維持されているものの，深部白質や近接する大脳皮質に梗塞が生じたため，神経細胞への求心性・遠心性インパルスが減少し代謝要求も減少する場合もあると考えられる[83]．この現象は，neuronal disconnection [96,97]，あるいは，ipsilateral hemispheric diaschisis [108] といわれている（図1-44下）．また，この現象は脳主幹動脈が狭窄～閉塞していなくとも深部白質にラクナ梗塞が形成されても生じることが古くから知られている[131]．しかし，こういった場合，神経細胞の選択的障害がないにもかかわらず，なぜ^{11}C-flumazenil の binding potential が低下するのかは不明である．

　Type 4 を呈した内頚動脈閉塞の2症例を呈示する．

【症例9】
　64歳男性．左同名半盲で発症した．脳MRIでは右側頭葉から頭頂葉にかけての脳梗塞を認め（図1-45），脳MRA，DSAにて右内頸動脈閉塞症と診断された．発症1カ月後に実施した脳 ^{123}I-IMP SPECT では，脳MRI上は正常である右前頭葉において CBF が低下していたが，CVR は正常範囲で Type 4 と判定した．同部位は脳 ^{15}O-gas PET では CBF 低下，$CMRO_2$ 低下，CBV 正常，OEF 正常の所見が得られ，^{11}C-flumazenil PET では binding potential の低下が認められた．内科的治療を開始して6年近くが経過しているが，脳梗塞の再発なく経過している．本症例では前頭葉深部にも脳梗塞がなく，incomplete infarction がこれらの所見に寄与していると考えられた（図1-44上）．

【症例10】
　72歳女性．右不全片麻痺，構語障害で発症した．脳MRIでは左大脳深部白質に梗塞巣を認め（図1-46），脳MRA，DSAにて左内頸動脈狭窄症と診断された．発症6週後に実施した脳 ^{123}I-IMP SPECT では左中大脳動脈領域における CBF の低下はあるものの CVR は正常範囲で，Type 4 と判定した（B）．脳 PET では同領域は CBF 低下，$CMRO_2$ 低下，CBV 正常，OEF 正常との結果が得られた（C）．内科的治療を実施して5年近くになるが，脳梗塞の再発はこれまでのところない．本症例では，深部白質の梗塞が大脳皮質における代謝要求の減少に寄与しているのかもしれない（図1-44下）．

　以上から，Type 1 から Type 4 までの各病型における脳循環代謝の病態は図1-47のようになると考えている．この図では，Type 4 症例における CPP を便宜上，Type 3 症例よりもやや高いものとしているが，上述のように Type 4 の病型が2通り考えられることからこのように断定するのは困難である．

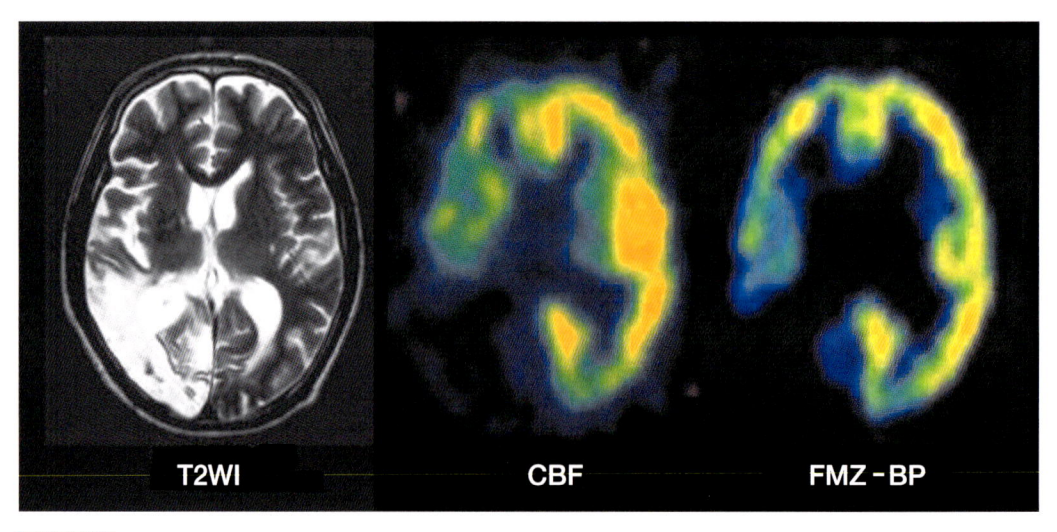

図1-45 右内頸動脈閉塞症の脳 MRI および ^{15}O-gas PET，^{11}C-flumazenil（FMZ）PET

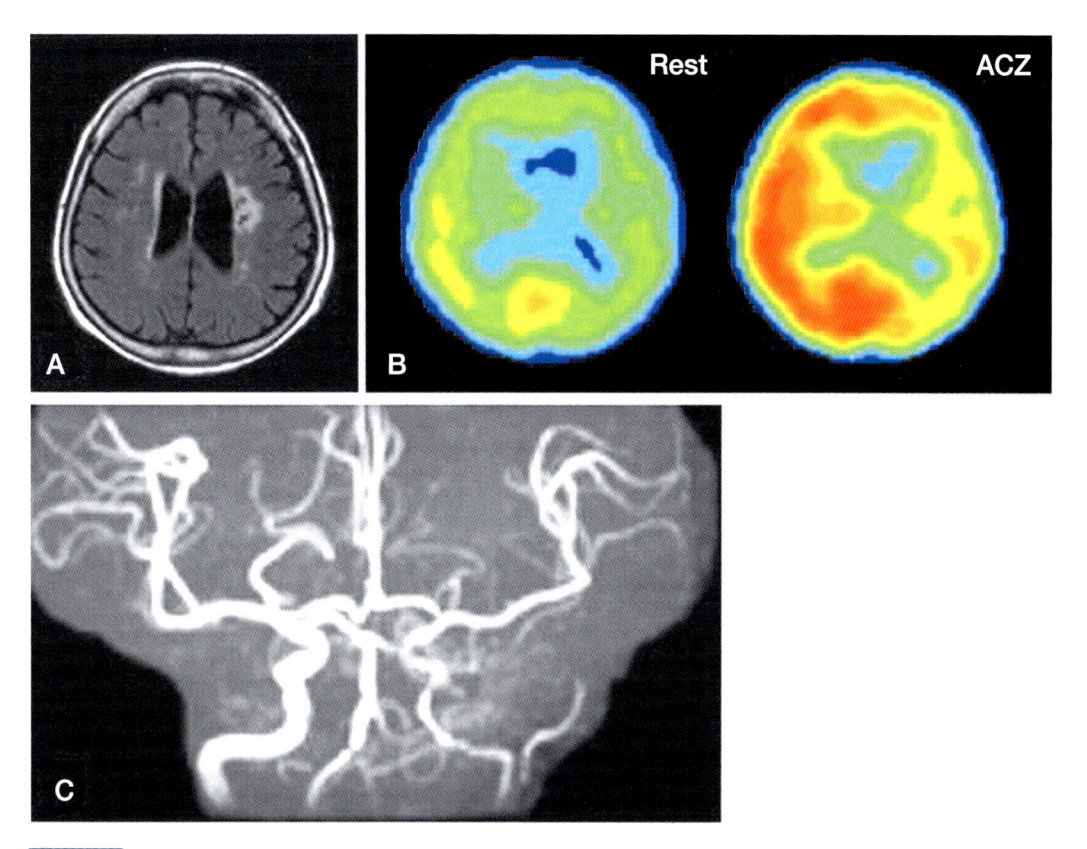

図1-46 左内頸動脈狭窄症の脳MRI（A）および ^{123}I-IMP SPECT（B），MRA（C）
ACZ : acetazolamide

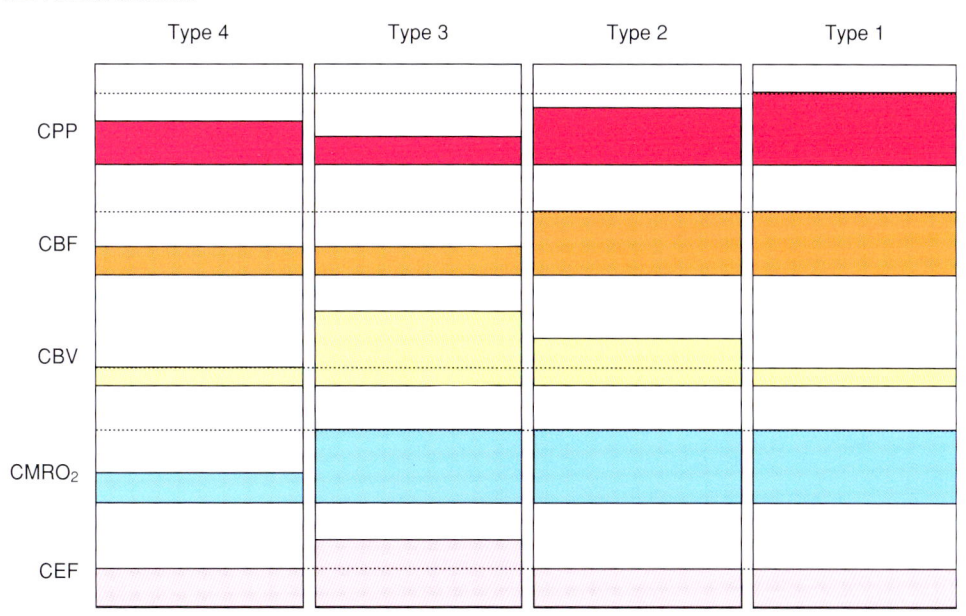

図1-47 SPECTにおける4病型の病態の概念図
CPP : cerebral perfusion pressure, CBF : cerebral blood flow, CBV : cerebral blood volume, CMRO$_2$: cerebral metabolic rate for oxygen, OEF : oxygen extraction fraction

3．脳血行再建と脳循環・代謝

4. 脳血管反応性とOEFに関する最近の知見

　上述したように，近年の統計学的手法により，SPECTで測定される脳血管反応性（CVR）とPETで測定されるOEFが，ともに内頚動脈閉塞症などにおける脳梗塞再発の有意な危険因子となりうることが判明してきた．「B-1. 脳灌流圧低下により生じる病態」の項で述べたように，理論的には，CPPが50 mmHg前後のcritical levelを下回った場合に，CBF，CVRが低下し始めOEFは上昇し始めるので，これらのパラメータはお互いによく相関することが予想される．実際，Kannoら（1988）は頚動脈閉塞性疾患15例のCO_2反応性とOEFを測定し，負の相関を示すこと，血管性代償が最大限に生じてCO_2反応性が消失する時点でOEFは0.53に上昇すると報告した[53]．また，Heroldら（1988）は，同様に21例のCO_2反応性とPETパラメータを測定し，CO_2反応性とCBF/CBV比とが有意に相関し，OEFが上昇している4例ではいずれもCO_2反応性が1.5%/mmHg以下であったと報告した[35]．さらに，Hiranoら（1994），Nariaiら（1995）はacetazolamide反応性とOEFとを測定した結果，acetazolamide反応性はOEFと有意に相関したと報告している[36, 95]．Imaizumiら（2002）もSPECTで定量的に算出されたCVRは，PETでのOEFやCBVと有意に相関すると報告している[41]．

　しかし，最近のわれわれの検討では，CBF，CVR両者が低下したType 3症例においても，OEFが上昇している群とOEFが上昇していない群の2つのサブグループが存在することが判明した．OEFが上昇している例では$CMRO_2$が比較的保持されており，misery perfusionあるいはstage IIの所見を呈しているが，OEFが正常範囲内の症例では$CMRO_2$が低下しており，前述のmatched hypometabolismと同様の所見を呈していた[73]．すなわち，決して全ての症例で「Type 3イコールstage II（misery perfusion）」が成り立つわけではないことが明らかとなった（図1-48）．したがって，図1-47にSPECTの各病型における病態の「想像図」を示したが，Type 3とType 4との間はそのように直線的に分類できるものではなく，SPECT上はType 3であるがPETではmatched hypometabolismを呈している症例が少なからず存在していることが明らかとなった．われわれのグループ内では，この病態を半分冗談交じりに「Type 3.5」と呼称している（図1-49）．しかも，SPECTのCBF，CVR所見のみからOEFを推定することは必ずしも容易ではなく，脳SPECTによりOEFが上昇した症例をいかに抽出するかが，今後の課題であると考えている．ごく最近になって，同様の報告がいくつかなされている[98, 147, 148]．たとえば，Nemotoら（2004）はCVRとOEFは負の相関を有するものの，CVRが低下した領域の37.5%でOEFが正常範囲内であったと報告している[98]．

　さらに最近，Okazawaら（2003）は，^{15}O PETにおいて，より正確なCPPを評価する指標としてCBF値とともにarterial-to-capillary blood volume（V_0）値の使用を提唱している[106]．

　また，Derdeynら（2002）は，一側内頚動脈閉塞を有する81例の^{15}O PET所見を検討した結果，OEFの上昇が確認された45例のうち同時にCBVも増加していた例は19例であり，全体で脳梗塞を再発した例のうち大部分がOEF，CBVがともに上昇した例であったという．しかし，OEFが上昇しているものの，CBVが正常範囲であった例では脳梗塞の再発は少なかったと報告

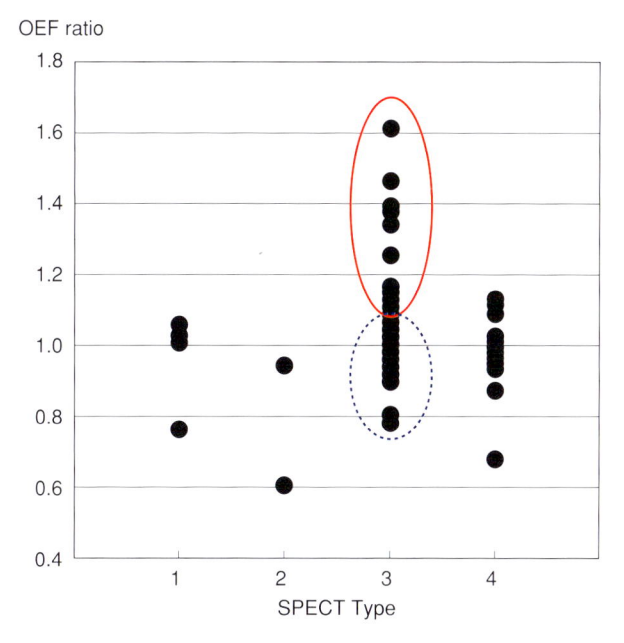

図1-48 SPECTにおける各病型におけるOEFの患側/健側比
　Type 3虚血を有する症例はOEFが上昇している群（赤丸）とOEFが上昇していない群（青丸）とに2分される．

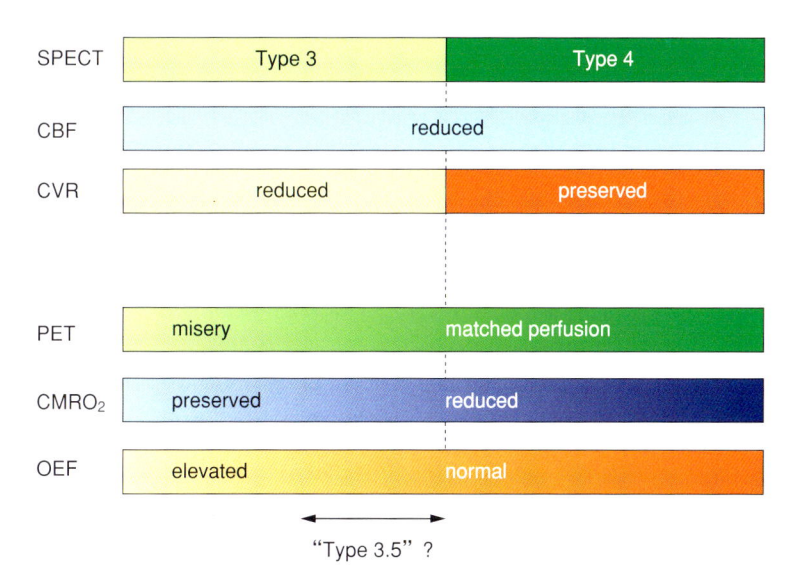

図1-49 Type 3虚血における不均一性を説明するための概念図
　Type 3虚血を有する症例の約半数ではOEFは正常範囲内であり，matched hypometabolismの状態を呈している．

している[16]．

　前述したように，全ての「分類」というものは人間が便宜上作成したものであり，PETやSPECTの所見はいつも教科書どおり典型的な症例ばかりではない．あえて極論すれば，それぞれの病型間の移行型ともいえる症例の方が多いといってもいい．彼らの報告はOEFのみをgold standardとせず，ほかのパラメータも組み合わせたより細かな病態解析が今後は重要になってくることをわれわれに示唆していると思われる．

5. そのほかの脳循環代謝測定法

a）電気生理学的検査と血行力学的脳虚血

　最近は実際に実施しているとの報告はあまり聞かれないが，SPECTやPETといった脳循環代謝測定法が広く普及する前には，電気生理学的検査によって血行力学的脳虚血を検出しようとする試みが行われていた．前述したように，動物実験では古くから虚血脳の機能回復の評価を目的として体性感覚誘発電位（somatosensory evoked potential; SEP）や脳波（electroencephalography; EEG）が用いられてきたが，実際には臨床応用が開始されたのは1970年代後半である．すなわち，Itoら（1976）はSTA-MCA anastomosisが機能回復に有用か否かを事前に評価する目的で薬物による昇圧試験中のSEPの変化を検討した[47]．彼らは，一連の研究の中で本検査法をdrug-induced EEG and evoked potential（DEE）testと命名している[48,130]．

　その後，上山ら（1989）は本法を応用して，STA-MCA anastomosisの適応を決定するために薬物による降圧負荷におけるSEP（N_{20} amplitude）の変化に着目した（drug-induced hypotension SEP test）．彼らは頭蓋内外の脳主幹動脈閉塞を有する症例を対象として，安静時にSEPの測定を行ったのち，アルフォナードを点滴静注して体血圧を安静時よりも約30％低下させた．その際，SEPの患側N_{20} amplitudeが明らかに低下した症例をDEE test陽性と判定してSTA-MCA anastomosisを実施した．北海道大学医学部附属病院（当時）と関連施設では，このtrialが1980年代後半に実施された[51]．

> 【症例11】
> 　55歳男性．左中大脳動脈閉塞症によるTIAのため入院した（図1-50）．SEPの測定と同時に体血圧を30％低下させたところ，左N_{20} amplitudeの低下が認められた（A）．^{133}xenon SPECTでは，左中大脳動脈領域のCBFが軽度低下しCVRが低下していることが判明した（B）．左STA-MCA anastomosisののちの負荷試験では，体血圧の30％低下によるN_{20} amplitudeの低下は認められず（C），^{133}xenon SPECTの所見も改善した（D）．

　これらの手法は，昇圧試験であれ降圧試験であれ，CPPの高度低下により代償性血管拡張がほぼ最大限に生じているためにCBFが体血圧に依存して変化すること，CBFには神経機能を左右する閾値があること[10]を利用している．したがって，これらの検査法は，各症例において自動調節能（autoregulation）が障害されていないかどうかを検出しているといえる．

　実際に血圧変動時にCBFが変化しているかどうかを系統的に検討した報告はないと思われる

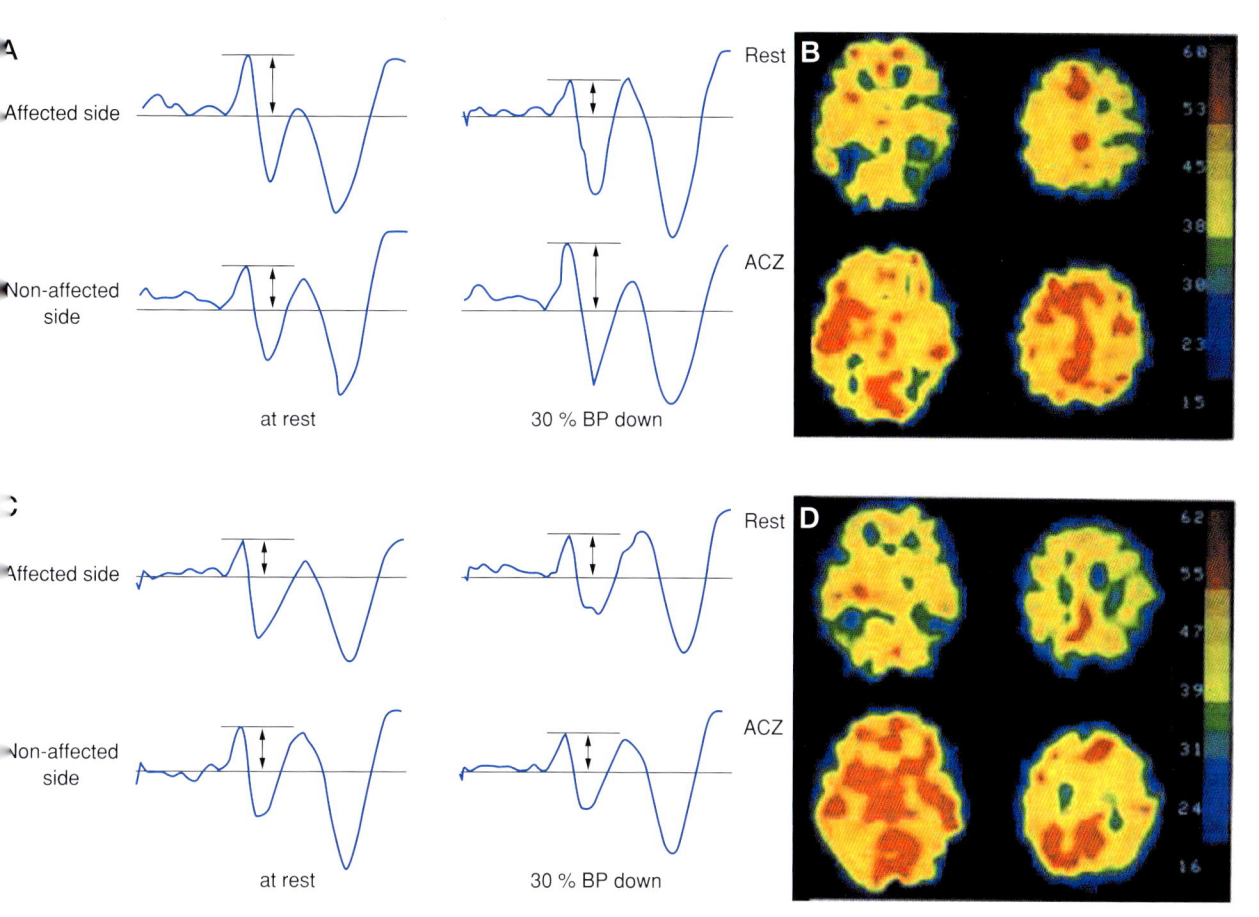

図1-50 左中大脳動脈閉塞症の術前後の drug-induced hypotension SEP test（A, C）と ^{133}xenon SPECT（B, D）
ACZ : acetazolamide

が，過去に，われわれは数例において降圧試験前後に同時にCBFを測定した経験があるので過去の報告から引用して紹介する[51]．

> 【症例12】
> 　12歳女性．左内頚動脈欠損症，TIAの診断にて入院となった．血圧下降試験中にSEPと133xenon SPECTを同時に実施した．収縮期血圧が低下するにしたがって，神経症状は出現しなかったものの，患側 N_{20} amplitude が低下しSPECTにおいても患側頭頂葉を中心にCBFの低下が確認された（図1-51）．その後，この症例では左STA-MCA anastomosis が実施された．

上述した acetazolamide test は脳血管拡張能を観察しており，主として autoregulation の障害を観察しているこれら電気生理学的検査とは必ずしも同一の病態を観察しているとはいえない．しかしながら，acetazolamide test と drug-induced hypotension SEP test との結果を比べると，

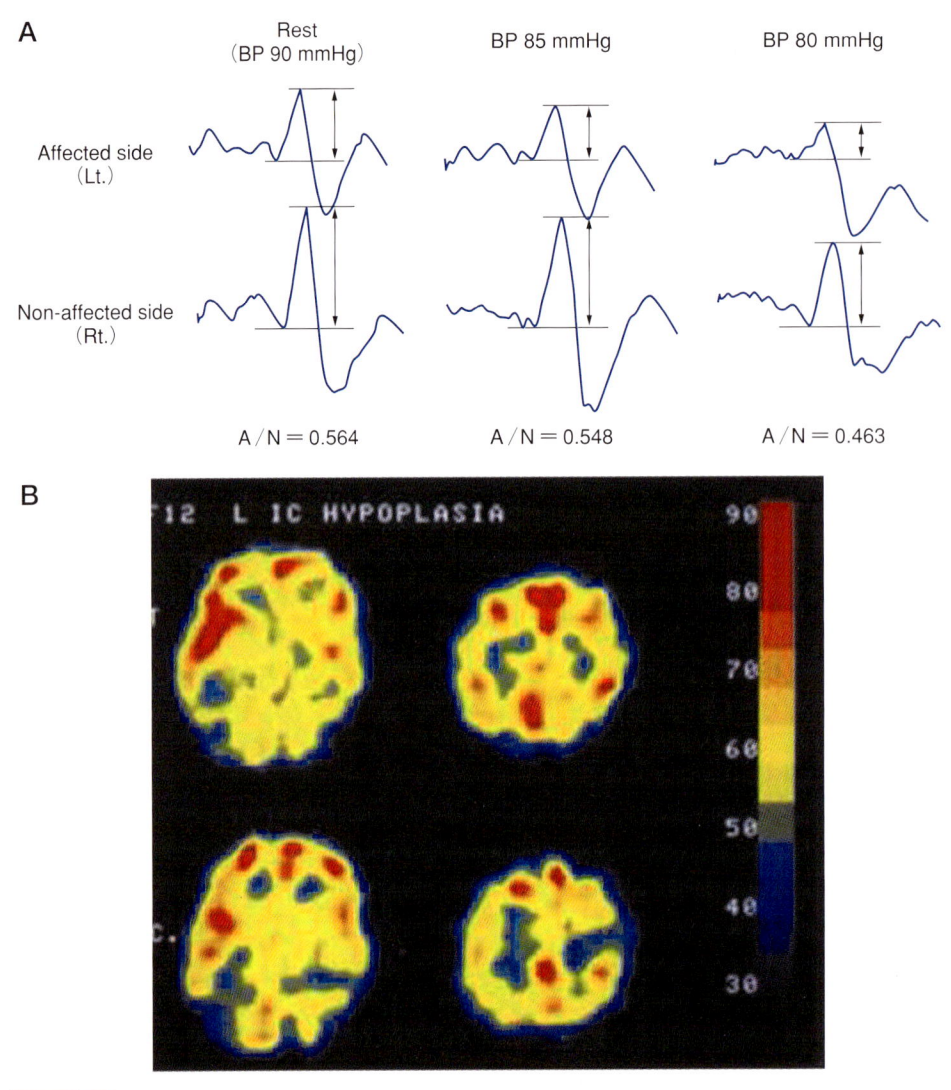

図1-51 左内頚動脈欠損症の血圧下降試験中のSEP（A）と^{133}xenon SPECT（B）
（上山，他．1989[51]から改変して引用）

両者の結果は比較的よく相関するのも事実である[63,64]．しかし，最近ではSPECTやPETによる脳循環代謝測定法が普及したため，人為的血圧下降に伴う脳虚血発作発生の危険がある本検査が実施されることは少なくなっていると考えられる．

b）Head-up tilt testによる自動調節能の評価

　脳灌流圧（CPP）の低下に伴う自動調節能（autoregulation）の障害を直接検出しようという新たな方法論として，CPPの変化に伴う脳循環代謝の変化を測定する試みも実施されつつある．

　われわれは，頚動脈系閉塞性疾患を有する症例において，近赤外線スペクトロスコピー（near infrared spectroscopy; NIRS）のプローブを前頭部に固定して脳表血管内のヘモグロビン

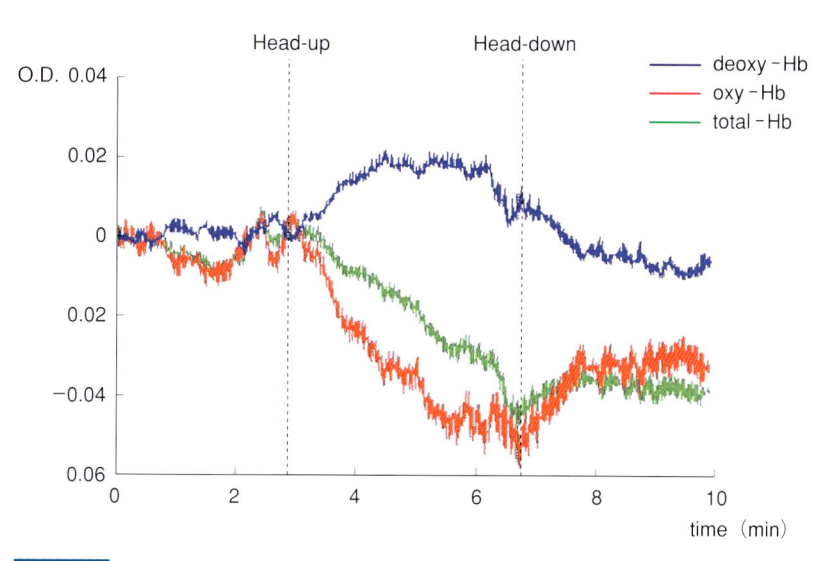

図1-52 右内頚動脈閉塞症のため Type 3 虚血を有する症例
Head-up tilt test 中に右前頭部で記録した脳酸素化状態（cerebral oxygenation state）の変化

の酸素化状態を経時的に観察しながら head-up tilt test を実施した（unpublished data）．その結果，PET にて OEF が上昇したり，SPECT にて Type 3 と判定された症例では，頭部の急激な挙上により閉塞側前頭部の［total Hb］，［oxy-Hb］の急激かつ持続的な減少が観察された．一部の例では仰臥位に復しても，これらの所見が直ちに回復しなかった．頭部挙上に伴う血圧の変化はなく，反対側前頭部ではこれらの変化は軽度で一過性であった（図1-52）．したがって，これらの変化は急激な頭部挙上による CPP 低下が autoregulation により代償されないために，CBF が低下し脳血管床が減少するために生じるものと考えている．

この手法はあくまでも定性的で前頭部の脳循環動態を検査するのみであるため，補助的あるいはスクリーニング検査の域を脱しないが，現状では PET や SPECT では予測するのみである autoregulation の障害を直接観察できるため，脳虚血の病態を検討する上では侵襲も少なく有用な方法であると考えている．また，TCD による同様の試みも，最近，報告されており，今後，この種の検査法が改良されつつ普及する可能性も否定できない[87]．

6．脳血行再建術における周術期モニタリング

脳循環代謝測定法は，脳血行再建術の手術適応を決定したり，脳虚血の病態を把握するにあたって有用のみならず，より安全な治療を実施する上でも実に多くの貢献をしてくれる．著者はそれぞれの測定法の注意点や意義を知った上で利用する価値はきわめて大きいと考えている．前著にも記述してあるので，詳細はご参照いただきたい[71]．それらの一例を以下に簡単に列挙する．

a）内頚動脈バルーン閉塞試験（carotid balloon occlusion test）

　内頚動脈巨大動脈瘤の治療に際して，脳血行再建術が必要かどうかを判定する上で重要である．神経症状の変化のみならず，stump pressure の測定に加えて，SPECT による CBF 測定，NIRS によるリアルタイム・モニタリング[68]などが有用である．上述したように，NIRS は空間解像度に劣るものの時間解像度（1～2/sec）が良好であるため，その有用性は大きい[59, 68, 70]．

b）頚動脈内膜剥離術（carotid endarterectomy: CEA）

　手術中に内シャントチューブを使用するかどうかという議論は別として，頚動脈遮断中の脳循環代謝をリアルタイムに測定することは周術期合併症を減少させるために重要である．以前から EEG や SEP などの電気生理学的モニタリングの有用性は確立されているが[124, 133]，最近では TCD や NIRS による脳循環代謝パラメータのリアルタイム・モニタリングが多用されつつある．特に NIRS は測定のためのセットアップが簡便であり，神経機能に障害をきたす閾値をある程度推測可能であるなど，多くの利点を有している[59, 67, 70]．

　近年，CEA のもう一つの合併症として，術後の過灌流（hyperperfusion）およびその症候化（hyperperfusion syndrome）が注目されている．術前の SPECT では Type 3 の症例に出現しやすいことは以前から指摘されてきたが[66, 155]，最近，周術期のモニタリングの有用性が Ogasawara らの研究により明らかにされているので，ご参照いただきたい[104, 105]．今後，術中の TCD/NIRS モニタリング，術直後の SPECT 測定など，厳重な周術期管理が必須になると考えられる．また，この現象は CEA に限らず，最近，実施されつつある頚動脈ステント留置術（carotid stenting: CAS）でも十分起こりうるものなので，注意が必要である[54]．

　また，電磁血流計や transonic flowmeter による術前後の内頚動脈血流量を直接測定する手法も，手術の確実性を確認したり hyperperfusion 出現の予測する上で有用である[94]．

c）STA-MCA anastomosis

　CEA のみならず STA-MCA anastomosis においても hyperperfusion は生じうる．CBF および CVR の低下という近年の症例選択基準をみても，この合併症が生じやすいことは明らかである[66, 155]．術中に STA-MCA bypass の血流量を測定したり，術直後に SPECT を実施するなどのきめ細かな周術期モニタリングが本術式においても必要である[94]．

謝　辞

　本稿を終えるにあたって，これまで小生が行ってきた脳循環代謝にかかわる仕事に長期間，多大なご指導ご協力をいただいた皆様に感謝申し上げます．皆様全員のお名前を列挙するのは不可能ですが，中でも北海道大学・阿部　弘名誉教授，北海道大学脳神経外科・岩崎喜信教授，北海道大学核医学科・玉木長良教授，本書の編者でもある札幌医科大学脳神経外科・宝金清博教授に深謝申し上げます．さらに，この世界に引きずり込んで労を惜しまずご指導下さった旭川赤十字病院脳神経外科・上山博康部長，2年半の間，夢のような脳循環代謝の研究生活を与えて下さった Sweden Lund 大学・Bo K. Siesjö 名誉教授に格段の謝意を表します．

文　献

1) Ausman JI, Diaz FG. Critique of the extracranial-intracranial bypass surgery. Surg Neurol. 1986 ; 26 : 218-21.
2) Astrup J, Symon L, Branston NM, et al. Cortical evoked potential and extracellular K^+ and H^+ at critical levels of brain ischemia. Stroke. 1977 ; 8 : 51-7.
3) Astrup J, Siesjo BK, Symon L. Thresholds in cerebral ischemia — The ischemic penumbra. Stroke. 1981 ; 12 : 723-5.
4) Astrup J. Energy-requiring cell functions in the ischemic brain. Their critical supply and possible inhibition in protective therapy. J Neurosurg. 1982 ; 56 : 482-97.
5) Barnett HJM, Fox A, Hachinski V, et al. Further conclusions from the extracranial-intracranial bypass trial. Surg Neurol. 1986 ; 26 : 227-35.
6) Baron JC, Bousser MG, Rey A, et al. Reversal of focal "misery-perfusion syndrome" by extra-intracranial arterial bypass in hemodynamic cerebral ischemia. A case study with ^{15}O positron emission tomography. Stroke. 1981 ; 12 : 454-9.
7) Batjer HH, Devous MD, Purdy PD, et al. Improvement in regional cerebral blood flow and cerebral vasoreactivity after extracranial-intracranial arterial bypass. Neurosurgery. 1988 ; 22 : 913-9.
8) Bishop CCR, Burnand KG, Brown M, et al. Reduced response of cerebral blood flow to hypercapnia: restoration by extracranial-intracranial bypass. Br J Surg. 1987 ; 74 : 802-4.
9) Branston NM, Symon L, Crockard HA, et al. Relationship between the cortical evoked potential and local cortical blood flow following acute middle cerebral artery occlusion in the baboon. Exp Neurol. 1974 ; 45 : 195-208.
10) Branston NM, Strong AJ, et al. Extracellular potassium activity, evoked potential and tissue blood flow. Relationship during progressive ischaemia in baboon cerebral cortex. J Neurol Sci. 1977 ; 32 : 305-21.
11) Brian JE Jr. Carbon dioxide and the cerebral circulation. Anesthesiology. 1998 ; 88 : 1365-6.
12) Brown MM, Wade JPH, Bishop CCR, et al. Reactivity of the cerebral circulation in patients with carotid occlusion. J Neurol Neurosurg Psychiatr. 1986 ; 49 : 899-904.
13) Buchanan JE, Phillis JW. The role of nitric oxide in the regulation of cerebral blood flow. Brain Res. 1993 ; 610 : 248-55.
14) Cao B, Hasegawa Y, Yokota C, et al. Spontaneous improvement in reduced vasodilatory capacity in major cerebral arterial occlusive disease. Neuroradiology. 2000 ; 42 : 19-25.
15) Clifton GL, Haden HT, Taylor JR, et al. Cerebrovascular CO_2 reactivity after carotid artery occlusion. J Neurosurg. 1988 ; 69 : 24-8.
16) Derdeyn CP, Videen TO, Yundt KD, et al. Variability of cerebral blood volume and oxygen extraction: stages of cerebral haemodynamic impairment revisited. Brain. 2002 ; 125 : 595-607.
17) The EC/IC Bypass Study Group. Failure of extracranial-intracranial arterial bypass to reduce the risk of ischemic stroke. Results of an international randomized trial. N Engl J Med. 1985 ; 313 : 1191-200.
18) Ehrenreich DL, Burns RA, Alman RW, et al. Influence of acetazolamide on cerebral blood flow. Arch Neurol. 1961 ; 5 : 227-32.
19) Fog M. Cerebral circulation. The reaction of the pial arteries to a fall in blood pressure. Arch Neurol Psychiatry. 1937 ; 37 : 351-64.
20) Garcia JH, Lassen NA, Weiller C, et al. Ischemic stroke and incomplete infarction. Stroke. 1996 ; 27 : 761-5.
21) Gibbs JM, Wise RJ, Leenders KL, et al. Evaluation of cerebral perfusion reserve in patients with carotid-artery occlusion. Lancet. 1984 ; 1 (8372) : 310-4.

22) Gibbs JM, Wise RJS, Thomas DJ, et al. Cerebral haemodynamic changes after extracranial-intracranial bypass surgery. J Neurol Neurosurg Psychiatr. 1987 ; 50 : 140-50.
23) Gotoh F, Meyer JS, Tomita M. Carbonic anhydrase inhibition and cerebral venous blood gas and ion in man. Arch Intern Med. 1966 ; 117 : 39-46.
24) Gray WJ, Rosner MJ. Pressure-volume index as a function of cerebral perfusion pressure. Part 2 : The effects of low cerebral perfusion pressure and autoregulation. J Neurosurg. 1987 ; 67 : 377-80.
25) Grubb RL Jr, Derdeyn CP, Fritsch SM, et al. Importance of hemodynamic factors in the prognosis of symptomatic carotid occlusion. JAMA. 1998 ; 280 : 1055-60.
26) Halsey JH, Morawetz RB, Blauenstein UW. The hemodynamic effect of STA-MCA bypass. Stroke. 1982 ; 13 : 163-7.
27) Harper AM, Glass HI. Effect of alterations in the arterial carbon dioxide tension on the blood flow through the cerebral cortex at normal and low arterial blood pressures. J Neurol Neurosurg Psychiatr. 1965 ; 28 : 449-52.
28) Harper AM. Autoregulation of cerebral blood flow: influence of the arterial blood pressure on the blood flow through the cerebral cortex. J Neurol Neurosurg Psychiatry. 1966 ; 29 : 398-403.
29) Hasegawa Y, Yamaguchi T, Tsuchiya T, et al. Sequential change of hemodynamic reserve in patients with major cerebral artery occlusion or severe stenosis. Neuroradiology. 1992 ; 34 : 15-21.
30) Hatazawa J, Iida H, Shimosegawa E, et al. Regional cerebral blood flow measurement with iodine-123-IMP autoradiography: normal values, reproducibility and sensitivity to hypoperfusion. J Nucl Med. 1997 ; 38 : 1102-8.
31) Hauge A, Nicolaysen G, Thoresen M. Acute effect of acetazolamide on cerebral blood flow in man. Acta Physiol Scand. 1983 ; 117 : 233-9.
32) Heiss WD, Hayakawa T, Waltz AG. Cortical neuronal function during ischemia. Effects of occlusion of one middle cerebral artery on single-unit activity in cats. Arch Neurol. 1976 ; 33 : 813-20.
33) Heiss WD, Kracht LW, Thiel A, et al. Penumbral probability thresholds of cortical flumazenil binding and blood flow predicting tissue outcome in patients with cerebral ischaemia. Brain. 2001 ; 124 (Pt 1) : 20-9.
34) Heiss WD, Sobesky J, Smekal U, et al. Probability of cortical infarction predicted by flumazenil binding and diffusion-weighted imaging signal intensity: a comparative positron emission tomography/magnetic resonance imaging study in early ischemic stroke. Stroke. 2004 ; 35 : 1892-8.
35) Herold S, Brown MM, Frackowiak RS, et al. Assessment of cerebral haemodynamic reserve: correlation between PET parameters and CO_2 reactivity measured by the intravenous 133 xenon injection technique. J Neurol Neurosurg Psychiatry. 1988 ; 51 : 1045-50.
36) Hirano T, Minematsu K, Hasegawa Y, et al. Acetazolamide reactivity on ^{123}I-IMP single photon emission computed tomography in patients with major cerebral artery occlusive disease: correlation with positron emission tomography parameters. J Cereb Blood Flow Metab. 1994 ; 14 : 763-70.
37) Hossmann K-A. Viability thresholds and the penumbra of focal ischemia. Ann Neurol. 1994 ; 36 : 557-65.
38) Hyder F, Shulman RG, Rothman DL. A model for the regulation of cerebral oxygen delivery. J Appl Physiol. 1998 ; 85 : 554-64.
39) Ibaraki M, Shimosegawa E, Miura S, et al. PET measurements of CBF, OEF, and $CMRO_2$ without arterial sampling in hyperacute ischemic stroke: method and error analysis. Ann Nucl Med. 2004 ; 18 : 35-44.
40) Iida H, Akutsu T, Endo K, et al. A multicenter validation of regional cerebral blood flow quanti-

tation using ［123I］ iodoamphetamine and single photon emission computed tomography. J Cereb Blood Flow Metab. 1996 ; 16 : 781‒93.

41) Imaizumi M, Kitagawa K, Hashikawa K, et al. Detection of misery perfusion with split-dose 123I-iodoamphetamine single-photon emission computed tomography in patients with carotid occlusive diseases. Stroke. 2002 ; 33 : 2217‒23.

42) Inoue Y, Momose T, Machida K, et al. Quantitation of cerebral blood volume by ^{99m}Tc-DTPA-HSA SPECT. Radiat Med. 1992 ; 10 : 184‒8.

43) Iseda T, Nakano S, Yano T, et al. Time-threshold curve determined by single photon emission CT in patients with acute middle cerebral artery occlusion. AJNR Am J Neuroradiol. 2002 ; 23 : 572‒6.

44) Ishikawa T, Yasui N, Suzuki A, et al. STA-MCA bypass surgery for internal carotid artery occlusion. Comparative follow-up study. Neurol Med Chir（Tokyo）. 1992 ; 32 : 5‒9.

45) Ishikawa T, Houkin K, Abe H, et al. Cerebral hemodynamics and long term prognosis after extracranial-intracranial bypass surgery. J Neurol Neurosurg Psychiatr. 1995 ; 59 : 625‒8.

46) Ito U, Spatz M, Walker JT Jr, et al. Experimental cerebral ischemia in mongolian gerbils. I. Light microscopic observations. Acta Neuropathol（Berl）. 1975 ; 32 : 209‒23.

47) Ito Z, Hen R, Nakajima K, et al. Evaluation of functional reversibility of ischemic brain to select appropriate patients with completed stroke for STA-MCA bypass surgery. Neurol Med Chir（Tokyo）. 1976 ; 16 : 121‒9.

48) Ito Z, Suzuki A. The emergency STA-MCA bypass evaluated by the induced functional EEG analysis in acute cerebral ischemic stroke. In: Peerless SJ, McCormick CW, editors. Microsurgery for Cerebral Ischemia. New York: Springer ; 1980. p.117‒22.

49) JET Study Group. Japanese EC-IC Bypass Trial（JET Study）―中間解析結果（第二報）―．脳卒中の外科．2002 ; 30 : 434‒7.

50) Jones TH, Morawetz RB, Crowell RM, et al. Thresholds of focal cerebral ischemia in awake monkeys. J Neurosurg. 1981 ; 54 : 773‒82.

51) 上山博康，阿部　弘，野村三起夫．脳虚血と SEP ―その有効性と問題点―．In：中川　翼，編．脳虚血の病態―基礎的並びに臨床的研究―．東京：にゅーろん社；1989. p.85‒94.

52) Kanno I, Lassen NA. Two methods for calculating regional cerebral blood flow from emission computed tomography of inert gas concentrations. J Comput Assist Tomogr. 1979 ; 3 : 71‒6.

53) Kanno I, Uemura K, Higano S, et al. Oxygen extraction fraction at maximally vasodilated tissue in the ischemic brain estimated from the regional CO_2 responsiveness measured by positron emission tomography. J Cereb Blood Flow Metab. 1988 ; 8 : 227‒35.

54) 柏崎大奈，黒田　敏，牛越　聡，他．ステント留置術により血行動態が著明に改善した高度内頚動脈狭窄症の 1 例― hyperperfusion の予防と対策の重要性―．脳外．2003 ; 31 : 1315‒20.

55) Kazumata K, Tanaka N, Ishikawa T, et al. Dissociation of vasoreactivity to acetazolamide and hypercapnia. Comparative study in the patients with chronic occlusive major cerebral artery disease. Stroke. 1996 ; 27 : 2052‒8.

56) Kety SS, Schmidt CF. The effects of altered arterial tensions of carbon dioxide and oxygen on cerebral blood flow and cerebral oxygen consumption of normal young men. J Clin Invest. 1948 ; 27 : 484‒92.

57) Kirino T. Delayed neuronal death in the gerbil hippocampus following ischemia. Brain Res 1982 ; 239 : 57‒69.

58) Kleiser B, Widder B. Course of carotid artery occlusions with impaired cerebro-vascular reactivity. Stroke. 1992 ; 23 : 171‒4.

59) 小林　徹，黒田　敏，宝金清博，他．頸動脈遮断における近赤外線スペクトロスコピー（NIRS）の有用性と問題点― 9 年間の経験から．脳卒中の外科．2001 ; 29 : 345‒50.

60) Kontos HA, Wei EP, Navari RM, Levasseur JE, Rosenblum WI, Patterson JL Jr.. Responses of cerebral arteries and arterioles to acute hypotension and hypertension. Am J Physiol. 1978 ; 234 : H371-H383.
61) 黒田　敏, 瀧川修吾, 上山博康, 他. 慢性期脳虚血症例における脳血流不全の診断 ; ^{133}Xe SPECT および Diamox test による脳血管拡張能の測定. 脳外. 1990 ; 18 : 167-73.
62) 黒田　敏, 瀧川修吾, 上山博康, 他. 慢性期脳虚血症例における脳血流不全の診断 ; ^{99m}Tc-RBC SPECT による CBV 測定. 脳外. 1990 ; 18 : 259-66.
63) 黒田　敏, 米川泰弘, 河野輝昭, 他. Acetazolamide 負荷による SEP の変化と脳循環動態の関連について. 脳神経. 1991 ; 43 : 924-30.
64) Kuroda S, Kamiyama H, Abe H, et al. Drug-induced hypotension SEP test and acetazolamide test using ^{133}Xe SPECT in patients with occlusive carotid disease — Selection of candidates for extracranial-intracranial bypass. Neurol Med Chir（Tokyo). 1991 ; 31 : 7-12.
65) Kuroda S, Kamiyama H, Abe H, et al.Acetazolamide test in detecting reduced cerebral perfusion reserve and predicting long-term prognosis in patients with internal carotid artery occlusion. Neurosurgery. 1993 ; 32 : 912-9.
66) Kuroda S, Kamiyama H, Abe H, et al. Temporary neurological deterioration cauesed by hyperperfusion after extracranial-intracranial bypass — Case report and study of cerebral hemodynamics. Neurol Med Chir（Tokyo). 1994 ; 34 : 15-9.
67) Kuroda S, Houkin K, Abe H, et al. Near-infrared monitoring of cerebral oxygenation state during carotid endarterectomy. Surg Neurol. 1996 ; 45 : 450-8.
68) Kuroda S, Houkin K, Abe H, 他 Cerebral hemodynamic changes during carotid balloon occlusion monitored by near-infrared monitoring. Neurol Med Chir（Tokyo). 1996 ; 36 : 78-86.
69) Kuroda S, Houkin K. Clinical application of NIRS to cerebrovascular disorders. In : Nakada T. editor. Integrated Human Brain Science: Theory, Method, Application（Music), Elsevier. 2000. p.249-66.
70) 黒田　敏, 宝金清博, 小林　徹, 他. 脳神経外科領域における近赤外分光計 HEO-200 の使用経験. 脳外. 2000 ; 28 : 607-14.
71) 黒田　敏, 宝金清博. 脳血行再建術における術中モニタリング. In：上山博康, 宝金清博, 編. 脳血行再建術. 東京：中外医学社 ; 2000. p.173-80.
72) Kuroda S, Houkin K, Kamiyama H, et al. H. Long-term prognosis in medically treated patients with internal carotid artery or middle cerebral artery occlusion. Can acetazolamide test predict it？ Stroke. 2001 ; 32 : 2110-6.
73) Kuroda S, Shiga T, Houkin K, et al. Cerebral oxygen metabolism and neuronal integrity in patients with impaired vasoreactivity attributable to occlusive carotid artery disease. Stroke. 2006 ; 37 : 393-8.
74) Kuroda S, Shiga T, Ishikawa T, et al. Reduced blood flow and preserved vasoreactivity characterize oxygen hypometabolism due to incomplete infarction in occlusive carotid artery diseases. J Nucl Med. 2004 ; 45 : 943-9.
75) Lassen NA, Skyhoj Olsen T, Hojgaard K, et al. Incomplete infarction: A CT-negative irreversible ischemic brain lesion. J Cereb Blood Flow Metab. 1983 ; 3（suppl 1）: 602-3.
76) Laux BE, Raiche ME. The effect of acetazolamide on cerebral blood flow and oxygen utilization in the rhesus monkey. J Clin Invest. 1978 ; 62 : 585-92.
77) Leblanc R, Tyler JL, Mohr G, et al. Hemodynamic and metabolic effects of cerebral revascularization. J Neurosurg. 1987 ; 66 : 529-35.
78) Lou HC, Edvinsson L, MacKenzie ET. The concept of coupling blood flow to brain function: revision required？ Ann Neurol. 1987 ; 22 : 289-97.
79) MacKenzie ET, Farrar JK, Fitch W, et al. Effects of hemorrhagic hypotension on the cerebral

circulation. I. Cerebral blood flow and pial arteriolar caliber. Stroke. 1979 ; 10 : 711-8.
80) Makino K, Kamiyama H, Takamura H, et al. Assessment of outcome by EC/IC bypass with ^{123}I-iomazenil brain SPECT. Ann Nucl Med. 1999 ; 13 : 261-4.
81) Maren TH. Carbonic anhydrase: Chemistry, pharmacology and inhibition. Physiol Rev. 1967 ; 47 : 595-781.
82) Matsuda H, Higashi S, Asli IN, et al. Evaluation of cerebral collateral circulation by technetium-99m HM-PAO brain SPECT during Matas test: report of three cases. J Nucl Med. 1988 ; 29 : 1724-9.
83) Metter EJ, Mazziotta JC, Itabashi HH, et al. Comparison of glucose metabolism, X-ray CT, and postmortem data in a patient with multiple cerebral infarcts. Neurology. 1985 ; 35 : 1695-701.
84) Michenfelder JD, Theye RA. Cerebral protection by thiopental during hypoxia. Anesthesiology. 1973 ; 39 : 510-7.
85) Michenfelder JD. The interdependency of cerebral function and metabolic effects following massive doses of thiopental in dog. Anesthesiology. 1974 ; 41 : 231-6.
86) Mies G, Auer LM, Ebhardt G, et al. Flow and neuronal density in tissue surrounding chronic infarction. Stroke. 1983 ; 14 : 22-7.
87) Minhas PS, Smielewski P, Kirkpatrick PJ, et al. Pressure autoregulation and positron emission tomography-derived cerebral blood flow acetazolamide reactivity in patients with carotid artery stenosis. Neurosurgery. 2004 ; 55 : 63-8.
88) 森　悦朗．無作為化対照試験─外科治療が内科的治療に勝るという証拠を得るための方法論．脳外誌．2000 ; 9 : 409-15.
89) 中川　翼，編著．脳虚血─基礎と臨床．東京：にゅーろん社；1986.
90) 中川　翼．脳虚血とバイパス手術─全国調査よりみた日本の現状─．東京：にゅーろん社；1987.
91) 中川　翼．バイパス手術よ，どこへ行く─過去，現在，未来─．In：中川　翼，編．脳虚血の病態─基礎的並びに臨床的研究─．東京：にゅーろん社；1989. p.3-16.
92) 中川　翼．脳虚血とバイパス手術─全国調査よりみた日本の現状（第2報）─．東京：にゅーろん社；1990.
93) 中川原譲二，武田利兵衛，中村順一．SPECTによる虚血脳の病態診断について．In：中川　翼，編．脳虚血の病態─基礎的並びに臨床的研究─．東京：にゅーろん社；1989. p.39-63.
94) Nakayama N, Kuroda S, Houkin K, et al. Intraoperative measurement of arterial blood flow using a transit time flowmeter: monitoring of hemodynamic changes during cerebrovascular surgery. Acta Neurochir（Wien）. 2001 ; 143 : 17-24.
95) Nariai T, Suzuki R, Hirakawa K, et al. Vascular reserve in chronic cerebral ischemia measured by the acetazolamide challenge test: comparison with positron emission tomography. AJNR. 1995 ; 16 : 563-70.
96) Nedergaard M, Astrup J, Klinken L. Cell density and cortex thickness in the border zone surrounding old infarcts in the human brain. Stroke. 1984 ; 15 : 1033-9.
97) Nedergaard M, Vorstrup S, Astrup J. Cell density in the border zone around old small human brain infarcts. Stroke. 1986 ; 17 : 1129-37.
98) Nemoto EM, Yonas H, Kuwabara H, et al. Identification of hemodynamic compromise by cerebrovascular reserve and oxygen extraction fraction in occlusive vascular disease. J Cereb Blood Flow Metab. 2004 ; 24 : 1081-9.
99) Nishizawa S, Iida H, Tsuchida T, et al. Validation of the dual-table autoradiographic method to quantify two sequential rCBFs in a single SPET session with N-isopropyl-$[^{123}I]$ p-iodoamphetamine. Eur J Nucl Med Mol Imaging. 2003 ; 30 : 943-50.
100) Norrving B, Nilsson B, Risberg J. rCBF in patients with carotid occlusion. Resting and hypercapnic flow related to collateral pattern. Stroke. 1982 ; 13 : 155-62.

101) 小川　彰．脳卒中の外科における EBM：JET study を中心に．脳外誌．2001；10：596-603.
102) Ogasawara K, Ogawa A, Yoshimoto T. Cerebrovascular reactivity to acetazolamide and outcome in patients with symptomatic internal carotid or middle cerebral artery occlusion. a xenon-133 single-photon emission computed tomography study. Stroke. 2002；33：1857-62.
103) Ogasawara K, Ito H, Sasoh M, et al. Quantitative measurement of regional cerebrovascular reactivity to acetazolamide using ^{123}I-N-isopropyl-p-iodoamphetamine autoradiography with SPECT: validation study using $H_2^{15}O$ with PET. J Nucl Med. 2003；44：520-5.
104) Ogasawara K, Konno H, Yukawa H, et al. Transcranial regional cerebral oxygen saturation monitoring during carotid endarterectomy as a predictor of postoperative hyperperfusion. Neurosurgery. 2003；53：309-15.
105) Ogasawara K, Yukawa H, Kobayashi M, et al. Prediction and monitoring of cerebral hyperperfusion after carotid endarterectomy by using single-photon emission computerized tomography scanning. J Neurosurg. 2003；99：504-10.
106) Okazawa H, Yamauchi H, Sugimoto K, et al. Differences in vasodilatory capacity and changes in cerebral blood flow induced by acetazolamide in patients with cerebrovascular disease. J Nucl Med. 2003；44：1371-78.
107) Olesen J. Quantitative evaluation of normal and pathologic cerebral blood flow regulation to perfusion pressure. Changes in man. Arch Neurol. 1973；28：143-9.
108) Orgogozo JM, Larsen B, Skyhoj T, et al. Evidence of cortical disconnection in deep hemispheric strokes as revealed by rCBF. Acta Neurol Scand. 1979；60（suppl 72）：258-9.
109) Paulson OB, Strandgaard S, Edvinsson L. Cerebral autoregulation. Cerebrovasc Brain Metab Rev 1990；2：161-92.
110) Petito CK, Feldmann E, Pulsinelli WA, et al. Delayed hippocampal damage in humans following cardiopulmonary arrest. Neurology（Minneap）. 1984；37：1281-6.
111) Powers WJ, Grubb RL, Raichle ME. Physiological responses to focal cerebral ischemia in humans. Ann Neurol. 1984；16：546-52.
112) Powers WJ, Raichle ME. Positron emission tomography and its application to the study of cerebrovascular disease in man. Stroke. 1985；16：361-76.
113) Powers WJ. Cerebral hemodynamics in ischemic cerebrovascular disease. Ann Neurol. 1991；29：231-40.
114) Pulsinelli WA, Brierley JB, Plum F. Temporal profile of neuronal damage in a model of transient forebrain ischemia. Ann Neurol. 1982；11：491-8.
115) Reivich M. Arterial P_{CO_2} and cerebral hemodynamics. Am J Physiol. 1964；206：25-35.
116) Rogg J, Rutigliano M, Yonas H, et al. The acetazolamide challenge: imaging techniques designed to evaluate cerebral blood flow reserve. AJR Am J Roentgenol. 1998；153：605-12.
117) Samson Y, Baron JC, Bousser MG, et al. Effects of extra-intracranial arterial bypass on cerebral blood flow and oxygen metabolism in humans. Stroke. 1985；16：609-16.
118) Schmiedek P, Piepgras A, Leinsinger G, et al. Einhupl K. Improvement of cerebrovascular reserve capacity by EC-IC arterial bypass surgery in patients with ICA occlusion and hemodynamic cerebral ischemia. J Neurosurg 81. 1994；：236-44.
119) Schroeder T, Vorstrup S, Lassen NA, et al. Noninvasive xenon-133 measurements of cerebral blood flow using stationary detectors compared with dynamic emission tomography. J Cereb Blood Flow Metab. 1986；6：739-46.
120) Schwartz RD, Yu X, Wagner J, et al. Cellular regulation of the benzodiazepine/GABA receptor: arachidonic acid, calcium, and cerebral ischemia. Neuropsychopharmacology. 1992；6：119-25.
121) Sette G, Baron JC, Young AR, et al. In vivo mapping of brain benzodiazepine receptor changes by positron emission tomography after focal ischemia in the anesthetized baboon. Stroke. 1993；

24 : 2046-57.
122) Severinghaus JW, Cotev S. Carbonic acidosis and cerebral vasodilation after Diamox. Scand J Clin Lab Invest Suppl. 1968 ; 102 : I : E.
123) Severinghaus JW, Hamilton FN, Cotev S. Carbonic acid production and the role of carbonic anhydrase in decarboxylation in brain. Biochem J. 1969 ; 114 : 703-5.
124) Sharbrough FW, Messick JM Jr, Sundt TM Jr. Correlation of continuous electro-encephalograms with cerebral blood flow measurements during carotid endarterectomy. Stroke. 1973 ; 4 : 674-83.
125) Siesjö BK. Brain Energy Metabolism. New York: Wiley; 1978.
126) Siesjö BK. Pathophysiology and treatment of focal cerebral ischemia. Part I: Pathophysiology. J Neurosurg. 1992 ; 77 : 169-84.
127) Smith HA, Thompson-Dobkin J, Yonas H, et al. Correlation of xenon-enhanced computed tomography-defined cerebral blood flow reactivity and collateral flow patterns. Stroke. 1994 ; 25 : 1784-7.
128) Smith M-L, Auer RN, Siesjo BK. The density and distribution of ischemic brain injury in the rat following 2-10 min of forebrain ischemia. Acta Neuropathol (Berl). 1984 ; 64 : 319-32.
129) Sullivan HG, Kingsbury TB 4th, Morgan ME, et al. The rCBF response to Diamox in normal subjects and cerebrovascular disease patients. J Neurosurg. 1987 ; 67 : 525-34.
130) Suzuki A, Yoshioka K, Yasui N. Clinical application of EEG topography in cerebral ischemia: detection of functional reversibility and hemodynamics. Brain Topogr. 1990 ; 3 : 167-74.
131) Takano T, Kimura K, Nakamura M, et al. Effect of small deep hemispheric infarction on the ipsilateral cortical blood flow in man. Stroke. 1985 ; 16 : 64-9.
132) 田村 晃. 脳虚血の病態の基礎―特に Ischemic Threshold と Ischemic Penumbra ―. In：中川 翼，編. 脳虚血の病態―基礎的並びに臨床的研究―. 東京：にゅーろん社；1989. p.17-37.
133) Trojaborg W, Boysen G. Relationship between EEG, regional cerebral blood flow and internal carotid artery pressure during carotid endarterectomy. Electroencephalogr Clin Neurophysiol. 1973 ; 34 : 61-9.
134) Uno M, Harada M, Yoneda K, et al. Can diffusion- and perfusion-weighted magnetic resonance imaging evaluate the efficacy of acute thrombolysis in patients with internal carotid artery or middle cerebral artery occlusion? Neurosurgery. 2002 ; 50 : 28-35.
135) Vernieri F, Pasqualetti P, Passarelli F, et al. Outcome of carotid artery occlusion is predicted by cerebrovascular reactivity. Stroke. 1999 ; 30 : 593-8.
136) Vorstrup S, Engell HC, Lindewald H, et al. Hemodynamically significant stenosis of the internal carotid artery treated with endarterectomy. Case report. J Neurosurg. 1984 ; 60 : 1070-5.
137) Vorstrup S, Henriksen O, Lassen NA. Effect of acetazolamide on cerebral blood flow and cerebral metabolic rate for oxygen. J Clin Invest. 1984 ; 74 : 1634-9.
138) Vorstrup S, Lassen NA, Henriksen L, et al. CBF before and after extracranial-intracranial bypass surgery in patients with ischemic cerebrovascular disease studied with ^{133}Xe-inhalation tomography. Stroke. 1985 ; 16 : 616-26.
139) Vorstrup S, Brun B, Lassen NA. Evaluation of the cerebral vasodilatory capacity by the acetazolamide test before EC-IC bypass surgery in patients with occlusion of the internal carotid artery. Stroke. 1986 ; 17 : 1291-8.
140) Vorstrup S, Boysen G, Brun B, et al. Evaluation of the regional cerebral vasodilatory capacity before carotid endarterectomy by the acetazolamide test. Neurol Res. 1987 ; 9 : 10-8.
141) Vorstrup S. Tomographic cerebral blood flow measurements in patients with ischemic cerebrovascular disease and evaluation of the vasodilatory capacity by the acetazolamide test. Acta Neurol Scand (suppl). 1988 ; 77 : 5-48.
142) Vorstrup S, Jensen KE, Thomsen C, et al. Neuronal pH regulation: constant normal intracellular

pH is maintained in brain during low extracellular pH induced by acetazolamide - ^{31}P NMR study. J Cereb Blood Flow Metab. 1989 ; 9 : 417-21.
143) Webster MW, Makaroun MS, Steed DL, et al. Compromised cerebral blood flow reactivity is a predictor of stroke in patients with symptomatic carotid artery occlusive disease. J Vasc Surg. 1995 ; 21 : 338-45.
144) Yamashita T, Hayashi M, Kashiwagi S, et al. Cerebrovascular reserve capacity in ischemia due to occlusion of a major arterial trunk: studies by Xe-CT and the acetazolamide test. Comput Assist Tomogr. 1992 ; 16 : 750-5.
145) Yamauchi H, Fukuyama H, Nagahama Y, et al. Evidence of misery perfusion and risk for recurrent stroke in major cerebral arterial occlusive diseases from PET. J Neurol Neurosurg Psychiatry. 1996 ; 61 : 18-25.
146) Yamauchi H, Fukuyama H, Nagahama Y, et al. Significance of increased oxygen extraction fraction in five-year prognosis of major cerebral arterial occlusive diseases. J Nucl Med. 1999 ; 40 : 1992-8.
147) Yamauchi H, Okazawa H, Kishibe Y, et al. Reduced blood flow response to acetazolamide reflects pre-existing vasodilation and decreased oxygen metabolism in major cerebral arterial occlusive disease. Eur J Nucl Med Mol Imaging. 2002 ; 29 : 1349-56.
148) Yamauchi H, Okazawa H, Kishibe Y, et al. Oxygen extraction fraction and acetazolamide reactivity in symptomatic carotid artery disease. J Neurol Neurosurg Psychiatr. 2004 ; 75 : 33-7.
149) Yasargil MG. Anastomosis between the superficial temporal artery and a branch of the middle cerebral artery. In: Yasargil MG, editor. Microsurgery applied to neurosurgery. Stuttgart: Georg Thieme Verlag; 1969. pp105-15.
150) Yasargil MG, Yonekawa Y. Results of microsurgical extra-intracranial arterial bypass in the treatment of cerebral ischemia. Neurosurgery. 1977 ; 1 : 22-24.
151) Yasui N, Suzuki A, Sayama I, et al. Comparison of the clinical results of STA-MCA anastomosis and the medical treatment in the cerebral low perfusion patients with viable brain tissue. Neurol Res. 1991 ; 13 : 84-8.
152) Yokota C, Hasegawa Y, Minematsu K, et al. Effect of acetazolamide reactivity on long-term outcome in patients with major cerebral artery occlusive diseases. Stroke. 1998 ; 29 : 640-4.
153) Yonas H, Smith HA, Durham SR, et al. Increased stroke risk predicted by compromised cerebral blood flow reactivity. J Neurosurg. 1993 ; 79 : 483-9.
154) Yonas H, Pindzola RR, Meltzer CC, et al. Qualitative versus quantitative assessment of cerebrovascular reserves. Neurosurgery. 1998 ; 42 : 1005-12.
155) Yoshimoto T, Houkin K, Kuroda S, et al. Low cerebral blood flow and perfusion reserve induce hyperperfusion after surgical revascularization: Case reports and analysis of cerebral hemodynamics. Surg Neurol. 1997 ; 48 : 132-9.

〈黒田　敏〉

Chapter 2

脳虚血の画像診断 －基礎と実践－

　脳虚血の診療において画像診断のはたす役割は大きい．近年のCT，MRIなどの性能向上に伴い次々と新しい検査法が出現し，画像診断の重要性はさらに増している．一方で，装置や検査手法の多様化が著しいため，理論の十分な理解，検査の適切な運用，結果の正確な解釈は必ずしも容易ではない．ここでは脳虚血の画像検査の理論と実践についてCTとMRIを中心に概説する．

A 脳虚血画像検査の基礎

1．X線CT

　X線CTはマルチスライスCT（multidetector-row CT：MDCT）の登場によって大きな変革期を迎えた．MDCTは検出器を体軸方向に多列化し2次元化することによって同時多断面撮影を可能とする装置である[1,2]．単なる高速化に留まらず，等方性容積データ（isotropic volume data）を取得できる容積撮影装置という分野を切り開いた意義が大きい（表2-1）．任意の方向の再構成画像や高品位な3次元画像の取得が容易となり，脳神経領域ではCT angiography（CTA）の画質が大幅に向上した（図2-1）．

　一方で，種々の要因によってMDCTの基本画質は従来のCTに比しむしろ劣化する傾向にあ

表2-1　MDCTの特徴

	従来のCT	MDCT
同時取得スライス数	1列	4〜64列
スライス厚	通常5〜10 mm	通常0.5〜10 mm
撮影範囲（1回転）	≦10 mm	≦20〜40 mm
撮影時間（1回転）	≧1秒	≧0.4〜0.5秒
当方性容積データ	困難	容易
S/N比	一般に高い	一般に低い（装置間格差大）
Artifact	partial volume artifact	cone beam artifact

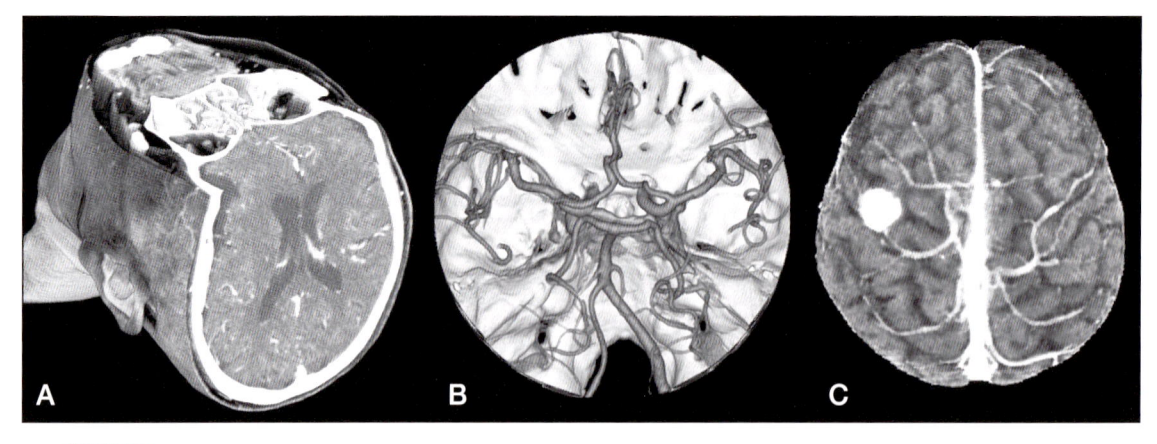

図 2-1 MDCT の神経系の画像（16 列）
A：頭部の容積データ（volume rendering）
B：脳血管 CTA（volume rendering）
C：脳表 CT venography（髄膜腫，volume rendering）

表 2-2　MDCT の画質劣化要因

多列化	→	単位検出器あたりの X 線入射量減少
		セパレータ，あおり角による幾何学的損失
高速化	→	1 回転あたりの X 線入射量減少
		短い残光特性（afterglow）による損失

表 2-3　CT の低コントラスト分解能を決定する因子

・管電圧（kV）
・mAs［管電流（mA）× スキャン時間（sec）］
・スライス厚
・再構成関数（フィルタ化逆投影法の畳込フィルタ）
・検出器性能（X 線阻止率，残光特性，幾何学的特性）
・電気回路ノイズ対策，外来ノイズ対策

$* \ LCR \propto SNR \propto kV * \sqrt{mAs} * \sqrt{slice\ thickness}$

LCR: low-contrast resolution, SNR: signal-to-noise ratio

る（表 2-2）．頭部単純 CT の画質は"低コントラスト分解能"（low-contrast resolution：LCR；わずかな濃度差を分離する能力，S/N 比に比例）に依存する．LCR は急性期脳虚血における early CT signs（後述）のような軽微な変化の判定能に大きく影響することが知られている．したがって，MDCT を脳虚血の画像診断に使用する際は，装置の特徴を的確に把握し，十分な画質が得られるよう適切な撮影条件を選択することが必要である（表 2-3）[1, 3]．

2. MRI

　MRI には多くの撮像法があるが，近年脳血管障害などで広く用いられるようになった，拡散強調画像（diffusion-weighted image：DWI），FLAIR（fluid-attenuated inversion recovery），造影 3D-MRA について述べる．

　DWI の登場によって，急性期梗塞巣の検出能は飛躍的に向上した．DWI は特殊な強い傾斜磁場（motion probing gradient：MPG）の印可によって画素内のランダムな動き（intravoxel incoherent motion：IVIM）に起因する信号減衰を促進させる手法である[4-6]．したがって，拡散以外の情報も含まれるが，MPG が十分強い場合は主に拡散を反映すると考えられている（表2-4）．通常，異なる方向に MPG を印加した 3 種類の画像（anisotropic DWI）を合成した画像（isotropic DWI）を用いる（表2-5）．DWI では新鮮梗塞巣などの拡散低下病変は相対的に高信号に描出されるが，T2 延長領域も高信号に描出されるので（T2 shine-through），元画像（b0 画像）や T2 強調画像との比較がしばしば必要である．拡散の大きさの指標としては apparent diffusion coefficient（ADC）があり（表2-6），T2 shine-through の影響を排除することができる．DWI では echo planar 法（EPI）や渦電流に起因する画質劣化やアーティファクトが認められるので（表2-4），これらを考慮に入れて所見を判定する必要がある．

　拡散テンソル画像（diffusion tensor imaging: DTI）は 6 軸以上の MPG 印加によって 2 階テンソル情報（表2-5）を得る手法である．各画素を楕円体（ellipsoid）に見立て，その固有値（eigenvalue）と固有ベクトル（engenvector）を求めることができる．拡散異方性の指標としては fractional anisotropy（FA）が有名であり（表2-6），脳虚血の病態解析にも応用されている[7,8]．DTI による神経線維の追跡やカラー描出も広く行われているが，後者は anisotropic DWI を混色することでも得ることができる（three-dimensional anisotropic contrast（3DAC）MR

表2-4　拡散強調画像に反映されうる情報

- IVIM（intravoxel incoherent motion）*
    - → 水の拡散（細胞内，細胞外）
    - → 毛細血管内の血流
    - → 細胞内の流れ（軸索流）
    - → 細胞外腔の流れ（間質液の bulk flow）
- 元画像のコントラスト
    - → プロトン密度，T2 緩和（T2 shine-through）
    - → T2*
- アーティファクト
    - → EPI に起因
        磁化率効果（画像歪み，信号欠損），N/2
    - → 渦電流に起因
        画像歪み，画素ずれ

*b 値が 1000 mm^2/sec 以上の場合は主に拡散を反映

表 2-5 テンソルの概念と拡散強調画像，拡散テンソル画像の種類

0階テンソル（スカラー）	isotropic DWI	anisotropic DWI を合成		・ADC（apparent diffusion coefficient）
1階テンソル（ベクトル）	anisotropic DWI	MPG：直行3軸		・3DAC（three-dimensional anisotropy contrast）MR axonography
2階テンソル	DTI（diffusion tensor imaging）	MPG：6軸以上		・eigenvalue（$\lambda_1, \lambda_2, \lambda_3$） ・eigenvector（$e_1, e_2, e_3$） ・FA（fractional anisotropy） ・color map ・vector map, ellipsoid map ・fiber tracking

表 2-6 拡散強調画像，拡散テンソル画像の代表的な指標

b value（b factor）	sec/mm²	MPGの影響の強さ（拡散強調の度合い）	$b = \gamma^2 G^2 \delta^2 (\Delta - \delta/3)$
ADC apparent diffusion coefficient	mm²/sec	みかけの拡散の大きさ	$ADC = -\dfrac{1}{b}\ln[S(b)/S(0)]$
FA fractional anisotropy	0〜1	拡散異方性の強さ	$FA = \sqrt{\dfrac{3}{2} \cdot \dfrac{\sum_{i=1}^{3}\left(\lambda_i - \dfrac{\lambda_1+\lambda_2+\lambda_3}{3}\right)^2}{\sum_{i=1}^{3}\lambda_i^2}}$

γ: 磁気回転比，G: MPGの強さ，δ: MPGの印可時間，Δ: MPGの間隔
S(b): MPG印可時の信号強度，S(0): MPG印可前の信号強度
$\lambda_1, \lambda_2, \lambda_3$：拡散テンソル固有値（$\lambda_1 \geq \lambda_2 \geq \lambda_3$）

axonography）[9]．

　FLAIRはInversion recovery法の繰返時間，反転時間，エコー時間を極端に長く設定することによって，水信号抑制とT2強調コントラストの共存をねらった撮像法である[10]．実際にはT1緩和の影響も色濃く受けており，T1延長を伴う病変の信号は抑制される傾向にある[11-13]．また，基底核や脳幹病変の検出能がプロトン密度強調画像に比しやや低いことが知られている[14]．FLAIRのコントラストは撮像条件によって大きく変化し，病変の信号抑制を最小限とするには繰返時間を10秒以上に設定することが望ましい（図2-2）[11,12]．

　頭蓋内血管の描出に用いられる3D time-of-flight（TOF）MRAは，短時間で広範囲をカバーすることが難しく，乱流による信号劣化を避けられないため，頸部血管への応用は困難である．

図 2-2 FLAIR における病変の信号強度のシミュレーション

白質，灰白質，梗塞巣の T1，T2 値をそれぞれ 800/80，900/90，1600/150 と仮定し，式 $S \propto (1-2e^{-TI/T_1}+e^{-TR/T_1}) \cdot e^{-TE/T_2}$ を用いて推定した．

梗塞巣のコントラストは繰返時間（TR）が 10 秒を切ると急激に低下し，6 秒前後では脳実質とほぼ等信号になってしまうことがわかる．

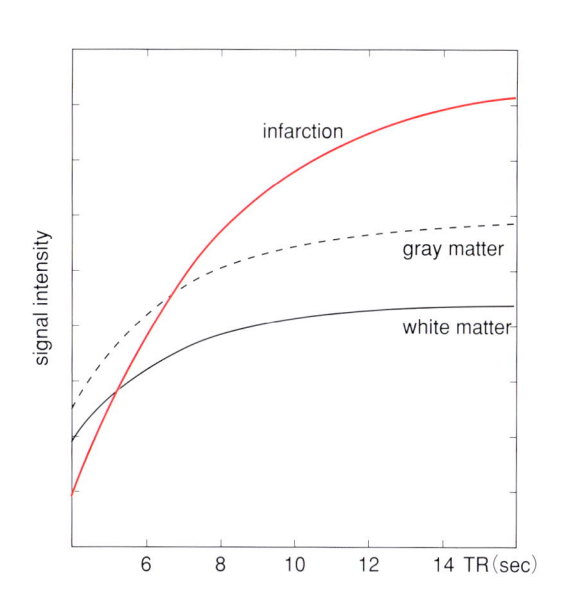

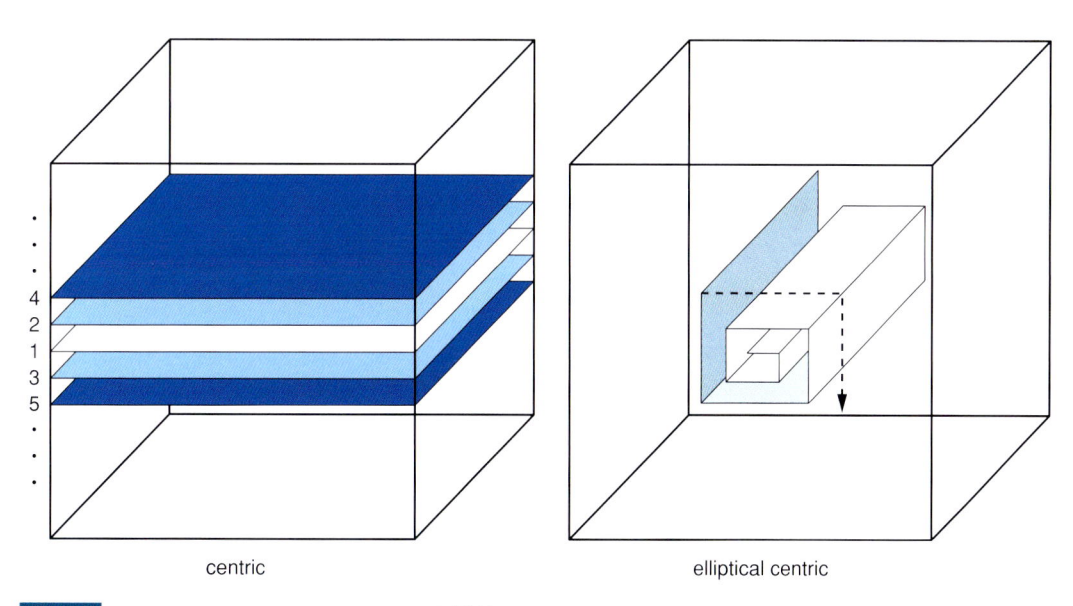

図 2-3 Elliptical centric view ordering の原理

従来の centric view ordering に比べ，きわめて短時間に k 空間中央部のデータ収集が完了することがわかる．したがって，造影剤が頸動脈に到達するタイミングに合わせ撮像を開始すれば，長時間撮像しても，動脈のみの画像を得ることができる．

そのため最近では造影 3D-MRA が用いられるようになった．頸部血管では造影剤の動脈から静脈への移行が 7 秒以内と短いため，十分な空間分解能と選択的動脈描出を両立させるためには，elliptical centric view ordering（ECVO）などの特殊なデータ収集法が必要である（図 2-3）[15]．造影剤の到達タイミングをテスト造影または MR 透視にて確認し，適切なタイミングで 40 ～ 50 秒程度の撮像を行う．CTA と比し，骨除去の必要がなく画像処理が短時間で終了する点，石灰

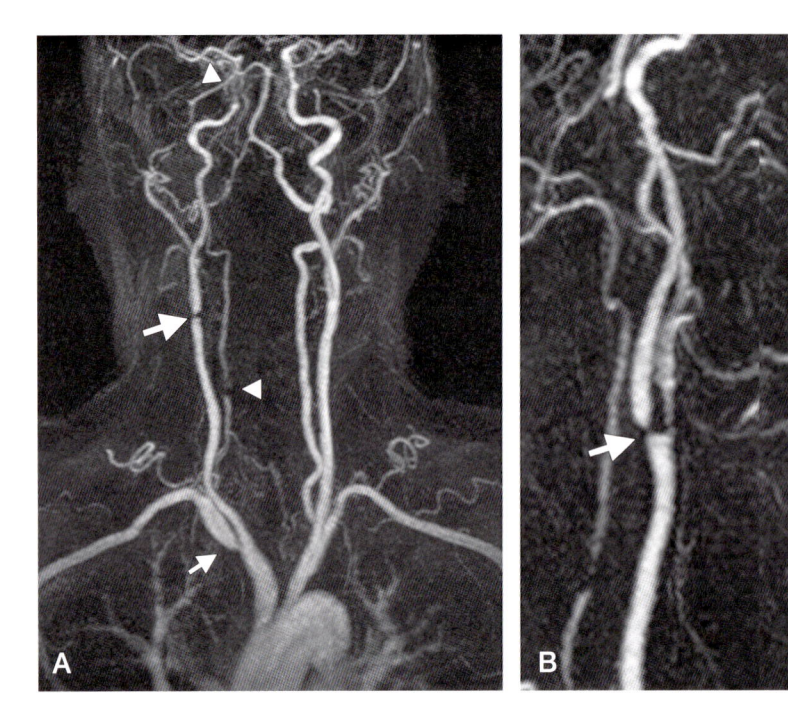

図2-4 頸部造影 3D-MRA

A：正面像．右内頸動脈起始部の狭窄（大矢印）のみならず，海面静脈洞部の狭窄（大矢頭），右椎骨動脈の狭窄（小矢頭），右鎖骨下動脈起始部の狭窄（小矢印）も明瞭に描出されている．

B：頸動脈分岐部側面像．右内頸動脈狭窄部（矢印）の狭窄率判定は容易である．

化が狭窄率判定の障害とならない点が優れている（図2-4）．NASCET 計測法による頸部内頸動脈の狭窄率は血管造影とよく一致することが知られており，内膜剥離術の術前検査として CTA と共に普及しつつある[16, 17]．

3．脳循環検査

脳循環検査としては single photon emission CT（SPECT），positron emission tomography（PET），Xenon CT（Xe-CT）が広く行われてきたが，最近ではより簡便な CT 灌流画像（CT perfusion：CTP），MR 灌流画像（dynamic susceptibility contrast perfusion-weighted image：DSC-PWI）が注目されている．原理，解析法，特徴がそれぞれ異なるので，十分な理解のもとに適切に使い分けていく必要がある（表2-7）[18, 19]．

CTP と DSC-PWI は造影剤を血管内トレーサとする点で原理を同じくするが，実際には異なる点が多い[19]．CTP は脳血流量（CBF），脳血液量（CBV），平均通過時間（MTT）といった定量値を算出することができるが，DSC-PWI では信号変化の非線形性と動脈入力関数取得の困難さから定量値を得ることは難しい（図2-5）．通常，ピーク到達時間（TTP），曲線下面積（AUC），rMTT（重心法）といった定性値を得るが，CBF は算出できないことが多い．一方，

表 2-7　各種脳循環検査の特徴

	SPECT		PET	Xe-CT	CTP	DSC-PWI
トレーサ	蓄積型		拡散性		血管内	
医薬品	⁹⁹ᵐTc-HMPAO ⁹⁹ᵐTc-ECD	¹²³I-IMP	H₂¹⁵O C¹⁵O₂ ¹⁵O₂	非放射性 Xe ガス	ヨード造影剤	Gd 造影剤
即時性	○	×	×	○	◎	○
解像度	△		○	◎	◎	○
検査被曝	小			大		なし
定量性	○		◎	◎	○	△
モデル	3 compartment model		2 compartment model （Kety and Schmidt）		central volume principle	
定量法	Patlak plot 法	microsphere 法 ARG 法	ARG 法	wash-in 法	deconvolution 法 maximum slope 法	
線形性補正	Lassen の補正		不要			ΔR₂*
CBF	○		◎	◎	○	△
他の指標	なし		CBV OEF CMRO₂	なし	CBV MTT	AUC TTP, MTT

　CTP は検査被曝が通常の CT の数倍から十倍と高く，MDCT でも 20〜40 mm の範囲しか撮影できないという問題点がある．定量解析法としては deconvolution 法が通常用いられるが，deconvolution 法の種類，AIF の取得部位，造影剤遅延補正，血管ピクセル除去，ノイズ除去，元画像の画質などの様々な要因で定量値は変動する（図 2-6）[19,20]．したがって，その解析結果はメーカーや施設ごとに大きく異なり，同じ土俵で比較できる基盤が整備されていない．CTP，DSC-PWI の標準化作業が現在国内で世界に先駆けて進められている（http://asist.umin.jp）．

　なお MR 灌流画像には DSC-PWI のほかに，頸部血管内の血液をラジオ波で標識する arterial spin labeling（ASL）法がある．1.5T で良好な画像を得ることは容易でないが，血液の T1 緩和時間が延長する 3T では標識持続時間が長くなるため，大幅な画質向上が期待されている[21]．

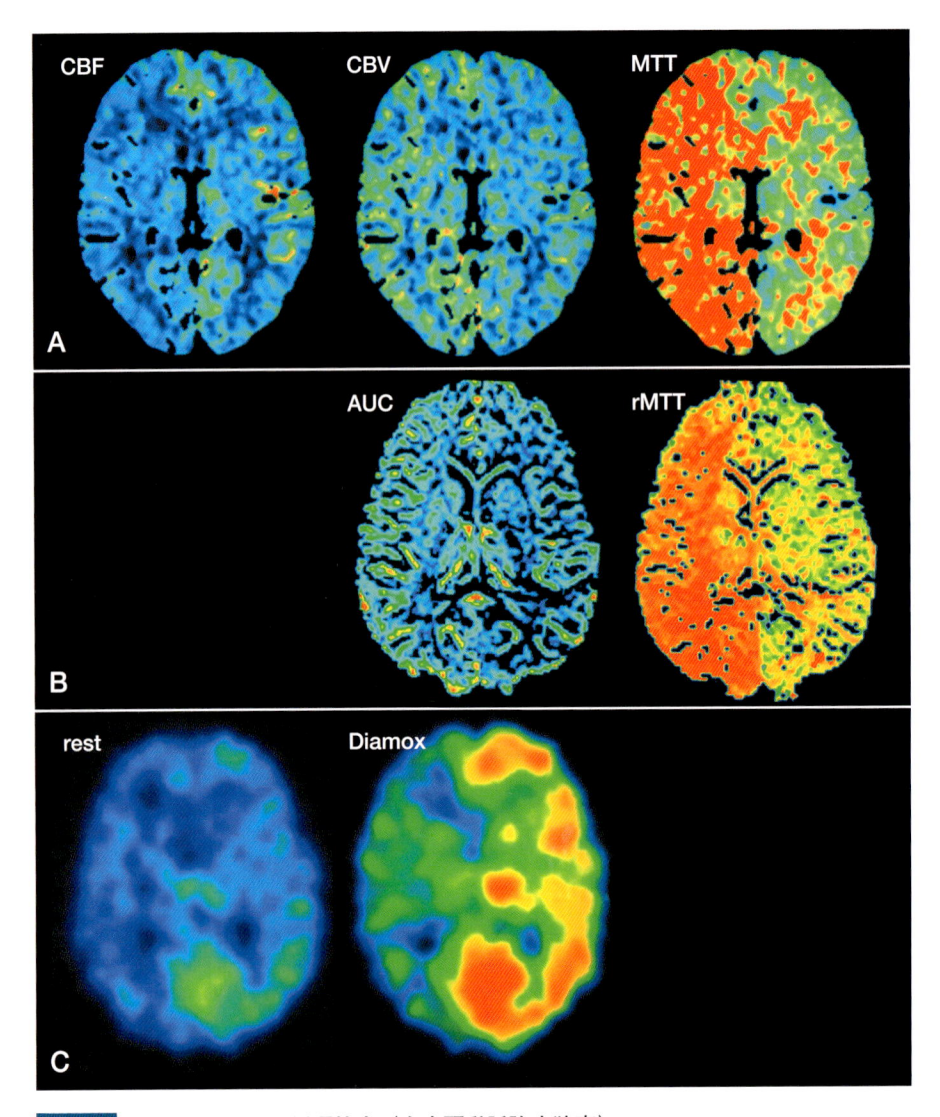

図 2-5 慢性脳虚血の脳循環検査（右内頸動脈強度狭窄）

A： CTP では，CBF，CBV，MTT の定量画像が容易に得られる．
B： DSC-PWI では AUC，rMTT といった定性値しか得られず，CBF を算出できない．
C： SPECT（[123]I-IMP）の安静時 CBF，Diamox 負荷時 CBF の所見は CTP とよく一致している．

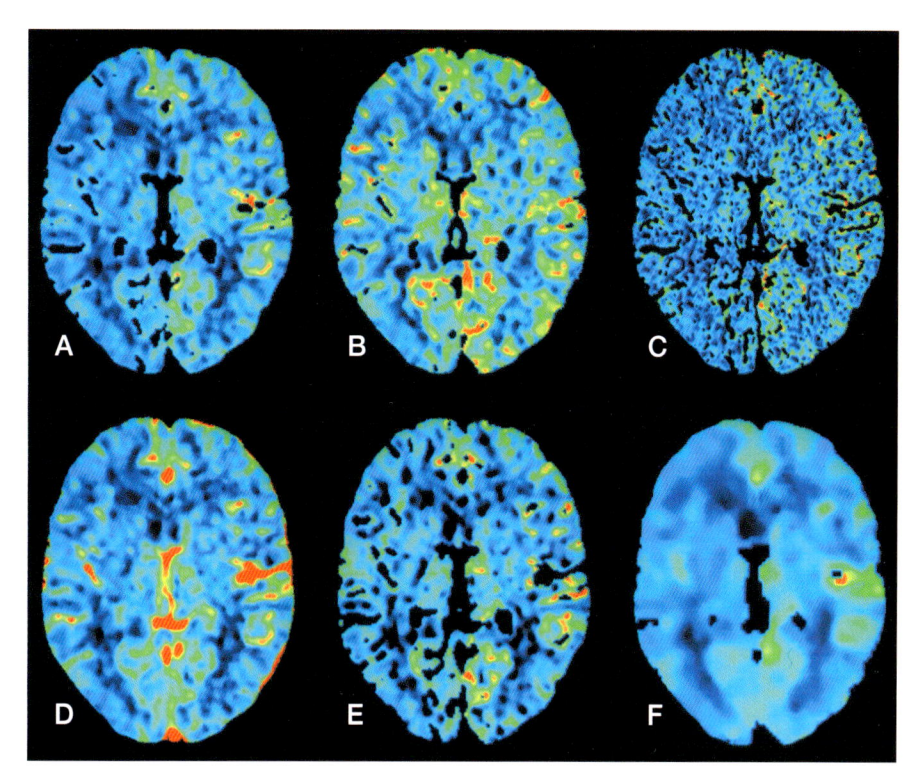

図 2-6 CT 灌流画像の画像処理法による CBF の違い（図 2-5 と同じデータ）
A：AIF を健側から取得，B：AIF を患側から取得，C：ノイズ除去を省略，D：血管除去を省略，E：deconvolution 法を SVD から box MTF に変更，F：平滑化フィルタを過剰に適用

B 急性脳虚血の画像診断

　急性期脳虚血病変の検出能は DWI の出現により飛躍的に向上した．DWI と DSC-PWI などを組み合わせた複合的な MRI 検査は急性期医療の切り札として期待を集めている．一方で，血栓溶解療法を考慮する場合，頭部 CT がいまだスタンダードと位置づけられている[22,24]．血栓溶解療法は therapeutic time window が極端に短く重大合併症の危険を併せもつ治療法である．したがって，availability が高く治療適応基準が確立している CT は現時点では一部の専門施設を除き第一選択となりうるであろう（表 2-8）．MRI が CT に代わり血栓溶解療法の画像診断の主役となる時はそう遠くないと予想されるが，その実現には標準化の推進，質の高い科学的根拠の創出，汎用的な治療適応基準の確立，安全管理の徹底が必要である．

1. 急性期虚血病変の検出

a）頭部単純 CT

　血栓溶解療法の適応決定に重要な単純 CT の所見として，初期虚血変化（early CT signs）が

表 2-8 急性期脳虚血における CT と MRI

	CT	MRI
虚血病変の検出		
心原性塞栓症	○ early CT signs	◎ DWI
その他	×	◎ DWI
虚血の重症度判定		
CBF 閾値判定	○ CT perfusion	△ DSC-PWI
領域判定	○ prognostic map 　（CBF-CBV mismatch）	○ diffusion-perfusion mismatch
閉塞血管の診断	△ hyperdense MCA sign	○ flow void 消失（PDWI） 　　intraarterial signal（FLAIR）
	○ CTA	◎ MRA
出血の否定	◎	○ GRE T2*WI
血栓溶解療法の治療適応基準	○ early CT signs がないか軽微	× 確立していない
範囲判定基準	○ 1/3 MCA rule ○ MELT-Japan, ASPECTS	× 確立していない
標準化	○ MELT-Japan	× 国内で進行中
24 時間即時対応	◎ 多くの施設で可能	△ 多くの施設で困難
医療スタッフ	○ 多くは現状で対応可能	△ 増員，教育が必要
安全性	○	△ 十分な risk management が必要

ある．本所見は，1) レンズ核の不明瞭化，2) 島皮質などの皮髄境界不明瞭化，3) 脳溝の狭小化を指し，本所見が認められないかごく軽微な場合に血栓溶解療法の適応となる[22,23]．初期虚血変化はテント上の心原性脳塞栓症では，T2WI，FLAIR より鋭敏で，DWI の異常信号域とほぼ同じ時期にほぼ同じ範囲に出現することが知られている[25]（図 2-7, 8）．ただし，その所見は軽微であり，専門医と研修医の正診率が異なること，読影者間一致率が低いことが問題として知られている[26]．また，検出能は CT の画質に大きく左右されるため，撮影条件には十分な配慮が必要で，十分な線量で S/N 比の高い画像を得ることが望ましい[24,27,28]（図 2-9, 表 2-9）．なお，初期虚血変化はラクナ梗塞や後頭蓋窩の虚血病変の検出には無力である．

初期虚血変化の範囲の判定に関しては，多くのランダム化比較試験（RCT）で用いられた中大脳動脈領域の 1/3 以下（1/3 MCA rule）が有名であるが，具体的な判定基準が公開されていないこともあり，その客観性は低い[29]．より普遍的な指標として ASPECTS（Arberta stroke program early CT score）が提唱されている[30]．また，MELT-Japan で用いられている基準も単純かつ客観的でわかりやすい[27,28]（図 2-10）．

b) DWI

DWI の急性期虚血巣の検出能は他の検査に比べ圧倒的に高い．脳塞栓症においても初期虚血病変の診断能は T2WI や単純 CT に比し高く，読影者間一致率も高い[26]．拡散異常域は多くの場

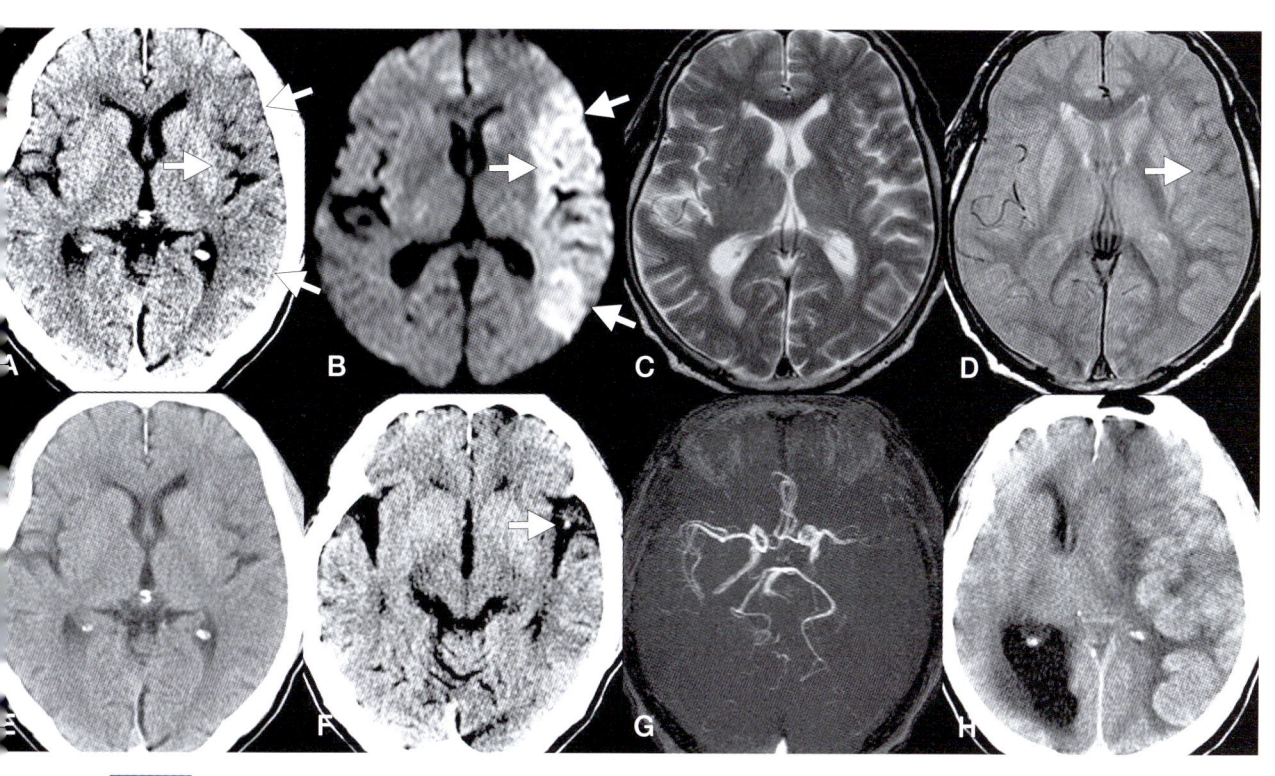

図2-7 急性期脳虚血のCTとMRI　左中大脳動脈閉塞（73歳男性，発症1.5時間）

A：頭部単純CT．左島皮質，弁蓋部，皮質領域に広汎な初期虚血変化を認める（矢印）．ASPECTS 3点．この画像のみで，血栓溶解療法の禁忌であること，予後不良であることがわかる．B：頭部CTの後に撮像されたDWI．CTの初期虚血変化と同じ領域に異常信号を認める（矢印）．C：T2WI．異常信号を認めない．D：PDWI：左中大脳動脈のflow voidが消失している（矢印）．E：Aの画像のwindow幅を広げたもの．Window幅を十分狭くしないと初期虚血変化は判定できない．F：Hyperdense MCA signを認める（矢印）．G：3D-TOF MRA．左M2以降の信号は不良である．H：翌日のCT．著明な脳腫脹と出血性変化を認める．

合最終梗塞巣と一致し，ADC値は重大合併症や予後の予測因子となることが報告されている[31]．ただし，DWIを血栓溶解療法の適応基準とした質の高い臨床研究は現時点では存在せず，具体的な基準や指針も提唱されていない[24]．したがって，現時点で血栓溶解溶解療法を考慮する場合は，一部の専門施設を除き，CTに比し検査に時間のかかるMRIを漫然と行って治療開始時間をいたずらに遅らせることは慎まなければならない[22,24]．

DWIでは磁化率効果による画像ゆがみやアーティファクトがめだつため，誤診や見逃しに注意する必要がある．後頭蓋窩の新鮮梗塞の検出能が必ずしも高くないことが知られている[32]が，磁化率効果よる画質劣化が主な原因と考えられている．

2．脳虚血の重症度判定

急性期脳虚血における虚血の重症度の判定は，患者予後や重大合併症の予測に寄与することが

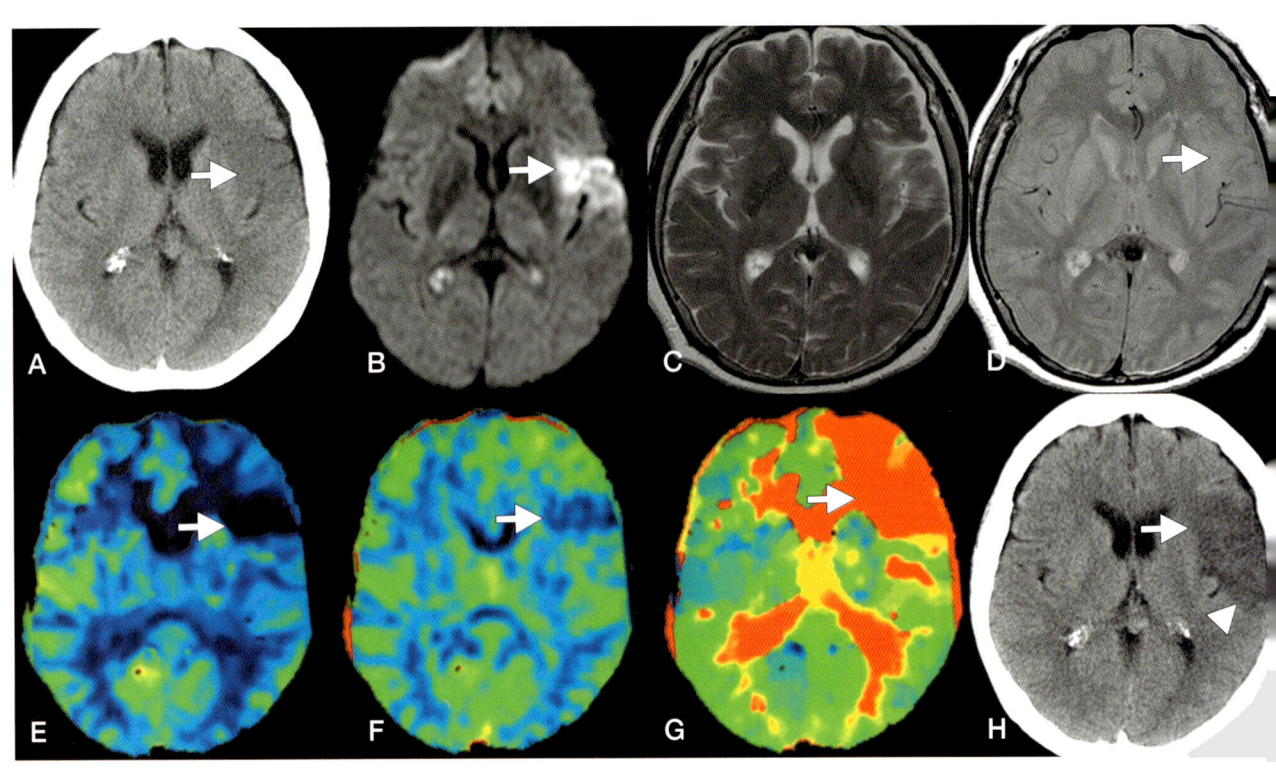

図2-8 急性期脳虚血のCTとMRI　左中大脳動脈分枝閉塞（66歳女性，発症6時間）

A：頭部単純CT．左島皮質，弁蓋部に初期虚血変化を認める（矢印）．ASPECTS 7点．B：頭部CTの後に撮像されたDWI．CTの初期虚血変化と同じ領域に異常信号を認める（矢印）．C：T2WI．明らかな異常信号を認めない．D：PDWI：左中大脳動脈前枝のflow voidが消失している（矢印）．E：CTP（CBF）：初期虚血変化の範囲とほぼ一致してCBFの著明な低下を認める．F：CTP（CBV）：CBF低下領域の中にCBV低下部位を認め，すでに梗塞に陥っていると考えられる．G：CTP（MTT）：左中大脳動脈領域前半部に広汎なMTTの延長を認める．H：翌々日のCT．初期虚血変化の領域と一致して低吸収域を認める（矢印）．その後方に新たな低吸収域が出現している（矢頭）．

知られており，現時点では効果が確立していない発症3時間以降の患者に対する血栓溶解療法の治療成績向上に貢献することが期待されている[33]．

　一般に，急性期脳虚血の重症度は，残存CBFと虚血持続時間の関数で表される．神経細胞はCBFがある程度低下しても影響をうけないが，20m/100g/minを超えて低下すると，可逆的な酸素代謝障害の状態（ischemic penumbra）となる．Penumbra領域は発症3時間ごろまでにCBF低下の程度に応じて刻一刻と不可逆的虚血に移行していく（図2-11）[34]．以前よりSPECTやXe-CTによる残存CBFの定量値，半定量値（対側比，対小脳比）による閾値判定が試みられており[33]，SPECTでCBF対側比が35％以下の場合は血管再開通による重大合併症の危険が高く，血栓溶解療法の禁忌と考えられている[35]．CTPでも同様の検討がなされているが[36]，標準化が途上なため普遍的な指標として確立するに至ってない．DSC-PWIに関しては現時点でCBFを算出できないものが多く，今後の解析技術の進歩が望まれる．

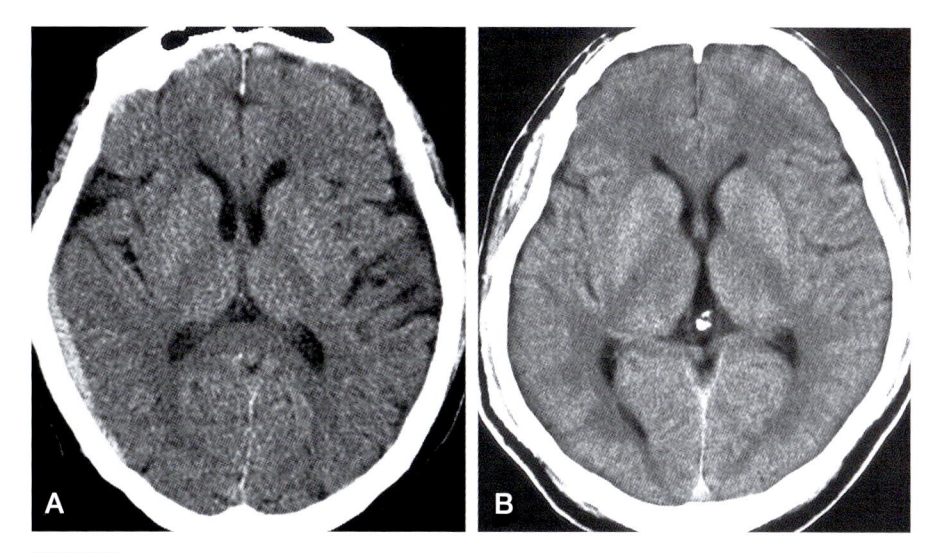

図 2-9 MELT-Japan における頭部単純 CT の標準化
A：標準化前．ノイズが多く，白質灰白質のコントラストは不良である．
B：標準化後．S/N 比が向上し，白質と灰白質の分離が良好であり，初期虚血変化の検出に適している．
（MELT-Japan 資料より許可を得て転載）

表 2-9　初期虚血変化検出のための CT 撮影法，表示法，判定法
（MELT-Japan の基準を一部改変）

- 低コントラスト分解能（S/N 比）の高い画像の取得
    - → コンベンショナルスキャン　　　（ヘリカルは不可）
    - → 厚いスライス　　　　　　　　　（8 ～ 10 mm）
    - → 高電流，長いスキャン時間　　　（2 秒 / 回転以上）
    - → 適切な再構成関数の選択
    - → 装置の十分なメンテナンス
- 適切な表示条件，観察法
    - → 狭い Window 幅　　　　　　　　（80 以下）
    - → Window 幅を変えながら CRT 上で観察
- 読影能力の向上
    - → MELT-Japan オンライン読影訓練プログラム
    　　　　　　　　　　　　　　　（http://melt.umin.ac.jp）

　脳虚血重症度の簡便な指標として近年普及しているものに diffusion-perfusion mismatch（DPM）がある[33]．本指標は灌流異常を呈するが拡散異常を呈さない領域の中に penumbra 領域が存在すると仮定するもので，前述の閾値判定とは異なり，空間的広がりによる判定指標である（図 2-11）．DPM が大きい場合は penumbra 領域が広いことが予想されるため，血栓溶解療法の治療適応となりうることが予想されているが，現時点では具体的な適応基準は提唱されてい

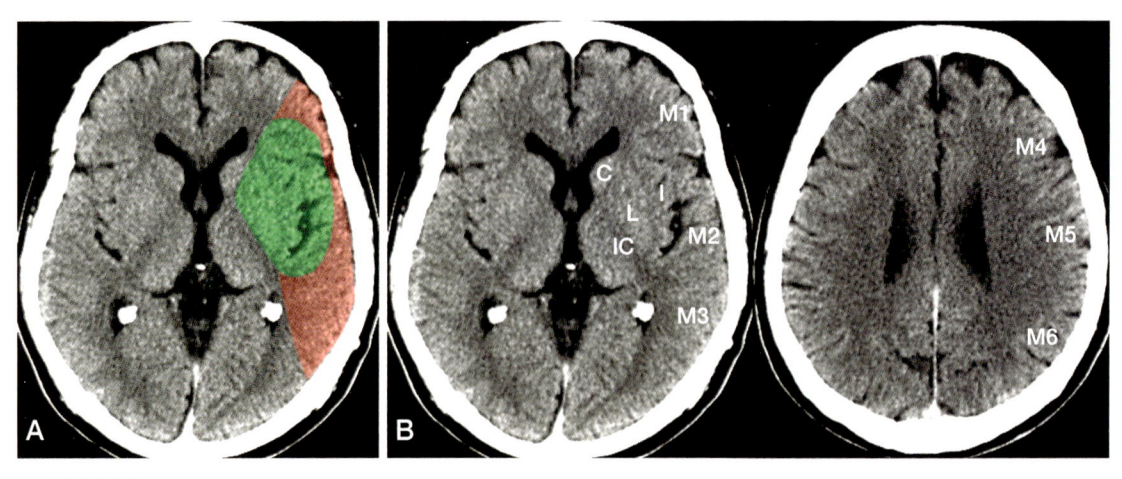

図 2-10 初期虚血変化の範囲判定基準

A：MELT-Japan の基準．初期虚血変化がレンズ核およびシルビウス裂（島皮質，弁蓋部）に限局している場合は治療適応（緑の領域）．それを超える場合は非適応（赤の領域）．

B：ASPECTS．レンズ核を通る断面とその 2 cm 上方の断面において MCA 領域を 10 の領域に分ける．10 点満点で，初期虚血変化がみられたら減点する．

ない[33]．現状の DPM にはいくつかの問題点がある[24]．灌流異常の指標や閾値に関するコンセンサスはいまだ得られておらず，またメーカーや施設間の相互検証も行われていない．灌流異常域と penumbra 領域には乖離があり，拡散異常域のなかにも可逆領域が時に存在する[37]．CTP で提唱されている CBV-CBF mismatch（prognostic map）[36] の方が penumbra 領域をより正確に反映していると予想される．

3. 血管閉塞の判定

単純 CT では，前方循環系の脳塞栓症では塞栓子がしばしば高吸収領域として認められる（hyperdense MCA sign）[38]．しかし全体の 1/3 程度にしか認められないため，閉塞血管を判定する指標としては不十分である．なお，同様の所見は MRI でも T2*WI における低信号領域として得ることができる[39]．MRI では T2WI や PDWI における flow void の消失や FLAIR における intraarterial signal として血管閉塞を判定することができる[40]．MRA ではより詳細な情報を得ることができる．CTA は造影剤を使用せねばならないが，頭部単純 CT，CTP に引き続いて速やかに施行することができるという利点がある[41]．脳血管閉塞は頸部超音波検査，経頭蓋超音波検査でも診断することができる．

4. 出血の否定

頭部単純 CT では脳出血の否定は容易であるが，MRI 単独で急性期脳出血を診断するのは一般に容易ではない．急性期血腫は酸化ヘモグロビンが主体なため，通常の T2WI では明瞭な低信号を呈さず，非特異的所見となる場合が多い．しかし，GRE T2*WI では明瞭な低信号を呈す

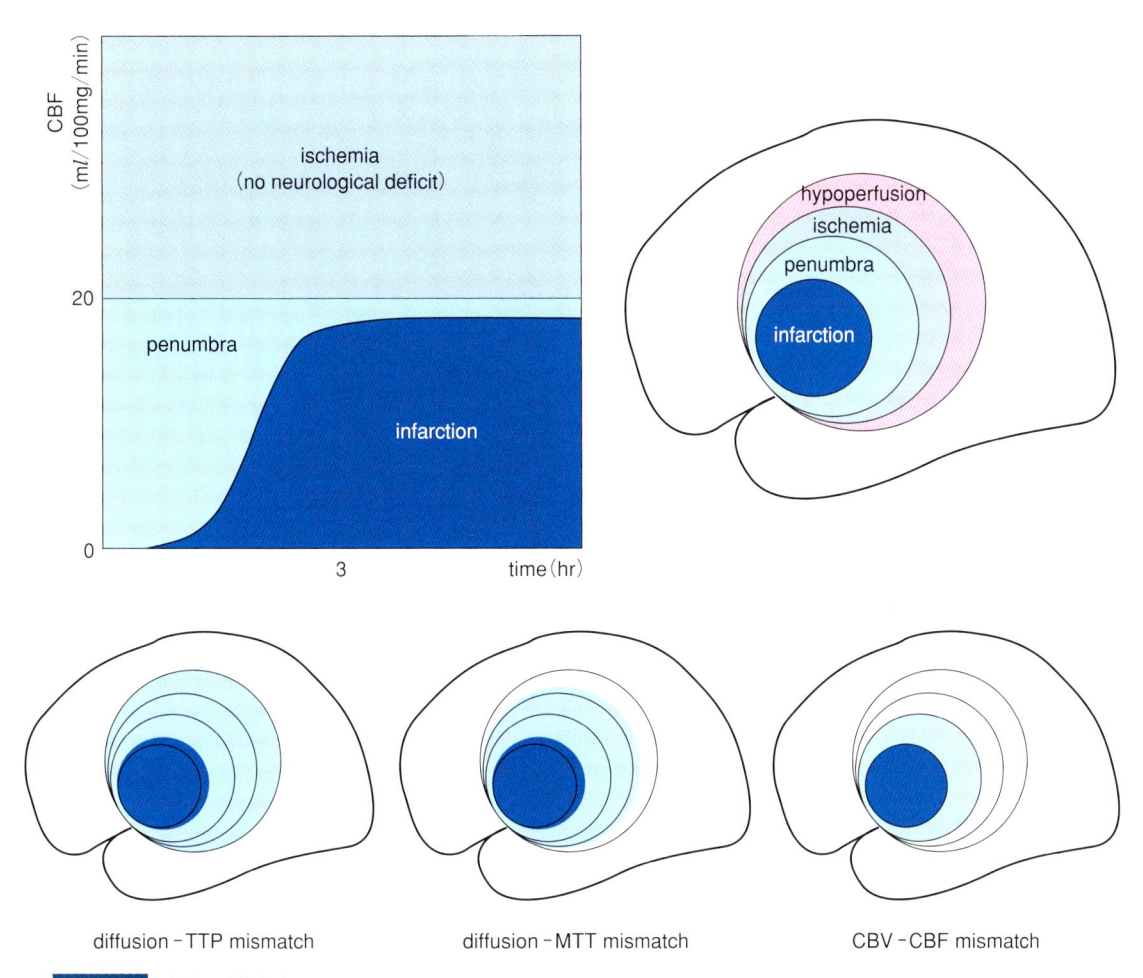

図 2-11 虚血の重症度

虚血の重症度は残存 CBF と時間の関数であり，空間的には同心円状に分布する．

Diffusion-perfusion mismatch と penumbra 領域には解離があり，指標として TTP と MTT のどちらを用いるかでも異なる．CTP の CBV-CBF mismatch は penumbra 領域をより正確に推定できる可能性がある．

るため，MRI 単独で脳出血を否定することが可能と最近では考えられている[42]．ただし，GRE T2*WI では，無症候性微小出血などの病変も低信号を呈するため，それらの取り扱いも含め，さらなる検証が必要であろう．

C 慢性脳虚血の画像診断

日常診療で慢性脳虚血病変の画像を眼にする機会は多いが，類似病変との鑑別は必ずしも容易ではない．また，わずかな所見が患者の病態把握の決め手となる場合も少なくない．常日頃丹念で慎重な読影を心懸ける必要がある．

1. 無症候性脳梗塞と類似病変

　無症候性脳梗塞は症候性脳梗塞や高次脳機能障害の危険因子とされており[43,44]，脳ドックなどにおいて MRI による早期発見が広く試みられている．無症候性脳梗塞と類似の画像所見を呈するものに，血管周囲腔と無症候性白質病変があり，これらとの鑑別が画像診断上重要となる[45,46]（表 2-10）．

　血管周囲腔（perivascular space : PVS ; Virchow-Robin space）は高齢者の皮質下-深部白質，基底核（特に下 1/3）などに認められる（図 2-12）．拡張した PVS が集合した状態を état criblé ともよぶ．MRI 上は，境界明瞭，点状または線状，径 3 mm 以下，いずれの撮像法でも脳脊髄液と等信号を呈するのが特徴である[47]．ただし，レンズ核線条体動脈の PVS は時に 3 mm を超えることがある．また，海馬，中脳下部にも PVS が認められることがある．

　無症候性白質病変には PVH（periventricular hyperintensity）と DWMH（deep white matter hyperintensity）がある．前者は脳室壁を取り囲む異常信号域（periventricular cap, rim），後者は深部白質，皮質下白質にみられる点状または斑状の異常信号域をさす．PVH，DWMH のグレード分類には Fazekas 分類[48]や脳ドック学会分類[45]がある．PVH，DWMH とも軽度な場合は病的意義がないが，顕著で癒合傾向がある場合は脳卒中や認知障害の危険因子と考えられている[43]．著明なびまん性白質病変は leuko-araiosis ともよばれ，Binswanger 病や CADASIL（cerebral autosomal dominant arteriopathy with subcortical infarcts and leuko-encephalopa-

表 2-10　無症候性脳梗塞と類似病変

	無症候性脳梗塞	血管周囲腔	無症候性白質病変
好発部位	基底核（主に上 2/3） 深部/皮質下白質	基底核（主に下 1/3） 深部/皮質下白質 その他（海馬，中脳）	PVH：脳室周囲 DWMH：深部/皮質下白質 　　　　橋底部
大きさ	≧ 3 mm	< 3 mm （基底核下 1/3 では時に 3 mm を超える）	
形態	不規則	円形，線状 篩状（état criblé）	cap, rim（PVH） 斑状，融合性（DWMH） びまん性（leuko-araiosis）
辺縁	不明瞭	明瞭	不明瞭
T2WI PDWI	明瞭な高信号	CSF と等信号	淡い高信号
FLAIR	中等度高信号—低信号		明瞭な高信号
T1WI	中等度低信号 中心部は時に CSF と等信号	周囲の信号変化なし	不明瞭 高度な場合は淡い低信号
臨床的意義	脳卒中，認知障害の危険因子	通常は臨床的意義なし	高度な場合，脳卒中，認知障害の危険因子

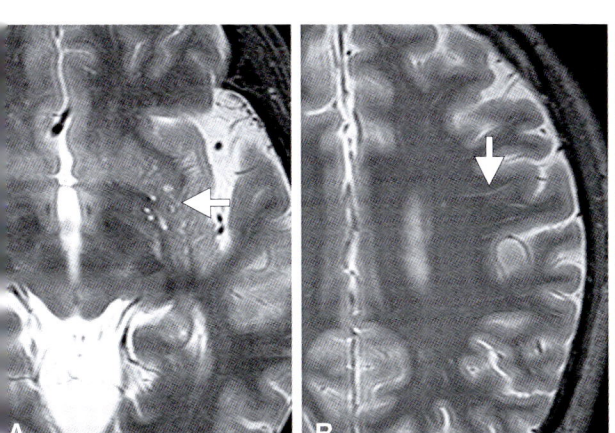

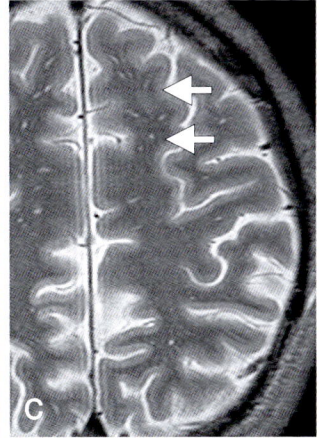

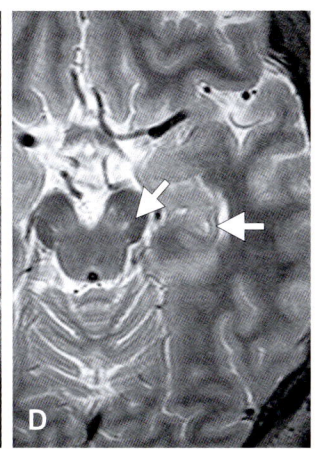

図 2-12 血管周囲腔の MRI
　A：基底核，B：深部白質，C：皮質下白質，D：海馬，中脳
　血管周囲腔は脳脊髄と等信号を呈する境界明瞭な点状または線状信号として認められる（矢印）．

図 2-13 白質病変の MRI
　A：T2WI，B：PDWI，C：FLAIR，D：T1WI
　PVH（矢頭），DWMH（小矢印）は T2WI，PDWI にて淡い高信号を呈し，T1WI では不明瞭であるが，FLAIR では明瞭な高信号を呈する．
　ラクナ梗塞（矢印）は T2WI，PDWI にて明瞭な高信号を，T1WI にて明瞭な低信号を呈するが，FLAIR では不明瞭である．
　T2WI，PDWI と FLAIR では白質病変と梗塞巣の信号強度が逆転する点に注意．

thy）においても認められる．

　DWMH は病理学的には不全脱髄を主体とする慢性虚血変化といわれているが，画像所見と病理学的所見とは必ずしも対応しない[46]．MRI 上，境界が不明瞭な点，T2WI や PDWI にて淡い高信号を呈する点，T1WI にて不明瞭な点などが無症候性脳梗塞との鑑別点となるが，鑑別が難しい場合も多い（図 2-13）．なお，FLAIR では DWMH の方が無症候性脳梗塞より明瞭に描出

されることが多いため，鑑別上混乱をきたす危険がある[12]．

その他，脳梗塞と類似の画像所見を呈する病態に，PRES（posterior reversible encephalopathy syndrome），ミトコンドリア病，多発性硬化症，痙攣重積後の異常信号，神経膠腫，血管内リンパ腫症などがある[49]．

2. 梗塞に伴う2次的変化

脳梗塞の慢性期には2次的変化がしばしば認められる[49]．2次変性としては皮質脊髄路のWaller変性，視床の2次変性，下オリーブ核偽肥大が知られており，これらを梗塞巣などの病変と混同しないよう注意する．皮質層状壊死（cortical laminar necrosis）ではT1WIにて皮質にそった高信号を認める．出血性梗塞との鑑別が問題となるが，T2WIにて低信号を呈さないこと，出現が慢性期であることなどが参考となる．

3. 脳血管病変，循環予備能，代謝予備能

脳血管病変は3D-TOF MRAにて判定することが多いが，通常の画像でもある程度異常を検出することができる．MRIではT2WIやPDWIにおけるflow voidの有無に常に注意を払うべきで，無症候性の主幹動脈閉塞を発見することができる．CTでは内頚動脈，椎骨動脈などに強い石灰化を認める場合，狭窄を伴っていることが多い．

循環予備能の判定にはSPECTでのacetazolamideによる負荷試験が一般に行われる（図2-5）．近年ではCTPやDSC-PWIでの負荷試験も試みられている[33]．CTP，DSC-PWIではCBVやAUCの増加として循環予備能の低下を捉えることができる（図2-5）．代謝予備能に関してはPETによる酸素摂取率（oxygen extraction fraction : OEF），脳酸素代謝率（cerebral metabolic rate for oxygen : $CMRO_2$）の計測が行われているが，MRI T2*WIにてOEF上昇域に一致してblood oxygen level dependent（BOLD）効果による低信号を認めることが最近明らかとなり[50]，misery perfusionの指標となることが期待されている．

文献

1) 佐々木真理，編．MDCT徹底攻略マニュアル．東京：メジカルビュー；2002.
2) Bonomo L, Foley DW, Imhof H, et al. Multidetector computed tomography technology: advances in imaging techniques. London : Royal Society of Medicine Press ; 2003.
3) 佐々木真理，江原 茂．神経系におけるマルチスライスCTの新技術と臨床応用．日獨医報．2003 ; 48 : 128-38.
4) 青木茂樹，阿部修，編．これでわかる拡散MRI．東京：秀潤社；2002.
5) Le Bihan D. Diffusion and perfusion magnetic resonance imaging. NY: Raven Press; 1995.
6) Schaefer PW, Grant PE, Gonzalez RG. Diffusion-weighted MR imaging of the brain. Radiology. 2000 ; 217 : 331-45.
7) Sotak CH. The role of diffusion tensor imaging in the evaluation of ischemic brain injury. NMR Biomed. 2002 ; 15 : 561-9.
8) Inoue T, Ogasawara K, Konno H, et al. Diffusion tensor imaging in patients with major cerebral artery occlusive disease. Neurol Med Chir. 2003 ; 43 : 421-6.

9) Nakada M, Nakayama N, Fujii Y, et al. Clinical application of three-dimensional anisotropy contrast magnetic resonance axonography. J Neurosurg. 1999 ; 90 : 791-5.
10) Rydberg JN, Hammond CA, Grim RC, et al. Initial clinical experience in MR imaging of the brain with a fast fluid-attenuated inversion-recovery pulse sequence. Radiology. 1994 ; 193 : 173-80.
11) Rydberg JN, Riederer SJ, Rydberg CH, et al. Contrast optimization of fluid-attenuated inversion recovery (FLAIR) imaging. Mang Reson Med. 1995 ; 34 : 868-77.
12) 佐々木真理．神経系のMR撮像法．日磁医誌．1999 ; 19 : 503-19.
13) Okuda T, Korogi Y, Shigematsu Y, et al. Brain lesions: when should fluid-attenuated inversion-recovery sequences be used in MR evaluaion? Radiology. 1999 ; 212 : 793-8.
14) 佐々木真理．プロトン密度強調画像とFLAIR．In：高原太郎，編．改訂版MRI応用自在．東京：メジカルビュー；2004. p.243-5.
15) Huston J, Fain SB, Riederer SJ, et al. Carotid arteries: maximizing arterial to venous contrast in fluoroscopically triggered contrast-enhanced MR angiography with elliptic centric view ordering. Radiology. 1999 ; 211 : 265-73.
16) Alvares-Linera J, Benito-Leon J, Escribano J, et al. Prospective evaluation of carotid artery stenosis: elliptic centric contrast-enhanced MR angiography and spiral CT angiography compared with digital subtraction angiography. AJNR. 2003 ; 24 : 1012-9.
17) Randoux B, Marro B, Koskas F, et al. Carotid artery stenosis: prospective comparison of CT, three dimensional gadolinium-enhanced MR and conventional angiography. Radiology. 2001 ; 220 : 179-85.
18) 西村恒彦，編．改訂版最新脳SPECT/PETの臨床．東京：メジカルビュー；2002.
19) 工藤與亮．CT灌流画像：MR灌流画像との比較．日磁医誌．2004 ; 24 : 159-73.
20) Kudo K, Terae S, Katoh C, et al. Quantitative cerebral blood flow measurement with dynamic perfusion CT using the vascular-pixel elimination method: comparison with H2 (15) O positron emission tomography AJNR. 2003 ; 24 : 419-26.
21) Wang J, Alsop DC, Li L, et al. Comparison of quantitative perfusion imaging using arterial spin labeling at 1.5 and 4.0 Tesla. Magn Reson Med. 2002 ; 48 : 242-54.
22) Adams HP, Adams RJ, Brott T, et al. Guidelines for the early management of patients with ischemic stroke. Stroke. 2003 ; 34 : 1056-83.
23) 脳卒中治療ガイドライン2004．東京：協和企画；2004（http://www.jsts.gr.jp/jss08.html）
24) 日本放射線科専門医会・医会．脳血管障害画像診断ガイドライン2004（暫定第1版）（http://mrad.iwate-med.ac.jp/guideline）
25) Maeda M, Abe H, Yamada H, et al. Hyperacute infarction: a comparison of CT and MRI, including diffusion-weighted imaging. Neuroradiology. 1999 ; 41 : 175-8.
26) Fiebach J, Jansen O, Schellinger P, et al. CT with diffusion-weighted MR imaging in randomized order: diffusion-weighted imaging results in higher accuracy and lower interrator variability in the diagnosis of hyperacute ischemic stroke. Stroke. 2002 ; 33 : 2206-10.
27) 佐々木真理．脳塞栓症急性期のCT，MRI診断．分子血管病．2004 ; 3 : 35-41.
28) 前田正幸．頭部単純CT －拡散強調画像との比較－．日磁医誌．2004 ; 24 : 137-47.
29) Grotta JC, Chiu D, Lu M, et al. Agreement and variability in the interpretation of early CT changes in stroke patients quantifying for intravenous rtPA therapy. Stroke. 1999 ; 30 : 1528-33.
30) Barber PA, Demchuk AM, Zhang J, et al. Validity and reliability of a quantitative computed tomography score in predicting outcome of hyperacute stroke before thrombolytic therapy. Lancet. 2000 ; 355 : 1670-4.
31) Selim M, Fink JN, Kumar S, et al. Predictors of hemorrhagic transformation after intravenous recombinant tissue plasminogen activator: prognostic value of the initial apparent diffusion coefficient and diffusion-weighted lesion volume. Stroke. 2002 ; 33 : 2047-52.

32) Kuker W, Weise J, Krapf H, et al. MRI characteristics of acute and subacute brainstem and thalamic infarctions: value of T2- and diffusion-weighted sequences. J Neurol. 2002 ; 249 : 33-42.
33) Latchaw RE, Yonas H, Hunter GJ, et al. Guidelines and recommendations for perfusion imaging in cerebral ischemia. Stroke. 2003 ; 34 : 1084-104.
34) Johns TH, Morawetz RB, Crowell RM, et al. Thresholds of focal cerebral ischemia in awake monkeys. J Neurosurg. 1981 ; 54 : 773-82.
35) Ueda T, Hatakeyama T, Kumon Y, et al. Evaluation of risk of hemorrhagic transformation in local intra-arterial thrombolysis in acute ischemic stroke by initial SPECT. Stroke. 1994 ; 25 : 298-303.
36) Wintermark M, Reichhart M, Cuisenaire O, et al. Comparison of admission perfusion computed tomography and qualitative diffusion- and perfusion-weighted magnetic resonance imaging in acute stroke patients. Stroke. 2002 ; 33 : 2025-31.
37) Krueger K, Kugel H, Grond M, et al. Late resolution of diffusion-weighted MRI changes in a patient with prolonged reversible ischemic neurological deficit after thrombolytic therapy. Stroke. 2000 ; 31 : 2715-8.
38) Tomsick T, Brott T, Barsan W, et al. Prognostic value of the hyperdense middle cerebral artery sign and stroke scale score before ultra-early thrombolytic therapy. AJNR. 1996 ; 17 : 79-85.
39) Rovira A, Orellana P, Alvarez-Sabin J, et al. Hyperacute ischemic stroke: middle cerebral artery susceptibility sign at echo-planar gradient-echo MR imaging. Radiology. 2004 ; 232 : 466-73
40) Maeda M, Yamamoto T, Daimon S, et al. Arterial hyperintensity on fast fluid-attenuated inversion recovery images: a subtle finding for hyperacute stroke undetected by diffusion-weighted MR imaging. AJNR. 2001 ; 22 : 632-6.
41) Kloska SP, Nabavi DG, Gaus C, et al. Acute stroke assessment with CT: do we need multimodal evaluation? Radiology. 2004 ; 233 : 79-86.
42) Kidwell CS, Chalela JA, Saver JL, et al. Comparison of MRI and CT for detection of acute intracerebral hemorrhage. JAMA. 2004 ; 292 : 1823-30.
43) Vermeer SE, Hollander M, van Dijk EJ, et al. Silent brain infarcts and white matter lesions increase stroke risk in the general population: the Rotterdam scan study. Stroke. 2003 ; 34 : 1126.
44) Vermeer SE, Prins ND, den Heijer T, et al. Silent brain infarcts and the risk of dementia and cognitive decline. N Engl J Med. 2003 ; 348 : 1215.
45) 日本脳ドック学会. 脳ドックのガイドライン 2003（http://www.snh.or.jp/jsbd）
46) 奥寺利男，木下良正，佐々木真理. 無症候性大脳白質病変. In：柳澤信夫，他，編. Annual Review 神経 2005. 東京：中外医学社；2005. p.125-33.
47) 奥寺利男. 脳の血管周囲腔Ⅱ. 血管周囲腔－映像上から－. 脳と神経. 2000 ; 52 : 671-90.
48) Fazekas F, Chauluk JB, Alavi A, et al. MR signal abnormalities at 1.5T in Alzheimer's dementia and normal aging. AJR. 1987 ; 149 : 351-6.
49) 高橋昭喜，編. 脳血管障害の画像診断. 東京：中外医学社；2003.
50) Tamura H, Hatazawa J, Toyoshima H, et al. Detection of deoxygenation-related signal change in acute ischemic stroke patients by T2*-weighted magnetic resonance imaging. Stroke. 2002 ; 33 : 967-071.

〈佐々木 真理〉

Chapter 3
急性期血行再建

A 基礎から臨床へ

　本書，Chapter 1-1 章で述べた 3 つの基礎的概念，すなわち，① therapeutic time window（治療可能時間）[1-5]，② ischemic penumbra（救済可能領域）[6-9]，③ reperfusion injury（再灌流障害）[10-16] は，1980 年代に基礎研究により確立されてきたものである．その後，この 3 つの概念は，臨床の脳虚血においても適応されるものであることが明らかにされてきた[3,4,6,10,13-16]．しかし，実地臨床で，この 3 つの要素，①治療可能時間，②救済可能領域，そして③再灌流障害の可能性を推定することが可能あろうか？　可能であるとすれば，臨床で必要な情報はどのようなもので，それを得るための問題点を考えてみたい．

　脳虚血の実地臨床において直面する最も大きな困難は「限られた時間」である．治療可能時間，救済可能領域，再灌流を推定するために治療者に与えられる時間は，後述するように，その医療環境に大きく依存している．脳卒中はいうまでもなく時と場所を選ばずに発生するものであり，患者が医療施設に到着し，診断・治療が開始されるまでの時間には，発生場所・時間・状況などにより大きく異なる．しかし，急性期の血行再建を考える場合には，発症から 3 〜 6 時間以内程度に患者が到着し，患者来院から 1 時間以内に病態を把握して治療方針を決定する必要がある．この限られた時間内で，病態を把握し，therapeutic time window 内で，自然経過を上回る効果をもたらす血行再建を適切に行うことは決して容易ではない．特に治療対象となる軽症以上の脳梗塞では，自然経過も不良ではあるが，不適切な人工的再開通による再灌流障害はそれをさらに悪化させることが知られている．例えば，遺伝子組み換えプロウロキナーゼによる急性期の経動脈的血栓溶解術では，症候性の出血の合併率は 10.9％になるとされている[17-18]．また，最近本邦でも認可された経静脈的組織プラスミノーゲンアクチベーター（t-PA）の投与でも 6.4 〜 8.3％である[19-23]．これらの値は，いずれも，こうした積極的な再開通療法が行われる以前の症候性出血の頻度と比べて（宝金らのデータでは数％以下）明らかに悪い[16-17]．急性期血行再建治療に際して最も重要なことは，それによって梗塞の自然経過を良い方向に変えられることがで

きるか，あるいは，血行再建により再灌流障害が発生しないかどうかを判定できるかどうかということである．すなわち，治療効果の予測が可能かどうかということである．そこで，様々な予測因子（predictor）を考える必要がある．現在，急性期の脳虚血において得られるデータで予測因子となり得るのは，

　①虚血時間
　②臨床症状
　③虚血程度

の3つである．①の虚血時間は，病歴が完全に聴取されないと正確には把握できないが，おおよそ，虚血発症から何時間かは推定される．虚血の程度は，正確にはSPECTやPETなどの定量的脳血流検査による残存血流測定が必要であるが，MRや灌流CTを用いてもある程度の推定が可能である．ただ，PETは急性期の脳血流検査としては，一般的には難しい．MRとCT，そして，SPECTにより，残存血流はおよそ推定される．虚血時間と虚血程度のデータがわかると，therapeutic time windowの曲線上のどこにその虚血領域が存在するかが想定できる[1]．

それぞれの虚血ポイントがJones曲線のどこに存在するかわかれば，治療可能時間の推定およびその部位が救済可能領域であるかどうかは推測がつく．こう考えると，急性期脳虚血の治療はたいへん単純なものである．

しかし，①の虚血時間の決定は，現在のところ，「問診」に頼るしかない．最近のt-PA（Alteplase）の適正使用の条件をみても，治療開始の絶対的原則である「3時間」は，患者発見からではなく，明らかな発症時間がスタートとなっている[2-4]．いい換えると，超急性期ではないかと推測される例でも，それが「問診」や「目撃情報」で明白でなければならないのである．いまのところ，「問診」と「目撃情報」以外に，生化学検査や画像法などから虚血発症時間を推定する方法はない．

次に②の臨床症状であるが，これは，ある意味信頼できる予測因子である．臨床症状の多くは，虚血程度とよく相関しており，信頼できる予後予測因子である．ただ，進行性脳卒中や逆に脳塞栓の短時間の再開通のように，ある時間での神経症状が予後を完全に予測できるとは限らない[25-27]．

最後に③の虚血程度である．虚血の画像の詳細に関しては本書の佐々木先生の章（Chapter 2）を参考にされたい．ここでは，どんな脳血流画像で何が明らかにされ，どんな情報が重要なのかを説明する．基本的に重要なことは，脳循環のパラメーターと脳代謝のパラメーターがあり，PETが用いられない急性期の脳虚血の場合には，脳代謝のパラメーターは得られない．したがって，以下の3つの脳循環のパラメーターが重要な測定可能データとなる．

1．3つの脳循環パラメーター

a）脳血流量（cerebral blood flow: CBF）

脳血流量は急性期脳虚血において最も重要なパラメーターである．Xenon CT, Perfusion CT, SPECT，PETの4つの方法で脳血流量の定量測定が可能である．MRでは，定量値の直接の測

定は困難である．したがって，あとで述べるように，現在，MRを中心とした脳卒中診療（stroke MRI）では，このCBFの定量値を他のデータからどのように推定するかが問題となっている．

b）脳血液量（cerebral blood volume: CBV）

脳血液量は，PETなどで測定することは可能であるが，その他の方法では，直接測定は難しい．しかし，平均脳循環時間（mean transit time: MTT）が測定されれば，

$$CBF = CBV/MTT$$

の関係から，計算値として求めることができる．Perfusion CTやPerfusion MRIなどではこの方法で求めることができる．血流の自己調節能（auto-regulation）が機能している範囲内であれば，脳灌流圧（cerebral perfusion pressure: CPP）が低下しても，CBVの増加によりCBFは維持される．（CBF = CBV × CPPの関係から）

したがって，CBVの上昇は，脳循環圧の低下の最初の指標として重要である（図3-15）．

c）平均脳循環時間（mean transit time: MTT）

平均脳循環時間は非拡散性のトレーサーを用いることで測定が可能である．Perfusion CT，Perfusion MRIなどで測定が可能である．このパラメーターは，脳灌流圧が低下した場合，脳血流の低下がみられる前に延長する．したがって，脳血流が維持されている状態においても脳灌流圧が低下すると，最初に，MTTの延長がみられることになる．MTTの延長は，他のパラメーターの変化と異なり，脳循環が悪化すればするほど延長が続く．脳代謝のデータがなければ，このMTTの延長だけではmisery perfusion，あるいは，ischemic penumbra，あるいは，coreの区別はつかない．

脳代謝のパラメーターには

1) 酸素摂取率（oxygen extraction efficiency: OEF）
2) 酸素代謝率（cerebral metabolic rate for oxygen; CMRO$_2$）
3) グルコース代謝率（cerebral metabolic rate for glucose; CMR glu）

などがある．これらは，いずれもPETによって得られるデータである．実際の臨床では，慢性期の脳虚血に関しては，PETのデータの集積が少しずつ進んでいる．しかし，急性期脳虚血では，臨床の場面ではPETを用いたデータ集積は難しい．今後も，t-PAの3時間ルールの状況の中では，脳虚血急性期のPETによる脳代謝情報の利用は困難である．

B 画像診断

1．急性期脳虚血画像診断の目的

これまで述べたように基礎研究で明らかにされた治療可能時間やその範囲を画像化することが

治療方針を決めるために必須の情報である．しかし，臨床では，この2つの情報も確実に得ることは容易ではない．まず，最初に，実地臨床のおける急性期血行再建のための画像診断の目的を考えてみる．

急性期脳虚血画像診断では，以下の3つの情報を時間的にも情報量としても効率的に獲得することが目的となる．すなわち，

　①部位診断（虚血部位情報，血管情報），

　②組織障害の程度の診断，

　③脳循環障害の程度の診断

の3つの情報である．①の部位診断は病型診断（ラクナー梗塞，アテローム血栓，心原性脳塞栓症）にも関係する．これには，脳のどの部位が虚血になっているかという「部位情報」と，どの血管がどのように閉塞・狭窄しているかという「血管情報」の2つがある．急性期治療方法を考える上では，部位情報・血管情報の両方がそろった方が望ましい．しかし，t-PAの静脈内投与を3時間以内に決定する場合には，虚血があるのか否か，それがどこなのかという部位情報が必須であり，血管閉塞部位の情報は必ずしも必要ではない．これらは，CT（単純CTと3次元CT血管造影）そしてMR（MRIとMRA）で得られる．エコー法では頸部血管閉塞や狭窄の場合には部位診断が可能であるが，頭蓋内の病変部位の診断はできない．②の組織障害の程度は，いい換えると「可逆性変化か不可逆性変化」の判定が可能かどうかということである．すなわち，「point of no return」のレベルが推定きるかどうかであり，連続的な数値で示されるものではなく，non parametric なものである．これは，未解決の問題も多いが，一般的にはCTでのearly ischemic CT sign や拡散強調MRIでの高信号の存在は不可逆性変化（完成梗塞）を示していると考えられている．MR spectroscopy は，組織障害を直接測定できる唯一の検査であるが，実用性の点で問題が大きい．③の脳循環障害の程度は，脳血流量，脳血液量，循環時間などであり，SPECT，PET，Perfusion CT，Perfusion MRI などで測定可能である．ただ，1つの診断機器で，この全てを得られるものはない．上記の3つの診断の全てが，therapeutic time window の限られた時間内で得られるわけではなく，実地診療では，総合的な判断が必要になる．

また，すでに述べたように，急性期の血行再建（自然再開通を含む）は，脳出血などの重大な合併症と表裏一体である[13-16, 28-36]．期を失した血行再建は，患者の死亡を含む重大な悪化要因であることもまた明らかにされてきた[16, 37-40]．そこで，急性期脳梗塞の画像診断が，ここ数年急速に進歩してきた．急性期脳梗塞治療の適応が，画像診断によって判断可能であるという報告が蓄積されてきたからである．神経学的所見は，もちろん，予後予測の重要な predictor であるが，確実なものではない．これは，出血性梗塞や progressing stroke，その対極にある spectacular shrinking deficits（SSD）をみてもわかるように，神経学的な重症度は，予後予測の感度・特異度の点で必ずしも信頼性が高くない[25-27]．これに対して，画像診断は，技術的な進歩により，感度・特異度の点で，予後予測の重要な predictor となってきた．

急性期脳梗塞の診断では，多くの施設では単純CTから検査が開始されており，従来行われてきた超急性期脳梗塞に対する血栓溶解療法のランダム化比較試験でもCT所見が適応基準の1つ

であった[41-45]．しかし，MR拡散強調画像（以下DWI）が撮像可能になった現在，少なくとも，24時間何時でもMRIが稼動している施設では，超急性期脳梗塞に対する血行再建の適応決定に際し最も有効な武器はMRIであるとする考え方もある．病型を的確に判断し，脳血流の低下領域とDWIで描出される不可逆的な変化を呈している部位のミスマッチを超早期に捉え的確な治療法を選択できるとする報告も多い[46-52]．その一方で，症候性出血性梗塞などの症状悪化に関しては，有意な予測因子はやはりCTの所見（early CT sign）であるという報告も多い[24]．

実際の医療現場における治療の立場から，理論的に考えると，最良の脳虚血画像診断は

1) 低侵襲性であること
2) 測定時間が短いこと
3) 単一のmodalityであること
4) 感度が高いこと
5) 特異度が高いこと
6) 観察者間バイアスが低い
7) 組織障害の程度が診断できること
8) 病変の局在診断ができること
9) その診断機器が実地医療で普及していること
10) 検査コストが安いこと

などの要件を満たすものとなる．

脳卒中の臨床で使用されている主な診断機器をあげると，①CT scan，②MRI，③SPECT，④血管撮影（DSA），⑤超音波診断，⑥PET，の6つのmodalityがあげられる[37,41,53-55]．さらに，CTでは，①Plain CT，②Perfusion CT，③CT angiography，④Xenon CTの4つがあげられる．MRでは，①Diffusion MRI，②Perfusion MR，③MRAの3つが臨床では広く行われている．DSAは診断の目的ばかりではなく，動脈内への血栓溶解薬の投与を前提として行われる．この場合には，閉塞末梢のback pressureの測定も，虚血による組織障害の判定に用いられていることがある[56]．我々のデータ（未発表）では中大脳動脈閉塞の場合には，閉塞部位のdistalでのback pressureが30 mmHg以上であれば，時間の要素に影響されず，血行再建の良い適応である．

診断機器には，それぞれの目的があり，費用と時間を無視すれば，全ての診断機器にはそれなりの意味がある．しかし，脳虚血急性期では，時間単位ではなく，分単位での判断が求められ，これに基づいて治療方針の決定が行われる．そのため，全ての診断機器を総合して詳細な診断を行う時間的な余裕はなく，また，その必要もない．後述するように，発症から3時間以内の治療開始を前提とした場合，与えられた診断時間は30分程度である．検査機器の立ち上げ，患者の移動，費用などを考えた場合，単一の診断機器で方針決定が可能であることが望ましい．そこで，CT診断を中心とした診療（stroke CT）とMRI診断を中心とした診療（stroke MRI）という2つの考え方がある．

2. Stroke CT と Stroke MRI

a) CT 診断を中心とする考え（Stroke CT）

　CT は，どんな患者にも安心して使用でき（体内金属，呼吸器使用，医師の見守り監視下などでも問題ない），検査時間も短く，かつ，MRI，SPECT，PET などと比べて普及度が高い．CT は，こうした多くの点で，脳卒中診療の中心的な診断機器としての条件を満たしている．ただ，脳虚血に関しては，従来，超急性期における CT の診断能に限界があることも知られていた．

　これに対して，CT 検査の標準化（最適化）を行えば，脳虚血急性期においても実用的な感度・特異度が達成できることが明らかにされてきた[42-45]．こうした標準化が普及した場合には，灌流 CT，CT 血管撮影との組み合わせにより，CT に基づいた脳虚血急性期治療の方針決定が可能であることを示している．問題は，いわゆる early CT sign の読影は，観察者間のバイアスや機種・撮像パラメーターによるバイアスが大きく，正確な診断が常に可能とは限らないことである．しかも t-PA などの適応になる超早期の中程度の脳虚血では，CT で異常が出ないことが普通である．この場合，CT で異常が認められない他の鑑別疾患，すなわち，てんかん，薬物中毒，代謝異常などとの鑑別診断ができる臨床経験のある脳卒中専門医の存在が必要になる．今後，multi-detector CT（MDCT）の普及が進むと考えられるが，MD-CT では，脳梗塞急性期診断の点で，十分な感度が達成されない点も問題となる[24]．

　ただ，現在，MR の普及度がほぼプラトーに達しているのに対して，CT は，MD-CT の開発と普及が進み，脳卒中以外の領域ではその有用性が評価され，地域の一般病院への普及が進んでいる．また，医療コストの面からも，CT は MR に対して優位な面が多い．したがって，一般病院における脳卒中治療の選択として，stroke CT が基本となる可能性がある．事実，米国では，stroke CT が一般的に行われ，これに基づいて，アルテプラーゼの静脈内投与が行われている[19, 58-61]．また，日本においても，2005 年の 10 月に t-PA の急性期脳虚血への使用が認められたが，認可に当たって診断の中心的な役割をはたしてきたのは，CT であった[24]．

　急性期の stroke CT では 2 つの画像が基本となる．1 つは，通常の単純 CT である．これにより，early CT sign が捉えられる（図 3-1）[43]．

　しかし，この early CT sign は感度・特異度とも高くない（図 3-2）[42, 45, 62]．また，出血の診断において CT が優位であることが stroke CT を支持する 1 つの要素となっている．しかし，実際には，ルーチンで行われる MRI 画像（FLAIR）で脳内出血，くも膜下出血などは，容易に診断される（図 3-3）[47, 63]．したがって，stroke CT は，MRI が急性期に使用できない施設において MRI に替わるものとして考えるべきものである．

　もう 1 つは，脳血流を測定するための CT である．これには，不活性ガスのキセノンを用いた Xenon CT と造影剤を使用する灌流 CT（perfusion CT）の 2 つがある．現在の利用度，普及度を考えると，超急性期には perfusion CT が一般的である．Perfusion CT は，造影剤の静脈内投与により脳血流量を測定する方法である．したがって，血管内の造影剤の影響や定量性の点で，問題がある．

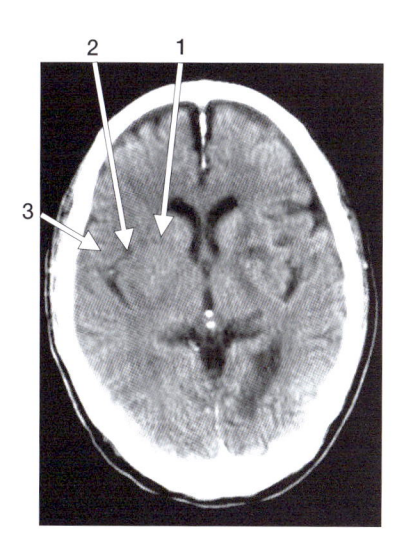

図3-1 Early CT sign
1 レンズ核構造の消失
2 島皮質（Insular cortex）の不明確化
3 皮髄境界不鮮明化

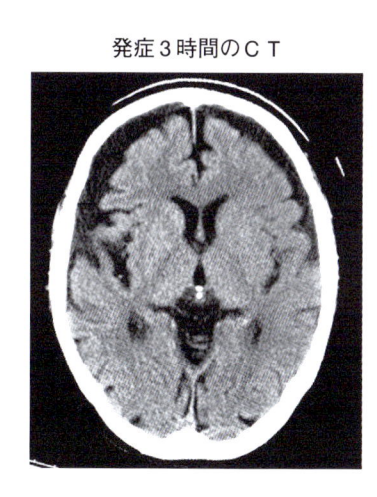

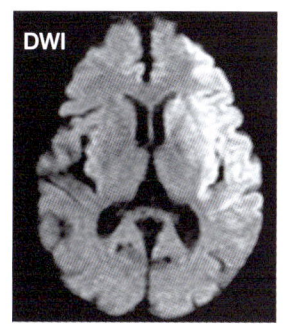

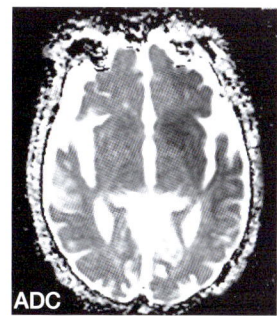

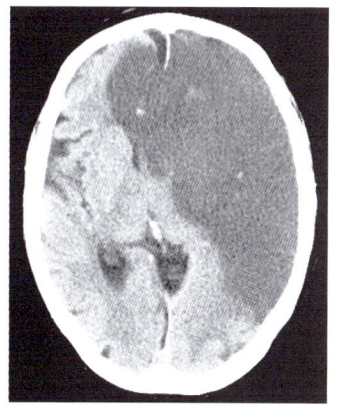

発症3時間のCT　　　　DWI　　　　翌日のCT

ADC

図3-2 Early CT sign と MRI
　左のCTでは，レンズ核構造の消失，島皮質の不明確化，皮髄境界不鮮明化などのearly CT signが認められる．しかし，領域の範囲は不明瞭である．中央のdiffusion MRI，ADC画像では，虚血の範囲がより鮮明である．
　右の翌日のCTでは，広範な梗塞が出現している．

脳梗塞	脳出血	くも膜下出血

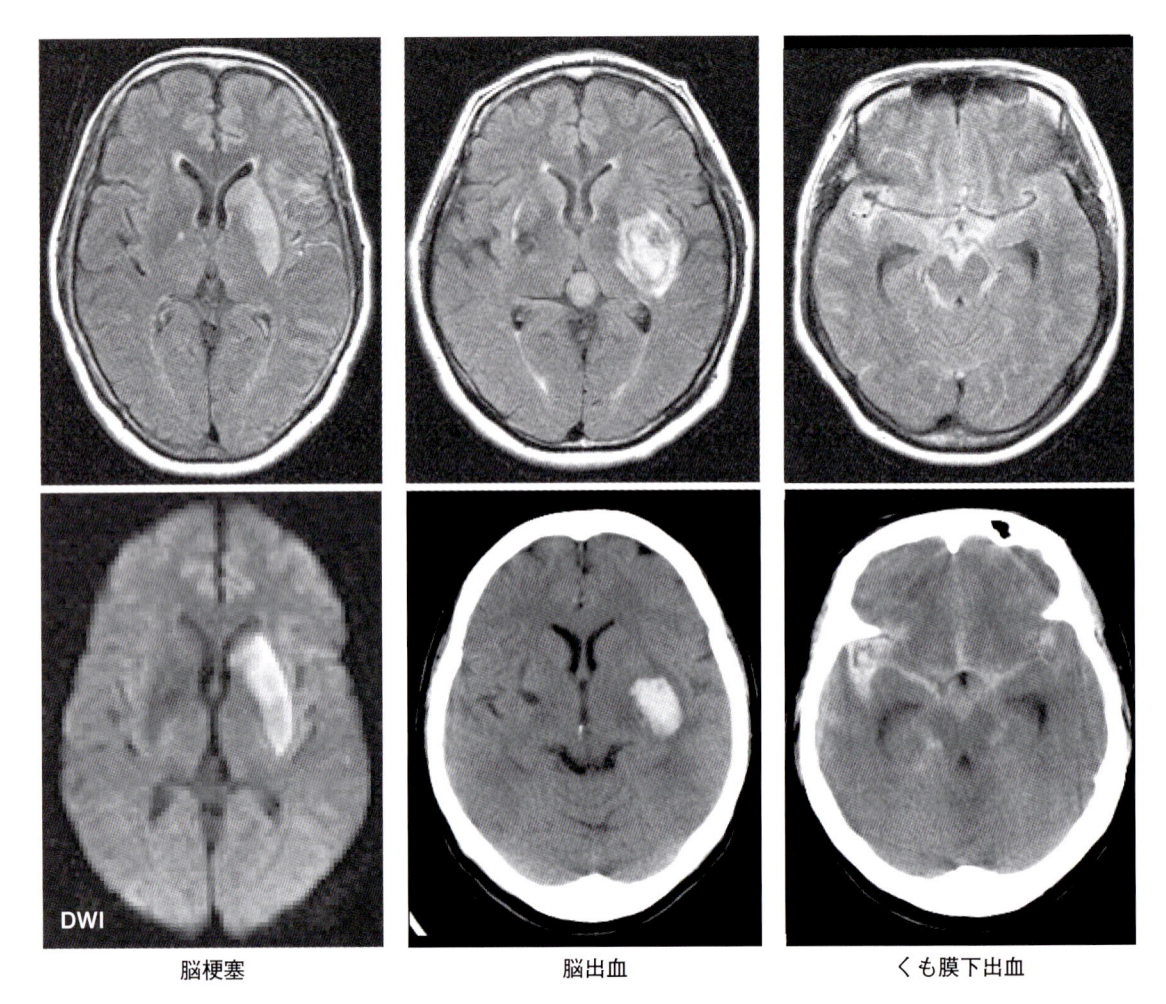

図 3-3 FLAIR による虚血性疾患と出血性疾患の鑑別

b) MR を中心とする考え (Stroke MRI)

　上記のような stroke CT の考え方の基本は，一般診療における，実用性や普及度を重視したものである．脳内出血やくも膜下出血などの出血性の脳卒中や急性期血行再建の適応とならない脳梗塞重篤例（具体的には early CT sign などがすでに出現している症例）などを確実に除外することに重点が置かれている．いい換えると，虚血病巣を積極的に画像化し，penumbra を捉えるという立場にはない．

　これに対して，MRI は超急性期に虚血を画像化できる点で，感度・特異度とも CT を大きく上回っている．したがって，MRI を中心とした診断法（diffusion MRI, MRA）は脳虚血急性期治療方針決定のための中心的な診断法として十分期待できることは明らかである[46-52, 57]．拡散強調 MRI，高解像度 MRA が 24 時間撮像可能な体制が十分に普及した場合には，CT による急性期診断・治療の必要はなくなるという意見も多い[57]．ただ，diffusion MRI にしても組織の障害と完全に一致する所見を示しているわけでない．灌流低下があるが拡散低下がまだない領域

（diffusion-perfusion mismatch）がいわゆる treatable penumbrae（救済可能領域）であるという考えはおおよそ正しいが，人為的な再開通によるダメージから免れるかという点は明らかではない[64-70]．

超急性期の脳虚血では，診断の精度（感度，特異度）の点で，MRIの臨床的な有用性は高い．特に，DWIでは水分子のブラウン運動を画像化する方法で細胞質や細胞間隙での水分子の拡散の速さと方向を描出できる．このため脳梗塞急性期に生じる細胞毒性浮腫による水分子の拡散障害が虚血超早期から高信号として描出される．これまでも脳梗塞診断においてDWIは発症早期から病変の検出能に優れるという報告が多数なされている．ラクナ梗塞や脳幹梗塞では超急性期に検出感度が落ちる場合があるとされているが，主幹動脈閉塞の場合，病変が従来の early CT sign に比べると，超急性期から視覚的に明確に描出され，感度が高い．Urbach らの報告では 6 時間以内の急性期脳梗塞症例の単純 CT と DWI を神経放射線科医が読影比較した場合 sensitivity は CT；55％，DWI；100％，secificity は CT；100％，DWI；100％であったとされ DWI の有用性が報告されている[62]．また，急性期に撮像された DWI 所見と SPECT（PAO）での血流量の関連では，発症 6 時間以内に搬入された脳主幹動脈閉塞症例で閉塞領域の DWI 所見が搬入時より高信号を呈していた部位の脳血流は 20ml/100g/min 以下であったとされ，搬入時から高信号であった部位，後に高信号へ移行した部位，高信号を呈さなかった部位の間ではその脳血流量に有意差を認めたとされている[71]．

3．MRI 所見による治療方針の決定（Stroke MRI の実際）

a）Diffusion weighted image（DWI）

Therapeutic time window の考えが実際の臨床で適応されるかを考えてみる．ここではまず脳血流をどう測定し，どの程度の血流低下と虚血時間により脳に虚血障害が発生するかを考える必要がある．図 3-4 は，虚血時間がほぼ 3 時間程度の場合の DWI 所見と SPECT での血流量の関係を示した．搬入時より DWI で高信号を呈していた部位，後に高信号に移行した部位，高信号に移行しなかった部位に分けて検討した．各グループ間で rCBF に有意な差が認められた．一般に脳虚血急性期に DWI で高信号を示す部位は，不可逆性の虚血性脳障害を示すと考えられている．局所脳血流量が 16cc 以下の部位で DWI の高信号部位は 95％以上が梗塞巣に陥った．また，少なくとも，臨床においても，局所脳血流量が 20cc 以下の場合には，3 時間程度でも強い不可逆性虚血傷害が発生すると考えられる．一方，局所脳血流が 30cc 以上維持されている部位では，DWI での高信号もみられず，梗塞に移行することはなかった．いい換えると，3 時間の時点で DWI で高信号を呈さずその後の MRI で梗塞となった部位の脳血流量は，20〜30cc 程度であった．この部位が急性期血行再建術の適応になる．

一般に DWI は T2 の効果も反映しており，拡散係数（apparent diffusion co-efficiency, ADC）の値だけを示しているのではない．特に脳虚血から数日から 2 週間では，急性期に低下していた ADC は上昇するが，T2 の効果が強いために相殺され，むしろ，高信号が持続することがある（T2 shine through）．しかし，超急性期では，T2 効果は弱く，DWI は ADC をよく反映してい

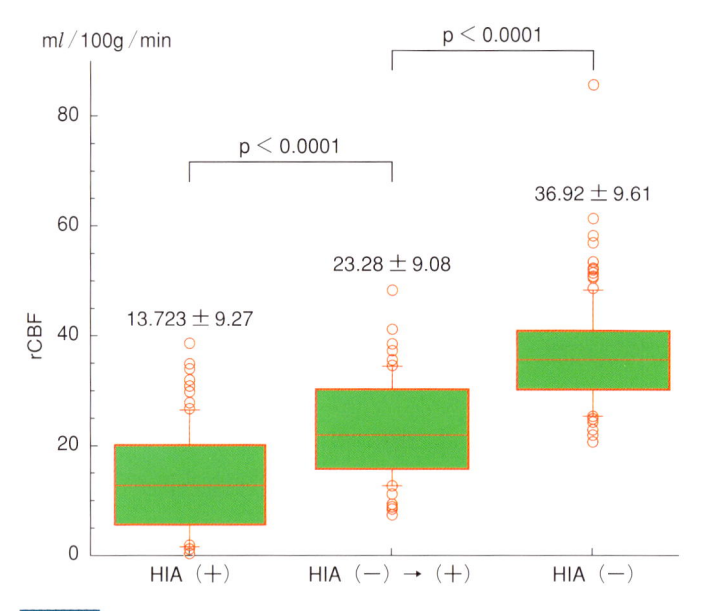

図3-4 残存脳血流量と拡散強調画像上の異常の関連

る．しかし，DWIは定量性がないので，ADC画像もしばしば用いられる．図3-5はADCとSPECTによる局所脳血流量値の関連を示した．ADC値でみると，血行再建術の適応の領域は0.7から0.9程度である．ADC値が1を超える部位では残存血流も25cc以上あり，MRIのDWIで高信号領域となることはない．一方，ADC値が0.7以下の部位では，残存血流も15cc程度以下となり，梗塞は免れない（図3-5, 3-6）．

b）Perfusion MRI

　残存血流の評価方法としては，SPECTによる評価が定量的な評価も可能で一般に行われており有用と思われる．しかし，t-PAの治療開始時間の限界が3時間程度であることを考えると，実際にMRIとSPECTを両方とも検査することは困難であるし，SPECT装置の普及をみても困難であろうと想像される．

　この点，MRIでは，灌流画像（PWI）により，DWIなどに引き続き短時間でCBF，CBVの定量測定が可能である（図3-7）．PWI，SPECT所見，最終梗塞巣の大きさを比較した報告では良好な相関が得られたとされている．残存血流量を評価し，急性期血行再建の適応を検討する上では大きな武器となる[72-73]．図3-8は，同時期に測定されたSPECTでの残存血流量とMRのPWIで測定された血流量の相関をみたものであるが，良好な相関が得られている．SPECTに比べ撮像できるスライス数が一般的な1.5TのMRIで2から4スライスと評価可能な領域に制限があるため撮像時に注意を要する．撮像直後にオリジナル画像をページングモードで観察しておくことも術者が残存血流量のイメージをつかむ上で有用である．

図 3-5 ADC value and HIA

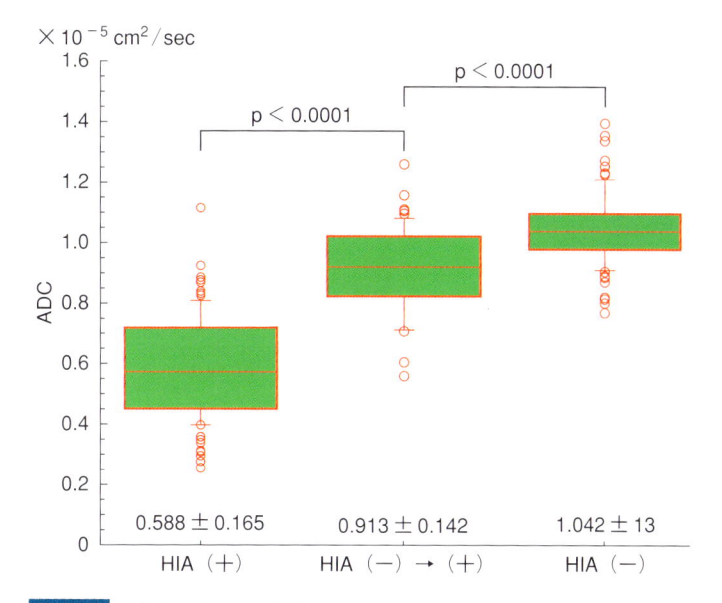

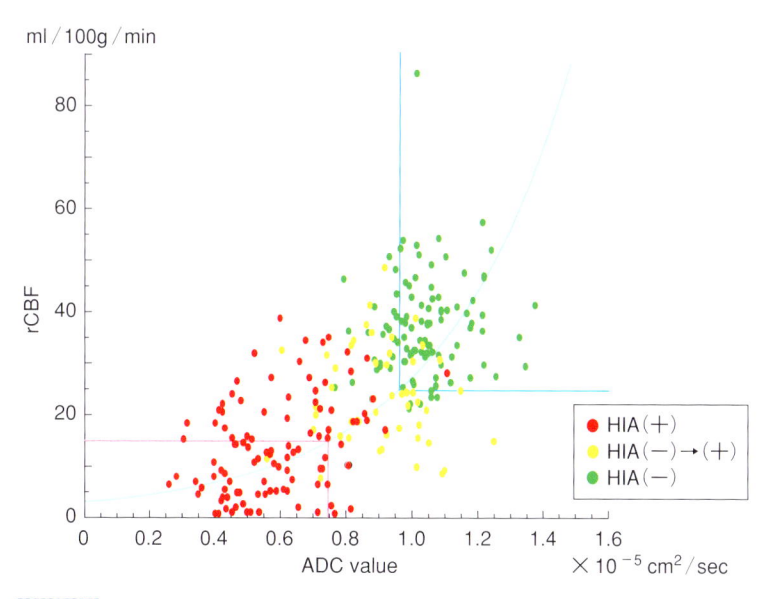

図 3-6 rCBF と ADC 値の検討

c) FLAIR 画像

　また，虚血性疾患の場合 FLAIR で intra-arterial signal とよばれる血管内の高信号に注意することで閉塞している血管の予想が可能である．豊田らの報告によると 24 時間以内の急性期脳梗塞 60 症例で FLAIR での intra-arterial signal の認められる領域は 87.5％ で灌流異状範囲と一致したとされている[63]（図 3-9）．動脈閉塞に伴う intra-arterial signal の感度は高く，ルーチンの MR 画像として得られるものであり実用性が高い．

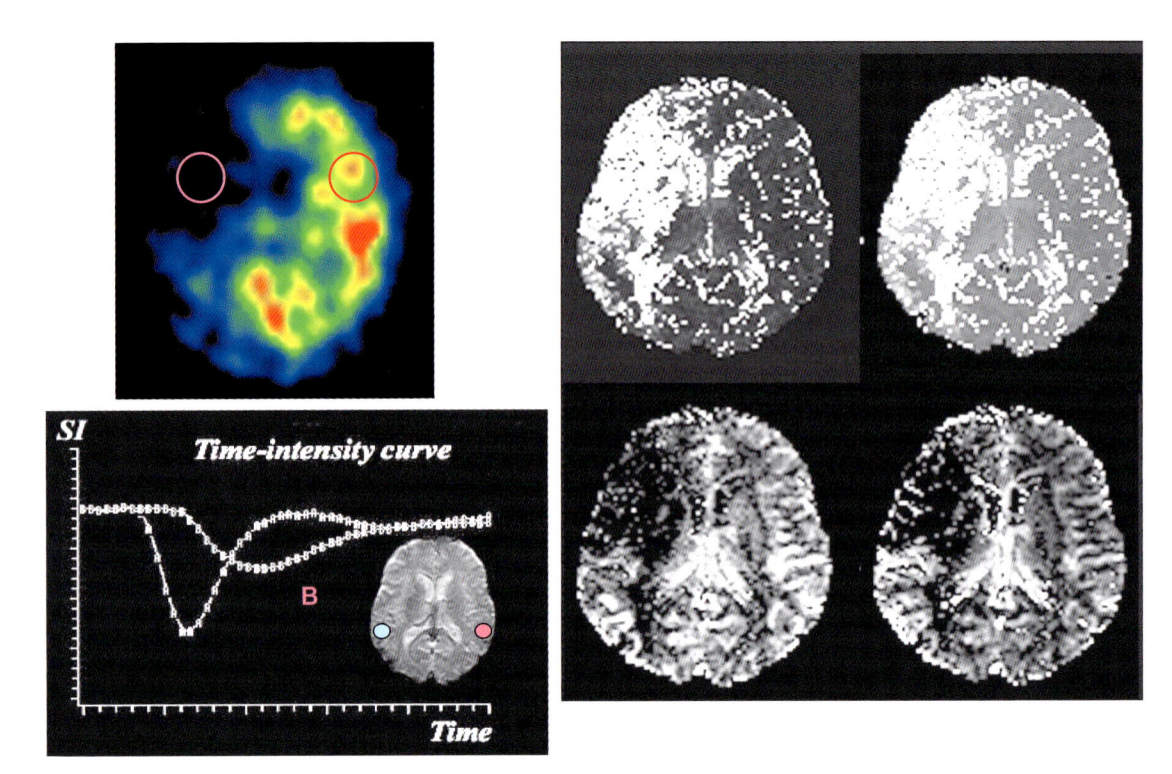

図 3-7 Perfusion CT と SPECT

Workstation（MR vision ver.1.5）上で rCBF，rCBV，rMTT，rTime to Peak 画像を作成，対側との比 asymmetry ratio（A.R.）＝患側の ROI／健側の ROI を算出し，SPECT での A.R.と比較検討した．

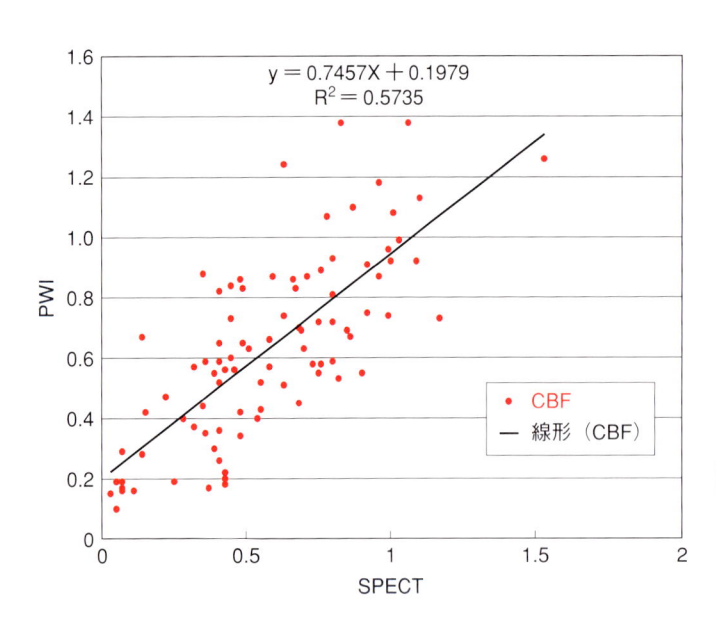

図 3-8 MR 灌流画像から計算された CBF と SPECT の CBF の関連

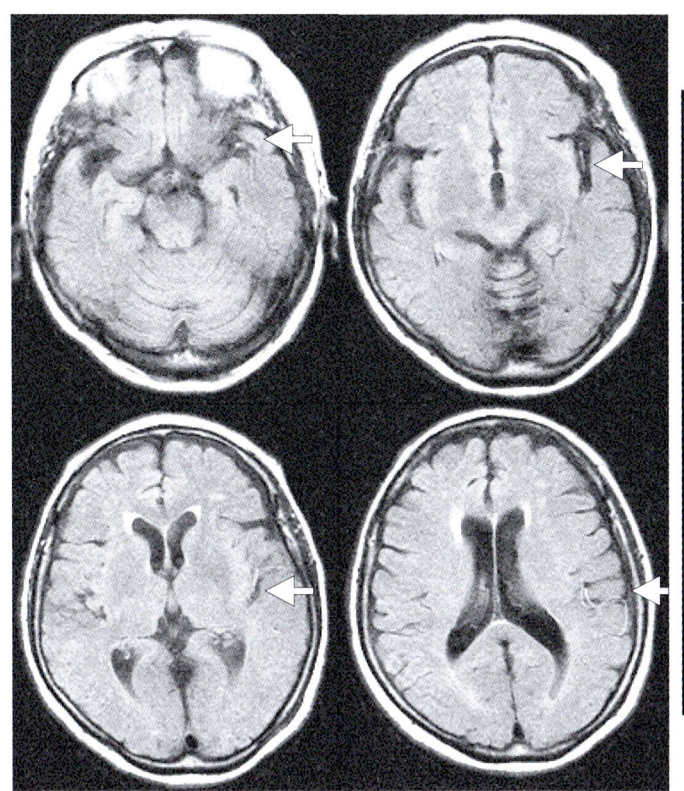

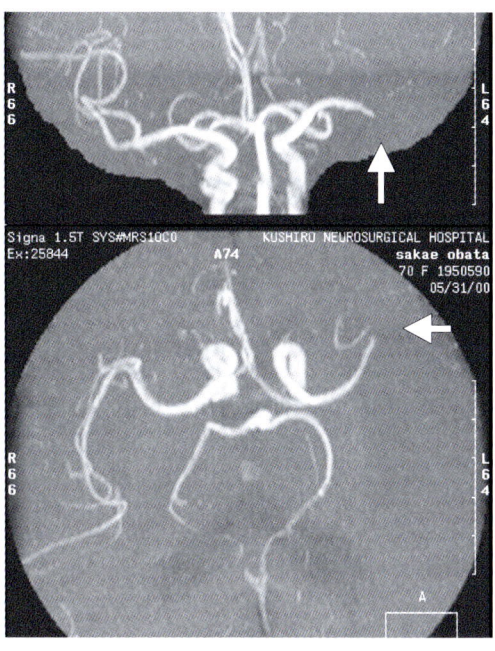

図 3-9 Intra-arterial signal（FLAIR）

d）DWI と SPECT の合成画像

　短時間に SPECT と MR の両方が検査できる診療体制が整備されていれば，その両方を施行することが，treatable penumbra の画像診断としては，最良のものである．最近の新しい画像処理手法である iNRT を用いると DWI 所見と脳血流の低下領域の解離所見が視覚的に直感的にわかりやすく，今後の臨床応用が期待される．図 3-10，3-11 に DWI と SPECT の fusion 画像を示した．図 3-10 は DWI での高信号領域が SPECT の脳血流低下部位とほとんど重なっており，treatable penumbra がなく，血行再建の適応がない例である．図 3-11 は DWI での高信号領域が SPECT 上の脳血流低下領域に血行再建の良好な適応となった例である．

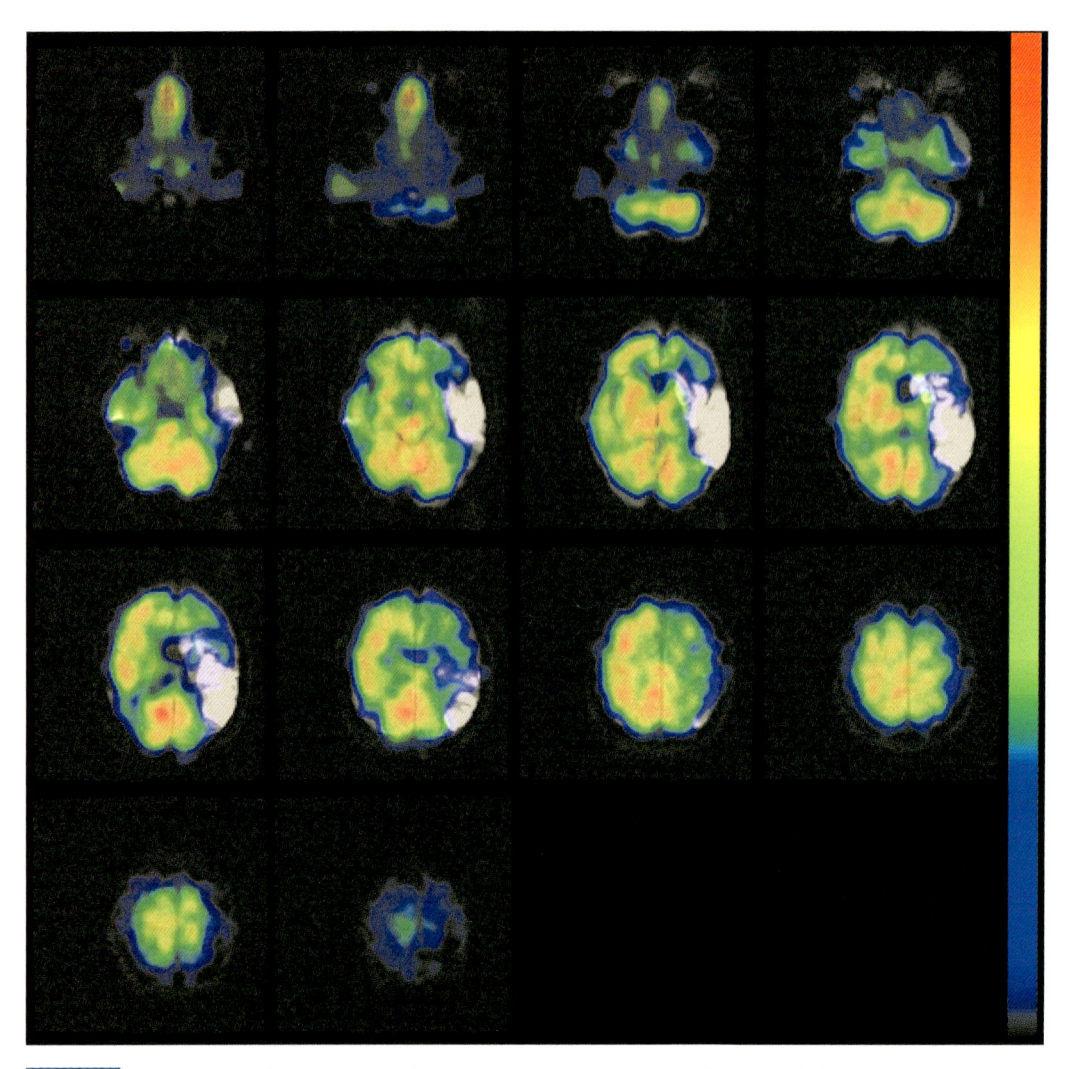

図 3-10 Fusion 画像（DWI & SPECT）による penumbra の描出血行再建の適応除外例

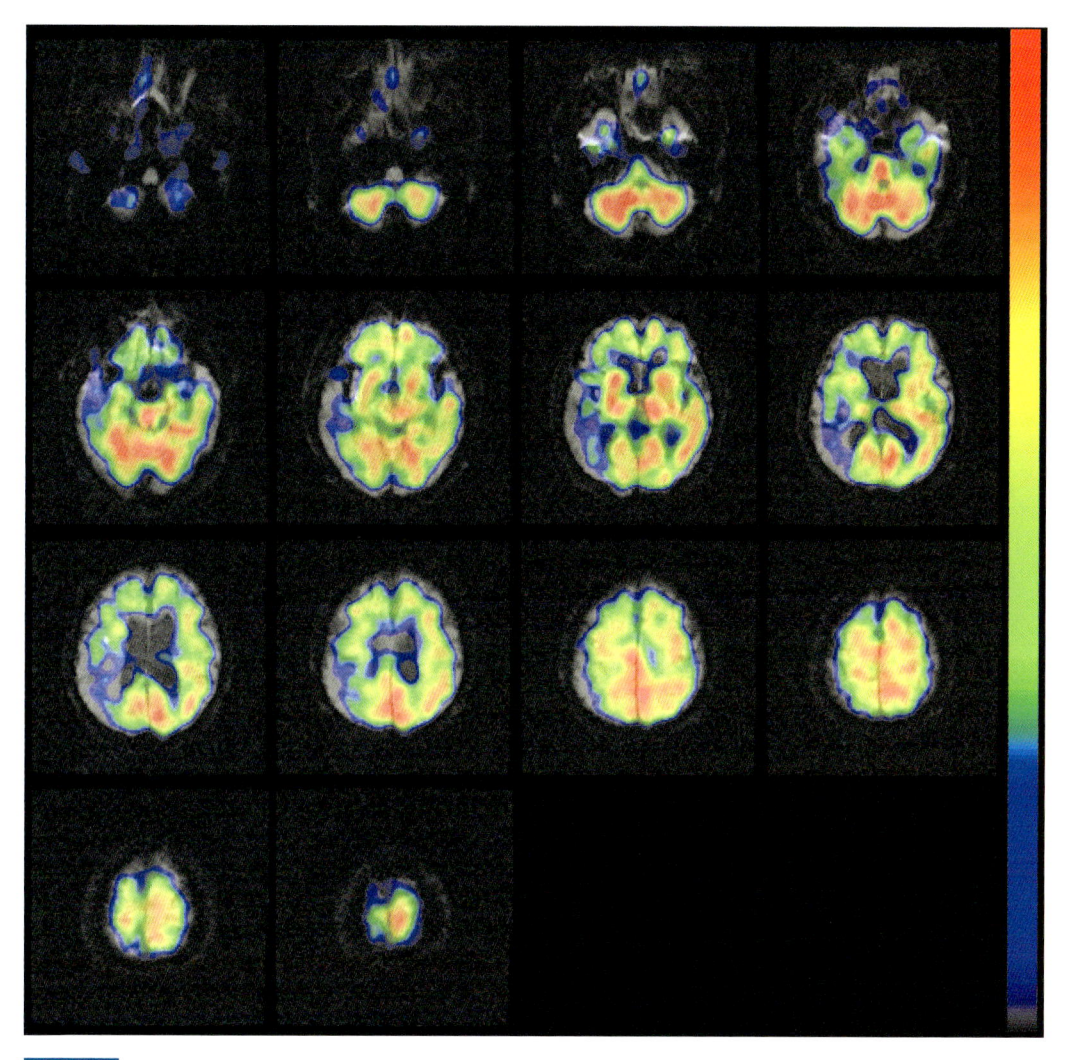

図 3-11 Fusion 画像（DWI & SPECT）による penumbra の描出血行再建の適応例

C 治療方針

1. Time management とフローチャート（クリティカルパス）

　急性期脳虚血治療では，「Time is brain」の考えがきわめて重要である．すなわち，正確・迅速な診断に基づいた迅速な治療方針の決定と引き続いて行われる迅速な治療という「診断・方針決定・治療の速さ」が第一の priority を有している[19, 24, 74]．これは，いい換えると，適切な時間のマネジメントがなければ，急性期脳虚血治療はできないということを意味している．どんなに厳密で正確な診断をしても，それが，therapeutic time window 内に行われなければ，急性期治療の観点からは全く意味がない．また，一方で，刻々と変わる penumbra に対して reperfusion injury を起こさないような救済を行うためには，ある程度の正確なデータが必要である．

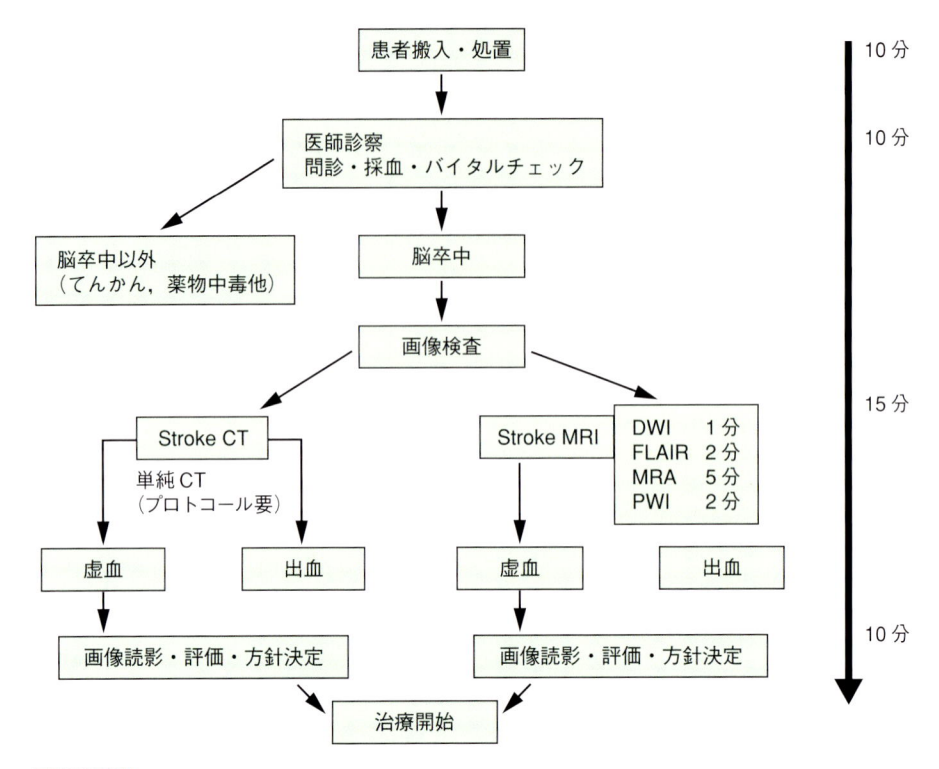

```
                患者搬入・処置                          10分
                      ↓
                  医師診察                             10分
              問診・採血・バイタルチェック
              ↙           ↓
        脳卒中以外         脳卒中
     (てんかん,薬物中毒他)
                          ↓
                        画像検査                       15分
                      ↙       ↘
              Stroke CT       Stroke MRI   DWI   1分
              単純CT                        FLAIR 2分
            (プロトコール要)                  MRA   5分
                                           PWI   2分
            ↙    ↘           ↙    ↘
          虚血   出血        虚血   出血
            ↓              ↓                      10分
     画像読影・評価・方針決定  画像読影・評価・方針決定
                      ↘   ↙
                     治療開始
```

図3-12 急性期脳虚血治療のクリティカルパス(抜粋)

　こうした時間制限のある目的を達成するためには,第一報を受け取った瞬間から始まる患者受け入れ体制,画像検査体制の整備,そして,方針決定のフローチャート(クリティカルパス)が必須である.また,少しでも時間を短縮するためには,シミュレーションを含めたトレーニングも当然必要である.これらの体制作り,フローチャートは,その医療施設の状況に応じたものでなければ意味がない.

　特に,t-PAの使用を前提とした場合には,治療開始が3時間であり,これを達成するためには,非常にbrush upされた有機的な体制が必須である.当然のことながら,患者来院までに発症からある程度の時間経過がある.多くの場合,院内発症でなければ,1時間以内に医師が診察を開始することは容易ではない.したがって,3時間以内の投与を達成するために,残された時間は,1時間程度であると考えるべきである.よく知られているように米国心臓病学会のガイドラインでは,患者到着10分で診察を終了し,45分以内のCT読影,治療方針の決定が必要とされている[58-61].本邦でも,t-PAの適正治療指針では,

　来院から
　　病歴聴取,診察まで　　　10分以内
　　画像診断(読影)まで　　　45分以内
　　t-PA開始まで　　　　　　60分以内
というガイドラインが示されている.

したがって，急性期の脳虚血治療を責任をもって行うのであれば，院内体制の再点検が必要であり，それに対応したクリティカルパスを作るべきである．図3-12は急性期脳虚血患者のクリティカルパスの抜粋である．ここでは，24時間，脳卒中専門医が患者来院前に病院からコールを受け，待機していることを前提にタイムテーブルが作られている．診察・処置10分，stroke MRによる診断確定が30分，治療方針の決定が10分，その間の移動時間が10分となっている．結果として，救急入院患者にt-PA治療が開始されるまで1時間で可能となる．CTをベースとしたstroke CTであれば，検査時間はさらに短縮する．

　CTを用いるにしても，佐々木らが述べているように，early CT signなどを検出するためには撮像条件の最適化が必要である．したがって，そのためのCTのプロトコールが必須となる．また，stroke MRIの場合でも，最低限の組み合わせは，DWI（b-valueが1000），FLAIR（出血性病変のルールアウトのため），MRA，perfusion MRとなる．これらの撮像条件をプロトコール化しておく必要がある．

2．最初の判断― t-PA判断

　救急搬送された場合まずt-PAの使用が可能かどうかの判定を行う（t-PA判断）（図3-13）．

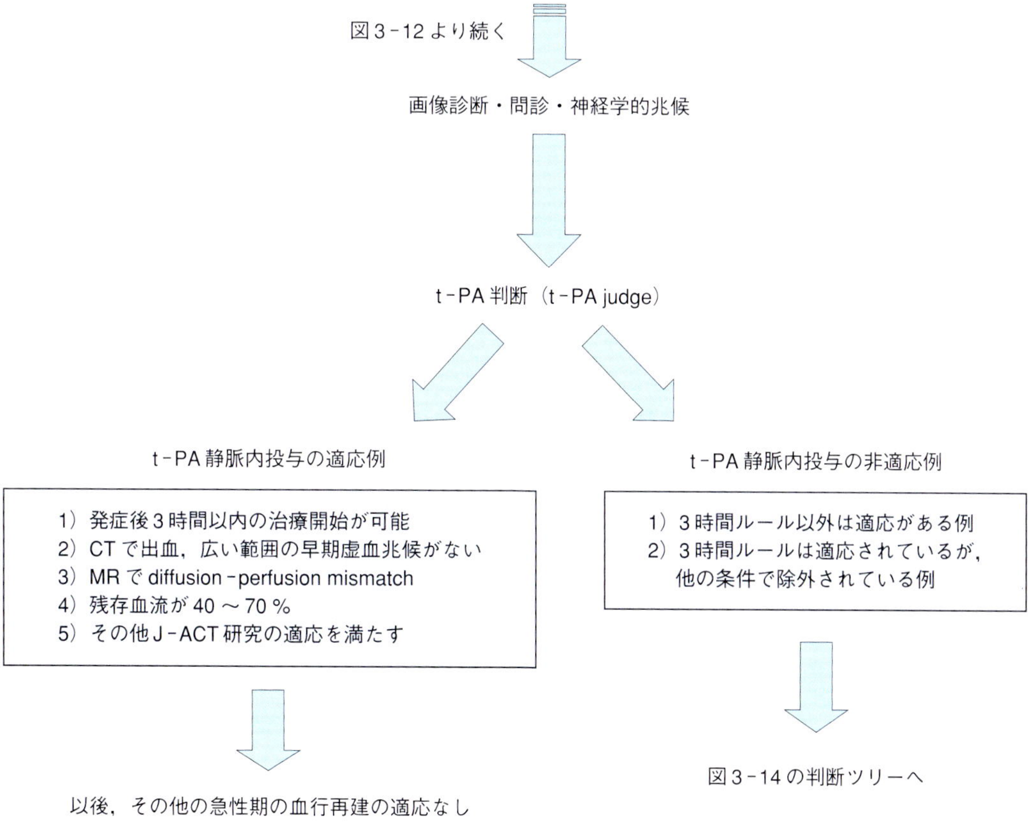

図3-13 図3-12より続く

病歴を訊き，発症時刻からすでに3時間を過ぎた例，あるいは，検査時間を考えた場合，投与開始が3時間以降となる例では，最初からt-PA投与を断念する．実際には，3時間以内に必要な検査を完全に終了し，適応を判断してt-PA治療を開始するのは容易でない．

もし，3時間以内投与が可能と判断されれば，MRIが利用できない場合には，CTでの検査を進める．Early CT signが，中大脳動脈の広い範囲（1/3以上）に出現していれば，t-PA治療は断念する．MRIが急性期にフル稼働できる場合には，まず，MR拡散強調画像（以下DWI）とFLAIRを施行する．すでに述べたように，DWIの領域は，基本的に不可逆性変化の領域を示す．したがって，この範囲が，大きければ，これも治療の適応にはならない．MRIのFLAIR画像で虚血性疾患と出血性疾患の鑑別が明確に可能であり，CTは，必ずしも必要ではない．

この段階で，他の神経学的条件も考慮してt-PA静脈内投与が可能と判断された症例では，他の検査（perfusion CT, perfusion MRI, MRA, SPECT）を省略しても，早急にt-PAの投与を開始する．以後は，t-PAの治療の流れに準拠して厳密な経過観察を行う．また，この後は，他の血行再建術は急性期の適応はない[24]．

3. t-PA治療非適応例

よく知られているように，治療開始が3時間以内に可能でJ-ACTの適応（t-PA使用適応）を満たす症例は，決して多くはない．したがって，t-PA投与治療ができない症例のほうが多い．

t-PAの適応除外例には，2つのグループがあり得ることになる．
1）時間以外の条件は満たしているが，3時間を超えている例
2）3時間以内のt-PA使用が可能だが，その他の条件が満たされていない例
の2つのグループに分けられる．

この内，1）のグループに関しては，MRIやSPECTで残存血流量やdiffusion-perfusion mismatchがある例では局所線溶療法，thrombectomy，急性期EC-IC bypass，CEAなどの適応を考える余地がある．ただ，いずれも，治療効果に関するevidenceはない．発症からの時間は，t-PAの静脈内投与を行う場合には，発症後3時間以内の治療開始が必要である．しかし，この治療機会を逸した例では，症例に応じて，血管内外科（局所線溶療法），急性期頭蓋外-頭蓋内血行再建，急性期血栓内膜剝離術の適応を考えることになる．この場合の治療開始時間はこれまでの報告では6時間以内という報告が多い[75-88]．

第二のグループに関しては，それぞれの症例での除外条件に抵触した条件があるはずであり，それによって，以後の急性期血行再建の適応を考慮する必要がある．たとえば，症状が重篤で（JCSで100以上，NIHSSで23点以上など）の例では，他の血行再建術の適応もないように思われる．しかし，軽症例（NIHSSで4点以下）の内頚動脈高度狭窄例などでは，急性期のCEAなどの適応がある．ただし，この場合でもSPECTやMRIなどの所見を参考にする必要がある．

t-PAの静脈内投与が選択肢となる以前は，MRI所見に基づく急性期血行再建の適応はおおよそ以下のようなものであった．

1）DWIでの高信号域とPWIでの血流低下領域の不一致例

2）PWIでの閉塞領域の残存血流量が20〜30 cc（健側の40〜70％）

これに加えて，通常，以下の条件を考慮される．

1）年齢（一般に75歳以上，あるいは80歳以上は適応外）
2）発症6時間以内の治療開始が可能（t-PAの静脈内投与治療の場合には3時間以内）
3）神経症状がきわめて軽微なもの，きわめて重篤なものを除く

基本的に，ラクナ梗塞であれば保存的に加療する．主幹動脈病変が疑われる場合MRAを引き続き施行する．主幹動脈の閉塞がなければ，保存的治療を行う．閉塞あるいは狭窄血管が診断さ

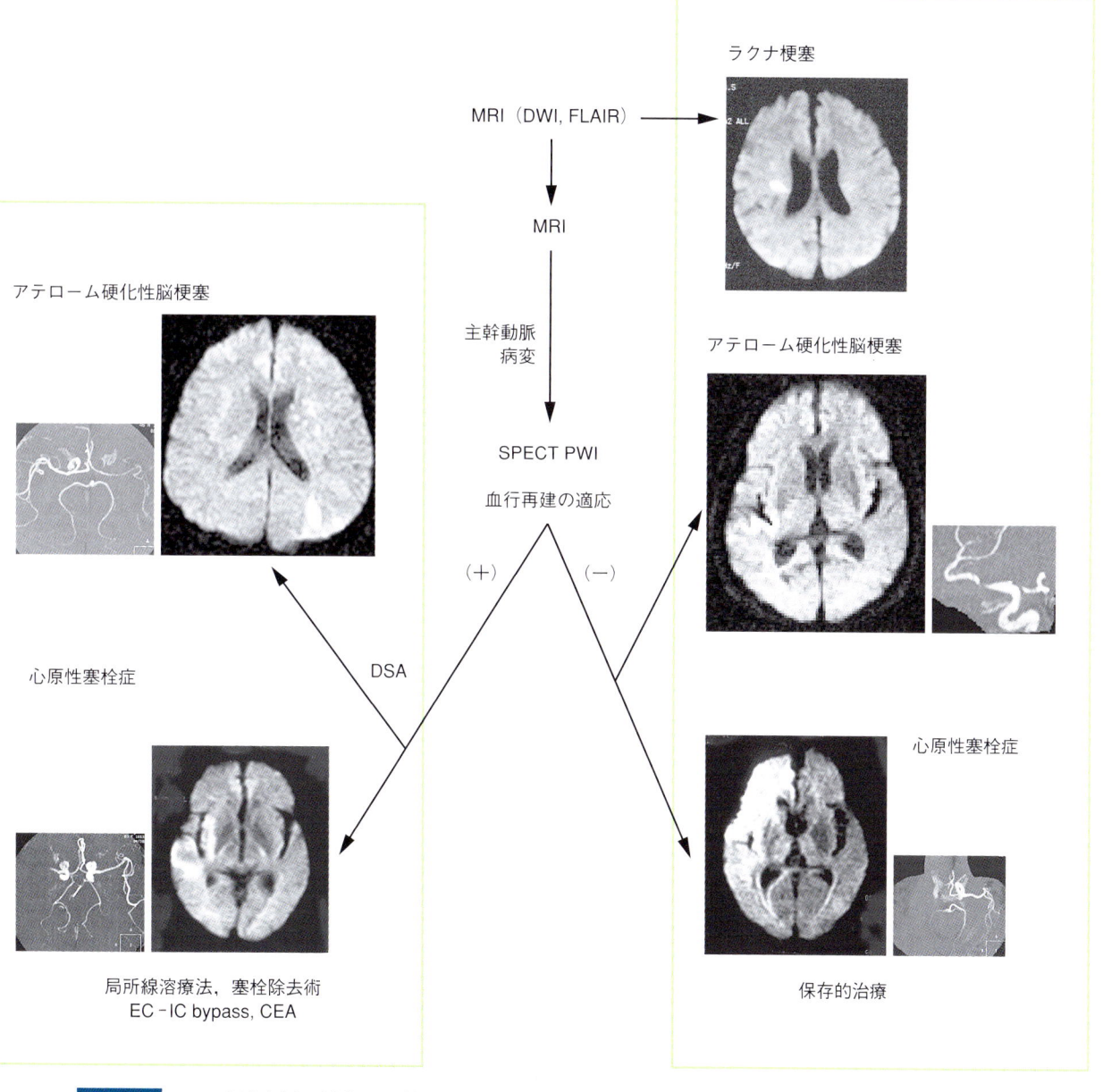

図3-14 t-PA非適応例に対する判断ツリー

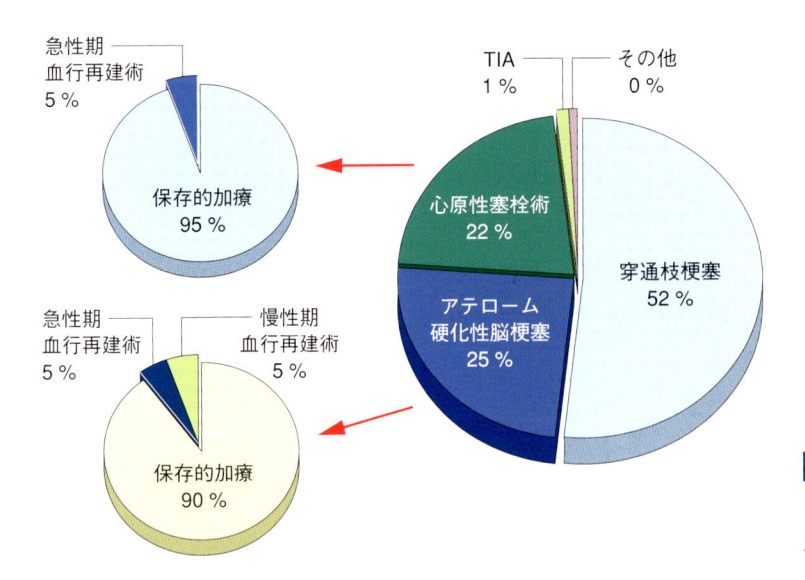

図3-15 地域機関病院における2年間の急性期血行再建

れた場合には，脳血流の評価をSPECTあるいはMR灌流画像（PWI）で行う．血行再建術の適応と判断された場合血管造影などに移行し血栓溶解術，血管吻合術，血栓除去術，CEAなどを引き続き施行する．

病型を的確に判断し，脳血流の低下領域とDWIで描出される不可逆的な変化を呈している部位のmismatchを超早期に捉え的確な治療法を選択することが重要である（図3-14）．

しかし，こうした適応に基づいて治療を行った場合，急性期血行再建が行われる適応症例は少ない．図3-15は，釧路地区の脳卒中基幹病院での2001年から2003年までの1136症例の内訳である．52％が穿通枝梗塞，25％がアテローム硬化性脳梗塞，22％が心原性梗塞であった．この中で急性期血行再建術の対象となったのは心原性塞栓症の5％，アテローム硬化性脳梗塞の5％にすぎない．

D 急性期血行再建の方法

1. t-PA静脈内投与

急性期脳梗塞におけるt-PAの静脈内投与は，米国では，1996年にFDAの認可を得ている．その後，カナダ，ドイツ，ヨーロッパ諸国でも使用が認可されている．本邦では，J-ACT研究の結果を踏まえて，2005年10月に厚生労働省の認可を得た．したがって，日本における使用は始まったばかりであり，今後のデータの集積を待たなければならない．その適正使用に関しては，日本脳卒中学会医療向上・社会保険委員会rt-PA（アルテプラーゼ）静注療法指針部会の指針がある[24]．その要旨は，表3-1に示したようになる．特徴は，MRIに関する記載が全くないことと，適応の基準以上に禁忌・慎重投与例の基準が多数に及ぶことである．これは，欧米，そして，日本で行われた治験のプロトコールが大きく影響している[19,58-61]．

表 3-1　t-PA 静注療法（抜粋）

適応例
- 発症 3 時間以内に治療開始が可能
- Early CT sign や出血がない
- 神経学に軽症・重症でない
- 年齢は 75 歳未満
- 上記の全てを満たし，以下の禁忌・慎重投与のいずれの項目にも該当しない

慎重投与
1) 軽症例（NIHSS 4 点以下）や重症例（NIHSS 23 以上）
2) 年齢 75 歳以上
3) 既往歴（消化性潰瘍・憩室炎，大腸炎，活動性結核など様々）
4) ワーファリン治療による PT-INR1.7 以上
5) 過去の脳梗塞（3 カ月以上）

禁忌
1) 広範囲な early CT sign がある
2) 血小板 10 万以下
3) 血糖値の異常（50 mg 以下または 400 mg 以上）
4) 治療に反応しない高血圧（拡張期 110 以上，収縮期 185 以上）
5) 既往歴（3 カ月以内の脳梗塞，脳出血など）

　この適応は，脳卒中治療の第一治療施設である一般病院，地域中核病院の実情に合わせたものであり，その意義は高い．ただ，日本の都市部におけるセンター病院では，24 時間稼動している MR 装置があり，そのほとんどは拡散強調 MRI や灌流 MRI が撮影できるものである．したがって，stroke MRI を行っている施設においても，時間のマネジメントという点で CT と比べて遜色のないクリティカルパスが可能である．こうした MRI を中心とする現在の日本における脳卒中センター病院において，今後，stroke CT に基づいた現在の t-PA 適応基準と MRI 所見との関連が明らかにされると考えられる．

　ただ，すでに予想されているように，diffusion-perfusion mismatch の領域は t-PA による救済が可能な領域を含んでいることが示されている．さらに，diffusion positive の領域においても，t-PA による救済が可能な領域が存在することも示されている．また，3 時間ルールの根拠となっている組織障害の判定を diffusion MRI で行うことにより，3 時間を超えてからの t-PA 使用の有用性も示されている．ただ，一方で，出血性梗塞の発症を予測する predictor としては，やはり，CT 所見（特に主幹動脈の閉塞を示す hyperdense sign など）が単独の因子であるという報告もある．MRI に基づいた t-PA 適応は，今後の検討を待つ必要がある[64-70]．

2. 外科的血行再建

　発症から 6 時間以内での外科的な血行再建は，院内発症例などの特別な例外を除くと実際には困難である．したがって，therapeutic time window の考え方からすると，急性期の外科的な血

行再建は，一般的には難しい．基本的には，ischemic penumbra の救済の option として外科的な血行再建を利用することは t-PA や経皮的血栓溶解術（局所線溶療法）などの option に一定の evidence がある今日では標準的な選択肢とはならない．しかし，急性期の misery perfusion 領域が梗塞になってゆくと考えられる progressing stroke に対する選択肢としては，急性期の塞栓除去術（embolectomy，開頭術による頭蓋内塞栓除去術），急性期の STA-MCA bypass 術などがある[75-88]．これらは，

 1) 他の方法と異なり完全な再開通が可能
 2) t-PA やウロキナーゼなどの血栓溶解剤が不要

などの利点がある．事実，数少ない報告例の成績は，その他の治療法と比べて劣るものではない．

a) 急性期 embolectomy [75,78,86]

　急性期の embolectomy は 1985 年に Meyer らが報告して以来，この 20 年間にいくつかの報告が散見される程度である．ほとんどの報告が，中大脳動脈の embolectomy である．最近でも，その報告は必ずしも多くはない．artery-to-artery の塞栓あるいは心原性の塞栓性閉塞がよい適応であるが，アテローム塞栓でも塞栓が主であれば可能である．また，DWI で大きな脳損傷がないこと，DWI の障害領域以上の神経症状が高度な（DWI と神経症状に解離がある）症例，血流検査（SPECT，灌流 MRI，CT など）で側副血行路を介する残存血流量がある程度（40〜70％）存在する症例などが適応となる．時間に関しては，evidence はないが，これまでの報告では，6 時間以内の再開通例の予後は良好である．手術手技は，以下のようなものである．

■手術手技（図 3-16）■

　体位は通常の中大脳動脈瘤のクリッピングに準じて，頭位を 30 度程度健側に傾け，3 点固定とする．通常の中大脳動脈瘤クリッピングの場合と異なり，あまり，頭を傾けると中大脳動脈の水平部が捉えづらくなるので注意を要する．まず，閉塞部中大脳動脈の中枢側に temporary clip をおき，これを遮断する．アテロームの場合には，動脈硬化所見が肉眼的にも明らかあることが多い．クリップは動脈硬化の強い部位を避け，動脈壁の健状な部位を遮断する．動脈切開は，動脈走行にパラレルに線状に行う．切開後，塞栓（栓子）除去を行う．Back flow があることを確認してから，M2 部（分枝）にクリップをかける．次に，中枢側の遮断を解除して，順行性の良好な血流があり，残りの栓子がないことを確認する．その上で切開部を縫合する．縫合糸は，6-0 のナイロン糸で連続縫合を行う．縫合終了後，クリップを解除して，ドップラー計で血流が再建されていることを確認する．

b) 急性期 STA-MCA bypass [79-88]

　急性期脳虚血に対する STA-MCA バイパス手術は，misery perfusion のある症例や progressing stroke と考えられる症例が適応と考えられる．しかし，そのエビデンスは全くなく，手術による過灌流の合併症があり得る．しかし，一般に，

　①アテローム血栓性梗塞で脳主幹動脈が責任病変である．

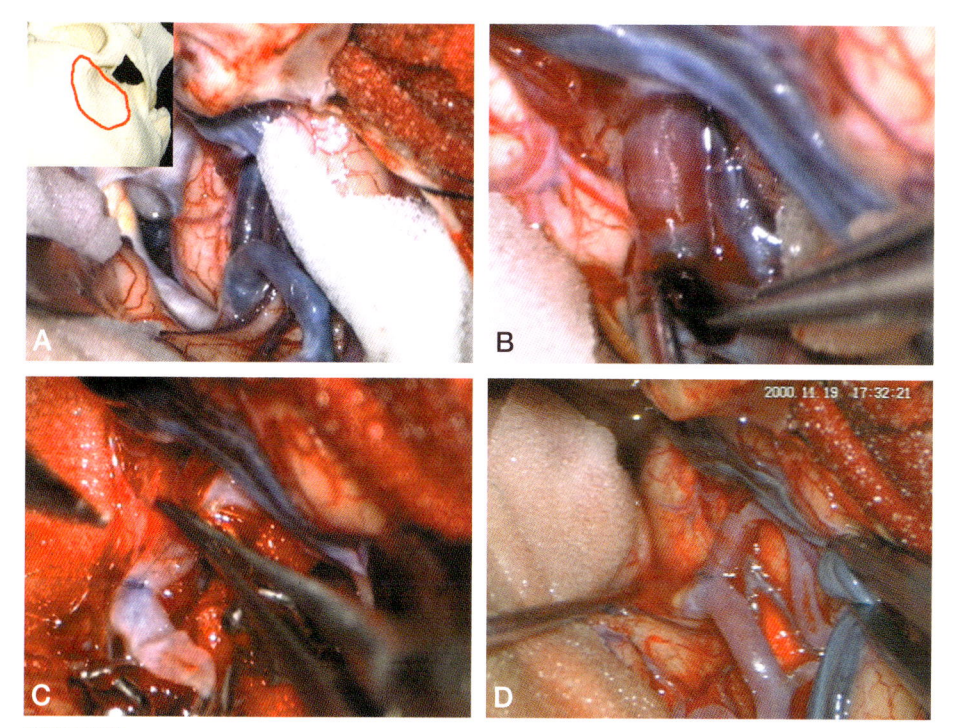

図 3-16 （文献 75 より）

A : Craniotomy and occluded middle cerebral artery. B : Removal of emboli. C : Suturing the artery. D : Revasculized middle cerebral artery.

　②MRI の拡散強調画像で大きな病変がなく，かつ，経時的検査で拡大傾向がある
　③血流が健側の 50％程度（20 cc 前後）であること
　④神経症状の増悪があること

などが要件となる．また，谷川らは，加えて，「MRI 拡散強調画像で高信号がみられても，運動野，放射冠，内包が温存されているもの」という条件を加えている．塞栓症は，基本的には，急性期バイパスの適応にならない．

■手術手技■

　通常の STA-MCA と同様の手順では，開頭からバイパス完成まで 2 時間はかかってしまうので，時間の短縮を第一に考える．このためには，STA の 2 本の枝である頭頂枝，前頭枝を完全に剥離する前に，頭頂枝を MCA の枝の central artery にバイパスする．このために，皮弁を翻転してから，STA の頭頂枝を遠位端から剥離して，バイパスに必要な距離だけ剥離する．ある程度剥離した後に，開頭を行い，硬膜を開き，recipient（central artery）を確認する．バイパスに必要な距離の剥離を追加し，ここで 1 本目のバイパスを行う．次に，2 本目のバイパスは，皮弁の翻転を追加しながら行うが，この際，吻合部が引っ張られないように，翻転した皮弁の galea を硬膜に縫いつけて固定しながら行う．2 本目は，前頭枝をできる長い距離で剥離して，M2 にバイパスする．

D．急性期血行再建の方法

3. 血管内外科による急性期血行再建

急性期の血管内外科による血行再建に関しては，本書の野中の章で詳しい．ただ，t-PA の静脈内投与がすでにされてしまった場合には，急性期の血管内外科は，困難になる．いい換えると，t-PA の使用を前提とした場合には，この適応からはずれた症例が急性期の血管内外科治療の適応となる．適応除外例の中でも，3 時間ルール以外は t-PA の適応と考えられる例が最もよい適応となる．また，t-PA の禁忌例や慎重適応例の中にも血管内外科治療の適応例が多数存在する．

E 急性期血行再建の実際

1. 穿通枝梗塞

図 3-17 に左放線冠と延髄の症例を提示する．穿通枝梗塞の場合でも他の検査に比べ超早期から DWI で病巣を検出可能である脳幹梗塞の場合検出時期が遅れる場合があるので注意が必要である．基本的に保存的に加療されるが，中に主幹動脈の狭窄病変を合併している場合もあり血管系の精査も必須である．いずれにしても，主幹動脈閉塞のない例では，t-PA 静脈内投与の適応はあるが，それ以外の急性期血行再建の適応はない．

2. アテローム血栓性脳梗塞

図 3-18 に内頚動脈閉塞（急性期頭蓋内外吻合術症例）の例を示す．

46 歳男性，突然の右片麻痺，失語にて発症，発症 4 時間の DWI，MRA，SPECT を示す．左側の分水嶺域に DWI にて高信号域を認め，MRA にて左内頚動脈閉塞を呈しており前交通動脈を介す側副血行路を認めた．SPECT にて同領域の血流低下所見を広範囲に認め，DWI 所見と残存血流の間に解離を認めた．急性期血行再建術の適応と判断され左浅側頭動脈-中大脳動脈吻合術を施行した．14 日後の MRI を提示する．高信号域の拡大はなく，MRA で吻合血管の良好な開存状態がよくわかる．神経脱落症状を残すことなく回復し社会復帰した．

頭蓋内内頚動脈や中大脳動脈の閉塞あるいは高度狭窄症例に対しては頭蓋内外吻合術が有用である．急性期症例では血行再建までの時間的な要素が予後を大きく左右するため吻合術の技術的な向上が重要である．

3. 頚部内頚動脈狭窄（急性期内膜剥離術症例）（図 3-19）

56 歳女性，構音障害，右半身の感覚障害を繰り返していた．来院時の MRI にて左頭頂葉に多発性の小梗塞巣を認める．MRA，DSA にて左頚部内頚動脈の高度狭窄所見を認め，SPECT 上同領域の脳血流低下を認めた．急性期血行再建術の適応と判断され左頚部内頚動脈内膜剥離術を施行した．術後の FLAIR で梗塞巣の拡大はなく CTA で頚部内頚動脈の良好な拡張が確認できた．神経脱落症状を残すことなく回復し社会復帰した．

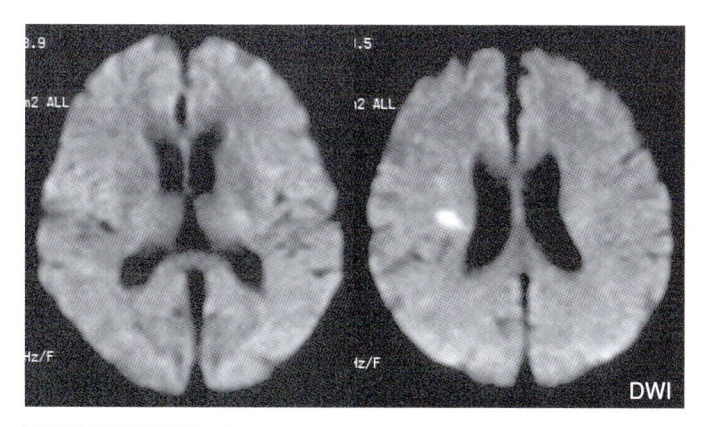

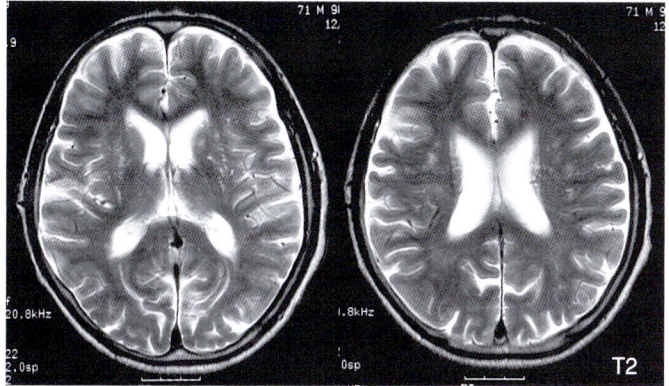

ラクナ梗塞(発症5.5時間)

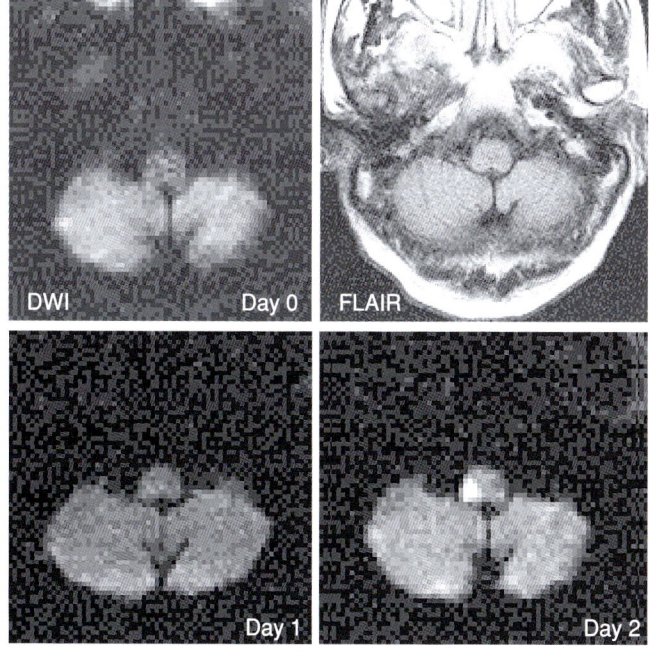

延髄梗塞

図 3-17 穿通枝梗塞

E. 急性期血行再建の実際

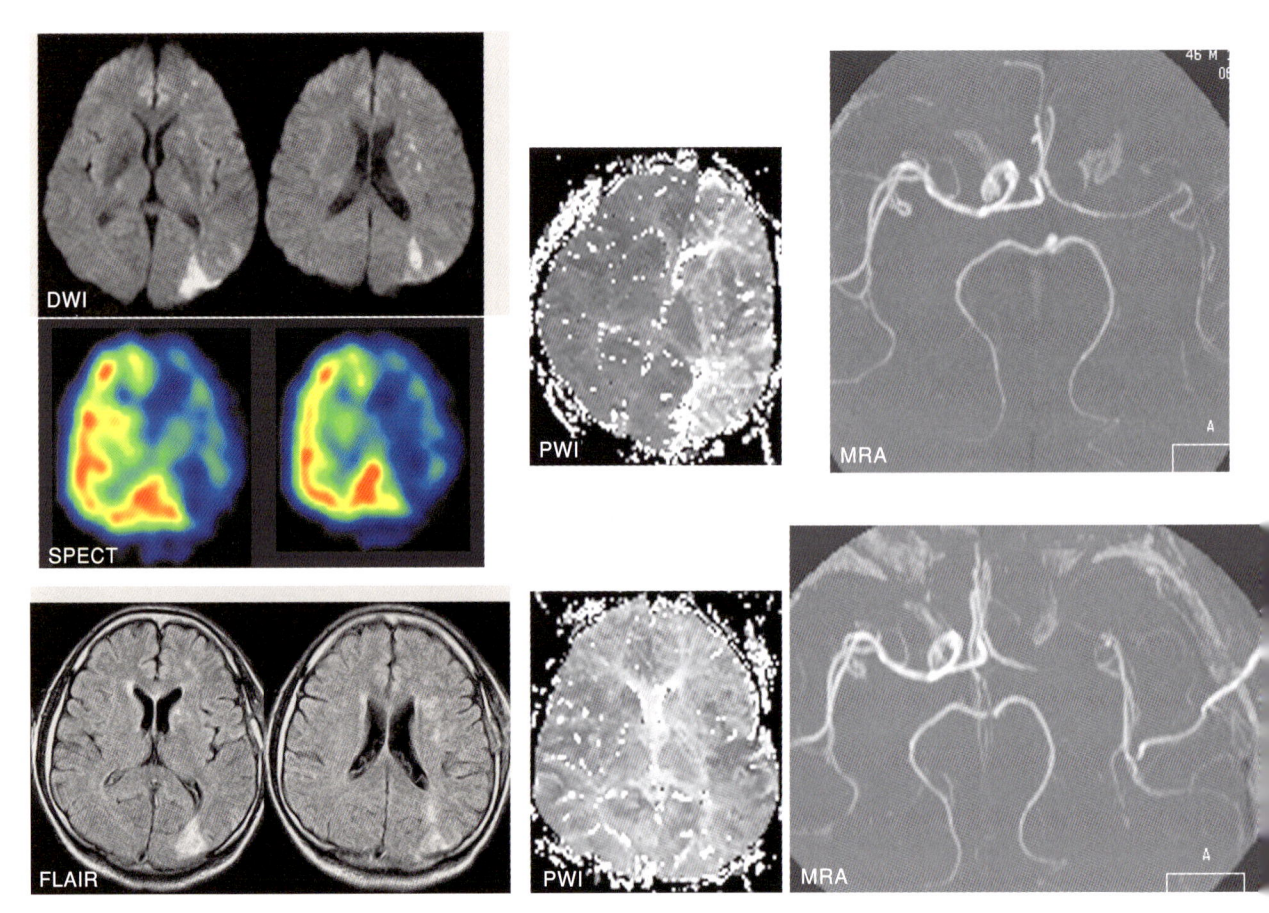

図 3-18 内頚動脈閉塞（急性期頭蓋内外吻合術症例）

急性期の手術適応になる症例はプラークラプチャーによる急性閉塞に近い場合が多い．再開通までの時間的な要素はもちろんであるが，慢性期に比し栓子の末梢への移動が致命的になる危険性が高いため，特に頚動脈に対する愛護的な操作が要求される．また，術後の過灌流に対する管理も厳重に行わなければならない．

4. 心原性塞栓症

右中大脳動脈塞栓症（血栓溶解療法）（図 3-20）

発症 3.5 時間の DWI，SPECT を提示する．DWI での高信号域と SPECT の脳血流低下領域にミスマッチを認める．血管撮影所見で右中大脳動脈の閉塞所見を認める．直ちに超選択的血栓溶解療法を施行し，ウロキナーゼ 39 万単位で完全再開通が得られた．

3 日後の DWI，CT を提示する．一部高信号域の拡大と小さな出血性変化を認める．DWI は出血性梗塞の同定にも有用である．同症例は神経脱落症状を残すことなく回復した．

心原性塞栓症の中で最もよい適応となる機会が多いのは中大脳動脈塞栓症であろう．血管内手術手技による超選択的血栓溶解療法の適応となる場合が多い．ウロキナーゼなどの薬剤が必要な

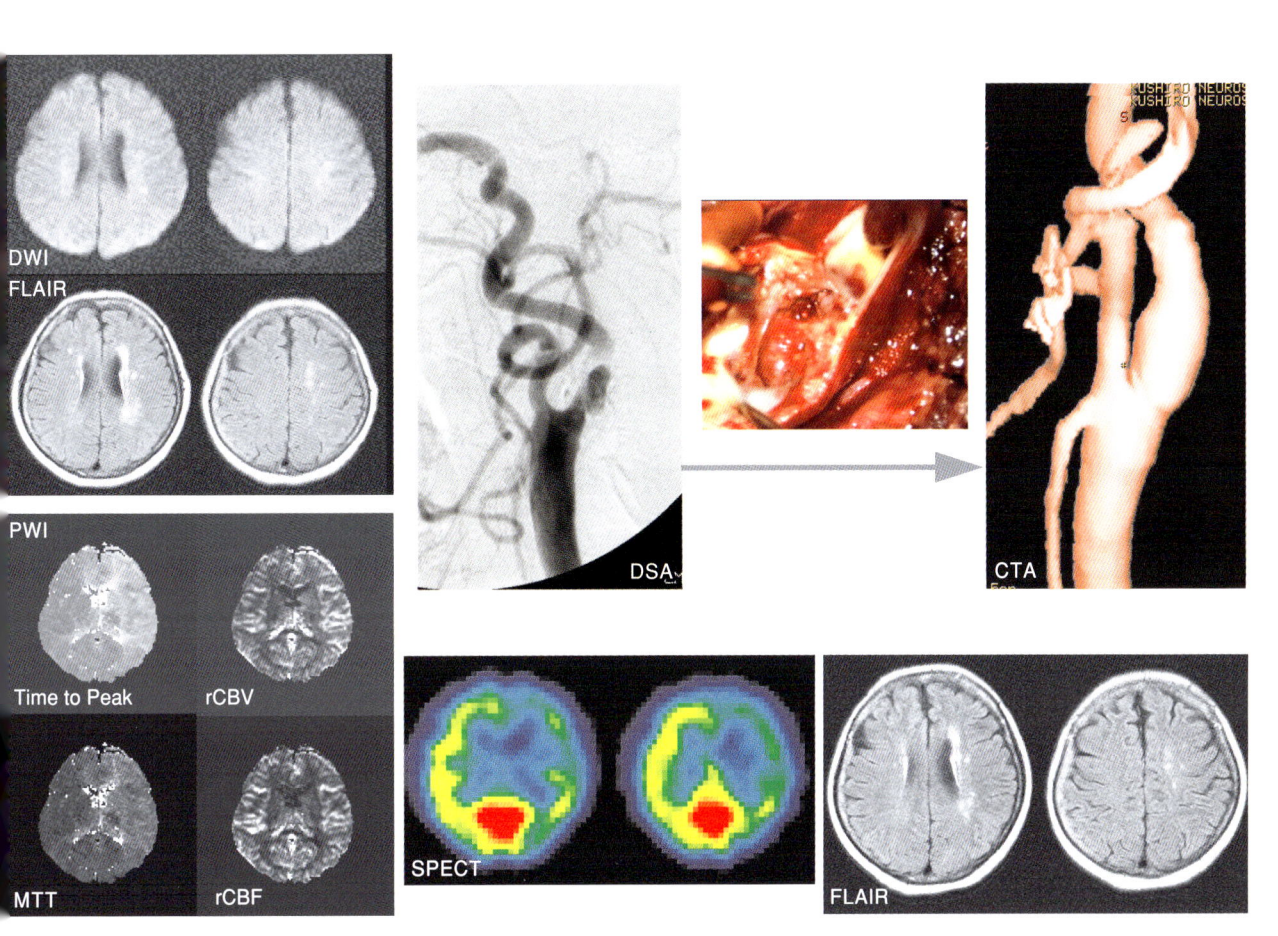

図 3-19 頚部内頚動脈狭窄（急性期内膜剥離術症例）

ため，出血性合併症は致命的になる場合も多く，残存血流量と脳の不可逆的なダメージの領域の範囲を慎重に評価することが重要である．中大脳動脈の近位閉塞と遠位閉塞ではその予後，出血性合併症の発生のリスクに差があるとされており後者の方が良好な予後が期待できる．また，いずれにおいても術前にDWIで穿通枝領域の高信号を認める場合は十分な注意が必要である．

F 急性期血行再建のまとめ

急性期血行再建では，まず，その症例の自然経過が良好でないという判断が必要である．この予測のためには，すでに述べたように，①正確な神経症状の把握，②画像による虚血損傷領域の把握，③虚血程度の把握が必須である．次に，血行再建を行った場合の症候性出血性合併症の発生の可能性が低くなければならない．現時点では，

1) t-PA静脈注射治療では発症後3時間以内に治療可能であること
2) Diffusion画像における拡散障害の範囲が狭いこと（MR）
3) CTにおいて，early CT signが中大脳動脈灌流領域の1/3以下であること（CT）

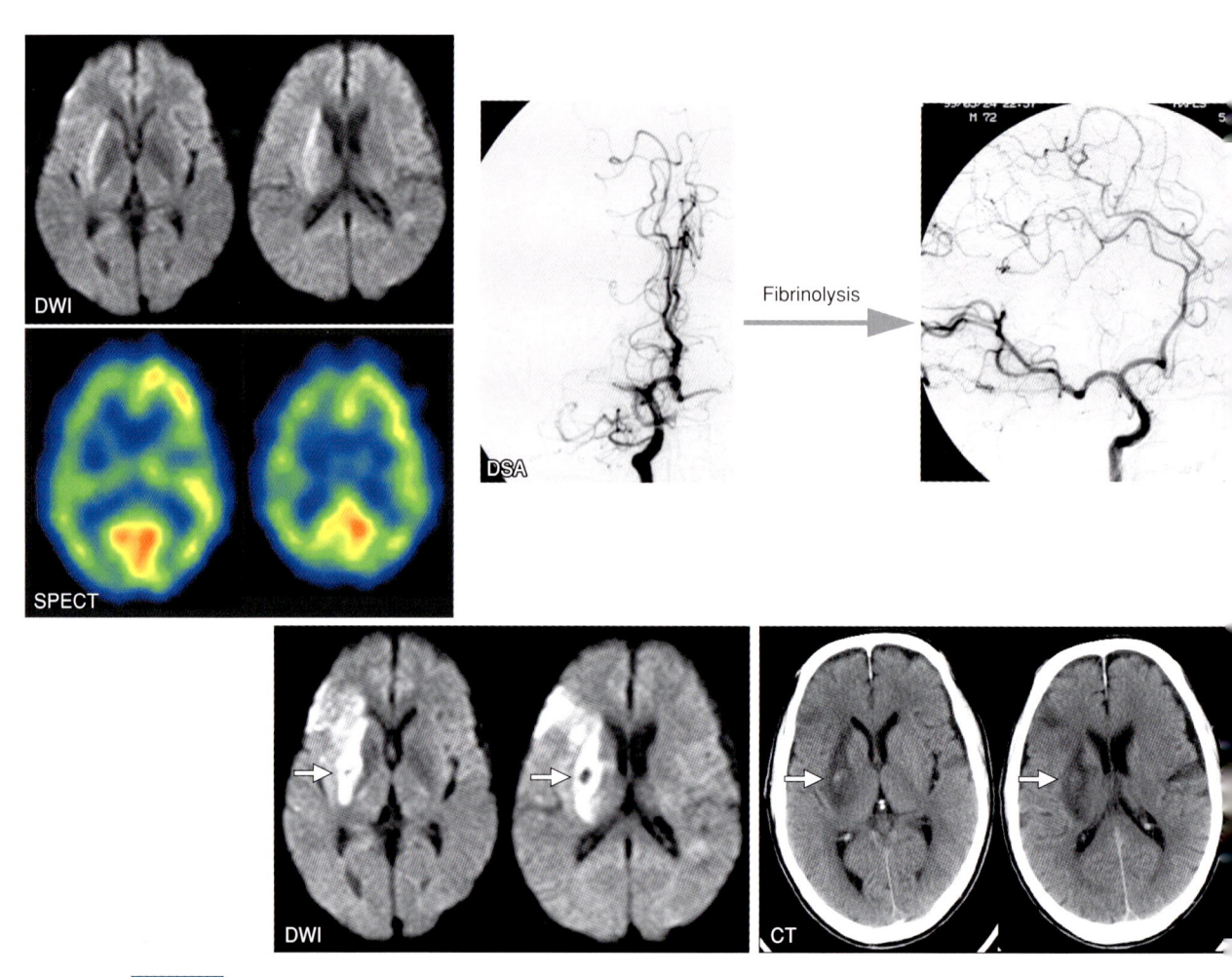

図 3-20 右中大脳動脈塞栓症（血栓溶解療法）

4）血管撮影において，閉塞部位の back pressure が 30 mmHg 以上あること（DSA）
5）神経症状が重篤でないこと（神経学的所見）

の 5 つが要件として上げられる．4）の動脈圧の back pressure に関する evidence は多くはないが，血管内外科治療における手技中の判断要因として重要なものである．t-PA の静脈内投与の場合には，治療開始が発症後 3 時間以内とされているが，しかし，ウロキナーゼの動脈内注射や t-PA の動脈内注射に関する時間の上限は明らかではない．一般的には，6 時間以内という治療指針が，臨床研究ではガイドラインとされている．

現在あまり行われていないが，条件を満たせば，開頭による塞栓除去術も選択肢の 1 つとなり得る．ウロキナーゼなどの出血を惹起するような薬物が不要で，直視下に確実な再開通が得られるといった面で血栓溶解療法に比べ優れた点も多い．

また，一部の側副血行路の良好な内頚動脈塞栓症に対してはバイパス術などによる血行再建と残存する栓子の遠位側への迷入を防止するための内頚動脈の遮断を併用する方法もある．こうした外科的な血行再建の場合においても，上記の要件は適応されると考えられるが，時間の上限は

表 3-2 急性期脳梗塞診断器機の成績表

	非侵襲性	感度	特異度	低バイアス	組織障害	局在診断	普及度	コスト	合計
Early CT Sign	1	0	2	0	2	1	2	2	10
Perfusion CT	0	1	1	1	1	1	1	1	7
CTA	0	2	2	2	0	2	1	0	9
Diffusion MRI	2	2	0	2	1	2	1	2	12
SPECT	1	2	1	2	1	2	0	0	9
MRA	2	1	1	2	0	1	1	2	10
USG	2	2	1	1	0	1	1	2	10
PET	1	2	2	2	1	1	0	0	9

不明である．すでに述べたように，progressing stroke の急性期の治療として，血管内外科治療を含む外科的な血行再建は，有効な方法である．

急性期脳虚血に対する血行再建は，慢性期に行われる脳虚血に対する治療と重複する部分があるように思われるが，理論的にも，実地臨床的にも，異なる点が多い．さらに，限られた治療可能時間での治療が要求される急性期脳血行再建を安全かつ有効に行うためには，地域の救急体制と院内の救急体制の整備が前提である．いい換えると，地域としての医療の成熟度が治療成績に直接反映する．概観しただけでも，

①第一次発見者となる住民・家族への啓蒙，②患者搬送体制の整備，③脳卒中専門医の常駐，④ MRI，CT などの診断機器の整備，⑤ stroke care unit の存在，⑥ 24 時間診療を実現するための co-medical の整備，などのファクターが関連している．ただ，これらが脳卒中急性期の outcome 向上にどれほど影響があるかどうかは，SCU の整備を除いて，あまり evidence はない．さらに，医療経済的な観点からの解析になるとほとんどデータはない．しかしいずれにしても，慢性期の血行再建に比べると（本書，中川原らの章参照），急性期の血行再建は，時間のマネジメントと検査の最適化，治療の最適化が必須条件となり，格段にレベルの高い応用といえる．

文献

1) Jones TH, Morawetz RB, et al. Thresholds of focal cerebral ischemia in awake monkeys. J Neurosurg. 1981 ; 54 : 773.
2) Pulsinelli WA, Jacewicz M, Levy DE, et al. Ischemic brain injury and the therapeutic window. Ann NY Acad Sci. 1997 ; 835 : 187.
3) Hakim AM. Ischemic penumbra. The therapeutic window. Neurology. 1998 ; 51（suppl 3）: S44.
4) Ginsberg MD, Pulsinelli WA. The ischemic penumbra, injury thresholds and the therapeutic window for acute stroke. Ann Neurol 1994 ; 36 : 553.
5) Symon L, Branston NM, Strong AJ, et al. The concepts of thresholds of ischaemia in relation to brain structure and function. J Clin Pathol Suppl（R Coll Pathol）. 1977 ; 11 : 149-54.
6) Heiss WD. Ischemic penumbra : evidence from functional imaging in man. J Cereb Blood Flow Metab. 2000 ; 20 : 1276-93.
7) Hossmann KA. Viability thresholds and the penumbra of focalischemia. Ann Neurol. 1994 ; 36 : 557-65.

8) Astrup J, Siesjo BK, Symon L. Thresholds in cerebral ischemia the ischemic penumbra. Stroke. 1981 ; 12 : 723-5.
9) Astrup J, Symon L, Branston NM, et al. Cortical evoked potential and extracellular K$^+$ and H$^+$ at critical levels of brain ischemia. Stroke. 1997 ; 8 : 51-7.
10) Hallenbeck JM, Dutka AJ. Background review and current concepts of reperfusion injury. Arch Neurol. 1990 ; 47 : 1245-54.
11) Hain RF, Westhaysen PV, Swank RL. Hemorrhagic cerebral infarction by arterial occlusion; an experimental study. J Neuropathol Exp Neurol. 1952 ; 11: 34-43. No reflow phenomenon
12) Aspey BS, Jessimer C, Pereira S, et al. Do leukocytes have a role in the cerebral no-reflow phenomenon? J Neurol Neurosurg Psychiatry. 1989 ; 52 : 526-8
13) 入野忠芳．脳血管閉塞の再開通現象．脳と神経．1978 ; 30 : 135-51.
14) Irino T, Taneda M, Minami T. Angiographic manifestations in postrecanalized cerebral infarction. Neurology (Minneap). 1977 ; 27 : 471-5.
15) 河瀬 斌，水上公宏，田沢俊明，他．脳梗塞の病態推移と血行再開—II．血液脳関門透過性—．脳と神．1982 ; 34 : 1137-44
16) 宝金清博，上野一義，多田光宏，他．脳梗塞急性期における動脈再開通の検討．Neurol Med Chir (Tokyo). 1987 ; 27 : 295-301.
17) Furlan A, Higashida R, Wechsler L, et al, for the PROACT investigators. Intra-arterial pro-urokinase for acute ischemic stroke. The PROACT II study: a randomized controlled trial. Prolyse in Acute Cerebral Thromboembolism. JAMA. 1999 ; 282 : 2003-11.
18) Kase CS, Furlan AJ, Wechsler LR, et al, the PROACT II Investigators. Cerebral hemorrhage after intra-arterial thrombolysis for ischemic stroke: The PROACT II trial. Neurology. 2001 ; 57 : 1603-10.
19) The National Institute of Neurological Disorders and Stroke rt-PA Stroke Study Group. Tissue plasminogen activator for acute ischemic stroke. N Engl J Med. 1995 ; 333 : 1581-7.
20) Clark WM, Wissman S, Albers GW, et al. Recombinant tissue-type plasminogen activator (Alteplase) for ischemic stroke 3 to 5 hours after symptom onset. The ATLANTIS Study: a randomized controlled trial. Alteplase Thrombolysis for Acute Noninterventional Therapy in Ischemic Stroke. JAMA. 1999 ; 282 : 2019-26.
21) Hacke W, Kaste M, Fieschi C, et al. Randomised double-blind placebo-controlled trial of thrombolytic therapy with intravenous alteplase in acute ischaemic stroke (ECASS II). Second European-Australasian Acute Stroke Study Investigators. Lancet. 1999 ; 352 : 1245-51.
22) Hacke W, Kaste M, Fieschi C, et al, for the ECASS Study Group. Intravenous thrombolysis with recombinant tissue plasminogen activators for acute hemispheric stroke. The European Cooperative Acute Stroke Study (ECASS). JAMA. 1995 ; 274 : 1017-25.
23) Katzan IL, Hammer MD, Furlan AJ, Hixson ED, Nadzam DM, on behalf of the Cleveland Clinic Health System Stroke Quality Improvement Team. Quality improvement and tissue-type plasminogen activator for acute ischemic stroke. a Cleveland update. Stroke. 2003 ; 34 : 799-800.
24) 日本脳卒中学会医療向上・社会保険委員会・rt-PA（アルテプラーゼ）静注療法指針部会：rt-PA（アルテプラーゼ））静注療法適正治療指針 2005年10月．脳卒中．2005 ; 27 : 327-54.
25) Gautier JC. Stroke-in-progression. Stroke. 1985 ; 16 : 729-33.
26) Millikan CH, McDowell FH. Treatment of progressing stroke. Stroke. 1981 12 : 397-409.
27) Minematsu K, Yamaguchi T, Omae T. 'Spectacular shrinking deficit': rapid recovery from a major hemispheric syndrome by migration of an embolus. Neurology. 1992 ; 42 : 157-62.
28) Yamaguchi T, Minematsu K, Choki J, et al. Clinical and neuroradiological analysis of thrombotic and embolic cerebral infarction. Jpn Circ J. 1984 ; 48 : 50-8.
29) Fieschi C, Bozzao L. Transient embolic occlusion of the middle cerebral and internal carotid

arteries in cerebral apoplexy. J Neurol Neurosurg Psychiat. 1969 ; 32 : 236.
30) Altemus LR, Roberson GH, Fisher CM, et al. Embolic occlusion of the superior and inferior divisions of the middle cerebral artery with angiographic-clinical correlation. AJR. 1976 ; 126 : 576-81.
31) 長木淳一郎, 山口武典, 平田 温, 他. 脳塞栓の臨床像―急性期48例における分析―. 脳卒中. 1982 ; 4: 54-61.
32) Dalal PM, Shah PM, Steth SC. Cerebral embolism: Angiographic observations on spontaneous clot lysis. Lancet. 1965 ; 1 : 61-4.
33) Gannon WE, Chait A. Occlusion of the middle cerebral artery with recanalization. AJR. 1962 ; 88 : 24-6.
34) 瀬戸 弘, 野中信仁, 倉津純一, 他. 出血性脳梗塞の臨床像. Neurol Med Chir (Tokyo). 1984 ; 24 : 706-11.
35) Shields RW, Laureno R, Lackman T, et al. Anticoagulant related hemorrhage in acute cerebral embolism. Stroke. 1984 ; 15 : 426-37.
36) Sindermann F, Brugel R, Giedke H. Spontaneous recanalization of internal carotid artery occlusions. Neuroradiology. 1974 ; 7 : 53-6.
37) Ueda T, Sasaki S, Kumon Y, et al. Multivariable analysis of predictive factors related to outcome at 6 months after intra-arterial thrombolysis for acute ischemic stroke. Stroke. 1999 ; 30 : 2360-5.
38) Arnold M, Schroth G, Nedeltchev K, et al. Intra-arterial thrombolysis in 100 patients with acute stroke due to middle cerebral artery occlusion. Stroke. 2002 ; 33 : 1828-33.
39) Wechsler LR, Roberts R, Furlan AJ, et al, for the PROACT II investigators: Factors influencing outcome and treatment effect in PROACT II. Stroke. 2003 ; 34 : 1224-9.
40) Brandt T, von Kummer R, Muller-kuppers M, et al. Thrombolytic therapy of acute basilar artery occlusion: variables affecting recanalization and outcome. Stroke. 1996 ; 27 : 875-81.
41) Kilpatrick MM, Yonas H, Goldstein S, et al. CT-based assessment of acute stroke: CT, CT angiography, and xenon-enhanced CT cerebral blood flow. Stroke. 2001 ; 32 : 2543-9.
42) Pressman BD, Tourje EJ, Thompson JR. An early CT sign of ischemic infarction: increased density in a cerebral artery. AJR Am J Roentgenol. 1987 ; 149 : 583-6.
43) Moulin T, Cattin F, Crepin-Leblond T, et al. Early CT signs in acute middle cerebral artery infarction: predictive value for subsequent infarct locations and outcome. Neurology. 1996 ; 47 : 366-75.
44) Barber PA, Demchuk AM, Zhang J, et al. Validity and reliability of a quantitative computed tomography score in predicting outcome of hyperacute stroke before thrombolytic therapy. ASPECTS Study Group. Alberta Stroke Programme Early CT Score. Lancet. 2000 ; 355 : 1670-4.
45) Pexman JH, Barber PA, Hill MD, et al. Use of the Alberta Stroke Program Early CT Score (ASPECTS) for assessing CT scans in patients with acute stroke. AJNR Am J Neuroradiol. 2001 ; 22 : 1534-42.
46) Arenillas JF, Rovira A, Molina CA, et al. Prediction of early neurological deterioration using diffusion- and perfusion-weighted imaging in hyperacute middle cerebral artery ischemic stroke. Stroke. 2002 ; 33 : 2197-205.
47) Albers GW. Expanding the window for thrombolytic therapy in acute stroke. The potential role of acute MRI for patient selection. Stroke. 1999 ; 30 : 2230-7.
48) Schlaug G, Benfield A, Baird AE, et al. The ischemic penumbra: operationally defined by diffusion and perfusion MRI. Neurology. 1999 ; 53 : 1528-37.
49) Rohl L, Ostergaard L, Simonsen CZ, et al. Viability thresholds of ischemic penumbra of hyperacute stroke defined by perfusion-weighted MRI and apparent diffusion coefficient. Stroke. 2001 ; 32 : 1140-6.

50) Schellinger PD, Jansen O, Fiebach JB, et al. Monitoring intravenous recombinant tissue plasminogen activator thrombolysis for acute ischemic stroke with diffusion and perfusion MRI. Stroke. 2000 ; 31 : 1318-28.
51) Ezura M, Takahashi A, Shimizu H, et al. Diffusion-weighted MRI and selection of patients for fibrinolytic therapy of acute cerebral ischemia. Neuroradiology. 2000 ; 42 : 379-83.
52) Karonen JO, Vanninen RL, Liu Y, et al. Combined diffusion and perfusion MRI with correlation to single-photon emission CT in acute ischemic stroke. Ischemic penumbra predicts infarct growth. Stroke. 1999 ; 30 : 1583-90.
53) Higashida RT, Furlan AJ for the Technology Assessment Committees of the American Society of Interventional and Therapeutic Neuroradiology and the Society of Interventional Radiology. Trial design and reporting standards for intra-arterial cerebral thrombolysis for acute ischemic stroke. Stroke. 2003 ; 34 : 1923-4.
54) Fiehler J, von Bezold M, Kucinski T, et al. Cerebral blood flow predicts lesion growth in acute stroke patients. Stroke. 2002 ; 33 : 2421-5.
55) Schwarz S, Georgiadis D, Aschoff A, et al. Effects of induced hypertension on intracranial pressure and flow velocities of the middle cerebral arteries in patients with large hemispheric stroke. Stroke. 2002 ; 33 : 998-1004.
56) Sorimachi T, Fujii Y, Tsuchiya N, et al. Blood pressure in the artery distal to an intraarterial embolus during thrombolytic therapy for occlusion of a major artery as a predictor of cerebral infarction following good recanalization. J Neurosurg 2005 ; 102 : 870-8.
57) 宇野昌明, 里見淳一郎, 鈴木淳彦. Stroke MRIによる急性期脳虚血の診断と治療.
58) Adams HP Jr, Brott TG, Crowell RM, et al. Guidelines for the management of patients with acute ischemic stroke. A statement for healthcare professionals from a special writing group of the Stroke Council, American Heart Association. Circulation. 1994 ; 90 : 1588-601.
59) Adams HP Jr, Brott TG, Furlan AJ, et al. Guidelines for thrombolytic therapy for acute stroke: a supplement to the Guidelines for the management of patients with acute ischemic stroke. A statement for healthcare professionals from a Special Writing Group of the Stroke Council, American Heart Association. Stroke. 1996 ; 27 : 1711-8.
60) Adams HP Jr, Adams RJ, Brott T, et al. Guidelines for the early management of patients with ischemic stroke: A scientific statement from the Stroke Council of the American Stroke Association. Stroke. 2003 ; 34 : 1056-83.
61) Adams H, Adams R, Del Zoppo G, et al. Guidelines for the early management of patients with ischemic stroke: 2005 guidelines update a scientific statement from the Stroke Council of the American Heart Association/American Stroke Association. Stroke. 2005 ; 36 : 916-23.
62) Urbach H, et al. Detectability and detection rate of acute cerebral hemisphere infarcts on CT and diffusion-weighted MRI, Neuroradiology. 2000 ; 42 : 722-7.
63) Toyoda K, et al. Fluid-attenuated inversion recovery intraarterial signal : an early sign of hyperacute cerebral ischemia, AJNR. 2001 ; 22 : 1021-29.
64) Loh PS, Butcher KS, Parsons MW, et al. Apparent diffusion coefficient thresholds do not predict the response to acute stroke thrombolysis. Stroke. 2005 ; 36 : 2626-31
65) Seitz RJ, Meisel S, Moll M, et al. Partial rescue of the perfusion deficit area by thrombolysis. J Magn Reson Imaging. 2005 ; 22 : 199-205
66) Pialat JB, Wiart M, Nighoghossian N, et al. Evolution of lesion volume in acute stroke treated by intravenous t-PA. J Magn Reson Imaging. 2005 ; 22 : 23-8
67) Davis SM, Donnan GA. Using mismatch on MRI to select thrombolytic responders: an attractive hypothesis awaiting confirmation. Stroke. 2005 ; 36 : 1106-7
68) Schellinger PD, Fiebach JB. Perfusion-weighted imaging/diffusion-weighted imaging mismatch

on MRI can now be used to select patients for recombinant tissue plasminogen activator beyond 3 hours: pro. Stroke. 2005 ; 36 : 1104-5.
69) Zivin JA. Perfusion-weighted imaging/diffusion-weighted imaging mismatch on MRI can now be used to select patients for recombinant tissue plasminogen activator beyond 3 hours: con. Stroke. 2005 ; 36 : 1105-6
70) Derex L, Hermier M, Adeleine P, et al. Clinical and imaging predictors of intracerebral haemorrhage in stroke patients treated with intravenous tissue plasminogen activator. J Neurol Neurosurg Psychiatry. 2005 ; 76 : 70-5.
71) 稲垣　徹, 他. 閉塞性脳血管障害のMRI拡散強調画像（DWI）―発症6時間以内の初回DWI所見について―. 脳神経外科. 2000 ; 28 : 329-36.
72) Karonen JO, et al. Combined diffusion and perfusion MRI wuth correlation to single-photon emission CT in acute ischemic stroke. Ischemic penumbra predicts infarct growth. Stroke. 1999 ; 30 : 1583-90.
73) Schaefer PW, et al. Predicting cerebral ischemic infarct volume with diffusion and perfusion MR imaging. AJNR. 2003 ; 23 : 1785-94.
74) Roberts TP, Vexler Z, et al. High-speed MR imagings of ischemic brain injury following stenosis of the middle cerebral artery. J Cereb Blood Flow Metab. 1993 ; 13 : 940-6.
75) 入江伸介, 斎藤孝次, 稲垣　徹, 他. 急性期脳主幹動脈塞栓症に対するEmbolectomy. The Mt. Fuji Workshop on CVD. 2004 ; 22 : 81-5.
76) 北見公一, 土田博美, 相馬　勤, 他. 中大脳動脈塞栓症に対する急性期塞栓除去術の経験. 脳外 1988 ; 16 : 977-82.
77) Meyer FB, Piepgras DG, Sundt TM Jr, et al. Emergency embolectomy for acute occlusion of the middle cerebral artery. J Neurosurg. 1985 ; 62 : 639-47.
78) 新田純平, 伊泊広二, 本郷一博, 他. 緊急塞栓除去術が有効であった中大脳動脈塞栓症の1例. 信州医誌. 2002 ; 50 : 9-12.
79) 大里俊明, 中川原譲二, 上山憲司, 他. 脳梗塞急性期STA-MCAバイパス術の展望. The Mt.Fuji Workshop on CVD. 2004 ; 22 : 36-8.
80) Ogawa A, Yoshimoto T, Mizoi K, et al. Acute revascularization for progressing stroke. Acta Neurochir（Wien）. 1991 ; 112 : 100-5.
81) Yoshimoto Y, Kwak S. Superficial temporal artery-middle cerebral artery anastomosis for acute cerebral ischemia : the effect of small augmentation of blood flow. Acta Neurochir（Wien）. 1995 ; 137 : 128-37.
82) 谷川緑野, 杉村敏秀, 大西晶子, 他. 頭蓋内主幹動脈閉塞に対する急性期血行再建. The Mt. Fuji Workshop on CVD. 2000 ; 18 : 20-25.
83) Diaz FG, Ausman JI, Mehta B, et al. Acute cerebral revascularization. J Neurosurg. 1985 ; 63 : 200-9.
84) 後藤恒夫, 小鹿山博之, 笹沼仁一, 他. 中大脳動脈閉塞症に対する急性期STA-MCA吻合術の効果. 脳卒中の外科. 1992 ; 20 : 109-14.
85) Yoshimoto T, Ogawa A, Seki H, et al. Clinical course of acute middle cerebral artery occlusion. J Neurosurg. 1986 ; 65 : 326-30.
86) 斎藤　勇, 塩川芳昭, 瀬川　弘. 虚血性脳血管障害に対する急性期血行再建術. 脳卒中. 1996 ; 18（6）: 530-5.
87) Saito I, Segawa H, Shiokawa Y, et al. Middle cerebral artery occlusion ― Correlation of computed tomography and angiography with clinical Outcome. Stroke. 1987 ; 18 : 863-8.
88) 吉本高志 : 脳塞栓急性期の外科的処置. 脳外. 1989 ; 17 : 603-7.

〈宝金清博　入江伸介〉

Chapter 4

慢性期血行再建

はじめに

外頸動脈の分枝を用いた頭蓋外・頭蓋内血管吻合術（EC-IC バイパス術）の一術式である浅側頭動脈-中大脳動脈吻合術（STA-MCA バイパス術）は，現在 stroke prevention を目的とする慢性期血行再建に加えて，もやもや病に対する血行再建，脳梗塞急性期の梗塞進展防止のための血行再建，巨大脳動脈瘤や頭蓋底腫瘍の処理に伴う血行再建などに臨床応用されている．しかし，その有効性に関するエビデンスの蓄積は，現在のところ不十分である．とくに，本手術の主たる臨床応用としての stroke prevention を目的とする STA-MCA バイパス術に関しては，1985 年に報告された Barnett らによる国際共同研究の結果によって，脳主幹動脈に閉塞性病変を有する広い疾患範囲を対象とした場合，その有効性はエビデンスをもって明確に否定された[1]．この国際的臨床研究では，研究参加施設内で study 外での手術が多くの症例に対して行われていたことが後に判明し，症例のランダム化が適切に行われなかった可能性があるなどの重大な疑問が提示された[2-5]が，無作為化比較試験：randomized controlled trial（RCT）としての結果を覆すには至らなかった．当時，この衝撃的な結果により stroke prevention を目的とする STA-MCA バイパス術は本邦においても激減し，その有効性を見出すための新たな挑戦が本邦を中心として摸索された[6]．しかしながら，STA-MCA バイパス術の有効性を再度検証するための RCT が Japanese EC-IC Bypass Trial（JET study）として本邦で組織されたのは，国際共同研究の結論から 13 年を経た 1998 年であった．新たな RCT を組織するに至る背景としては，SPECT を用いた脳血流定量法の進歩により血行力学的脳虚血の重症度評価が可能となり，STA-MCA バイパス術が適応となる subgroup を見出すことができるようになったことが上げられるが，EBM に対する認識が深まり，STA-MCA バイパス術の存亡が本格的に危惧されたためでもあった[7]．本稿では，JET study の中間解析[7]と最終解析を踏まえて，現状における stroke prevention を目的とする STA-MCA バイパス術の理論的背景とその適応について述べる．

A 脳血行再建術の歴史と展開

　EC-IC バイパス術のさきがけとなった STA-MCA バイパス術は，1967 年 10 月 Yasargil, Donaghy らにより手術用顕微鏡を用いて始めて行われた[8]．本邦では，1970 年に菊池らによりこの手術が紹介され[9]，以来手術用顕微鏡の普及とともに瞬く間に全国に広がった．虚血性脳卒中に対する stroke prevention を目的とする当時の手術適応基準は，臨床病型が TIA, RIND（reversible ischemic neurological deficits），Minor Stroke（神経障害はあっても介助なしに自立）のいずれかで，脳血管造影所見としては中大脳動脈の閉塞または狭窄，内頚動脈の閉塞または頭蓋内での狭窄が認められることとされた[10]．脳循環動態の測定はその効果を判定する方法として研究的には行われていたものの，適応基準としては確立されてはいなかった．そのため，脳主幹動脈に閉塞性病変を有する広い疾患範囲を対象として手術が適応されることとなり，その適応と有効性に対して疑義が持ち上がった．

　本手術法が急速に一般化するにつれて，その臨床応用も，stroke prevention を目的とする血行再建に加えて，短期間の内にもやもや病に対する血行再建，脳梗塞急性期の梗塞進展防止のための血行再建，巨大脳動脈瘤や頭蓋底腫瘍の処理に伴う血行再建などに拡大された．また，内頚動脈系の閉塞性病変に対するバイパス術に加えて，椎骨・脳底動脈閉塞性病変に対するバイパス術の手技についても検討が始まり，頭蓋外動脈（浅側頭動脈：STA，または後頭動脈：OA）と頭蓋内小脳動脈（上小脳動脈：SCA，前下小脳動脈：AICA，後下小脳動脈：PICA）との吻合術が次々に開発された[11-17]．さらに，saphenous vein や radial artery を用いた様々な graft 手術[18]が開発され，前大脳動脈：ACA，後大脳動脈：PCA への血行再建や recipient vessel に対して充分な血流量を確保しなければならない血行再建（long graft）に用いられるようになった．このように STA-MCA バイパス術を端緒とする脳血行再建術の臨床応用は，これまで臨床現場で様々に拡大してきた．

B 脳血行再建術の病態生理学的根拠

　脳主幹動脈のアテローム血栓による閉塞や狭窄に伴う脳虚血のうち，末梢の脳灌流圧（cerebral perfusion pressure：CPP）の低下に起因する脳虚血を血行力学的脳虚血（hemodynamic cerebral ischemia）とよぶ[19]が，血行力学的脳虚血に伴う病態生理こそが慢性期の stroke prevention を目的とする脳血行再建術の根拠となっている．血行力学的脳虚血の病態生理上の特徴は，その重症度に応じて代償機転が働き，脳血流量や脳代謝量の維持が図られることである（図4-1）．脳灌流圧の低下が軽度の場合には，脳血管には自動調節能（autoregulation）があるので，その範囲内であれば局所の脳血流量は主として脳血管の拡張あるいは脳血管床（cerebral blood volume：CBV）の増加によって維持される．脳血管の拡張反応に基づく代償能は脳循環予備能（cerebrovascular reserve）ともよばれ，脳循環予備能は自動調節能の下限において喪失する．

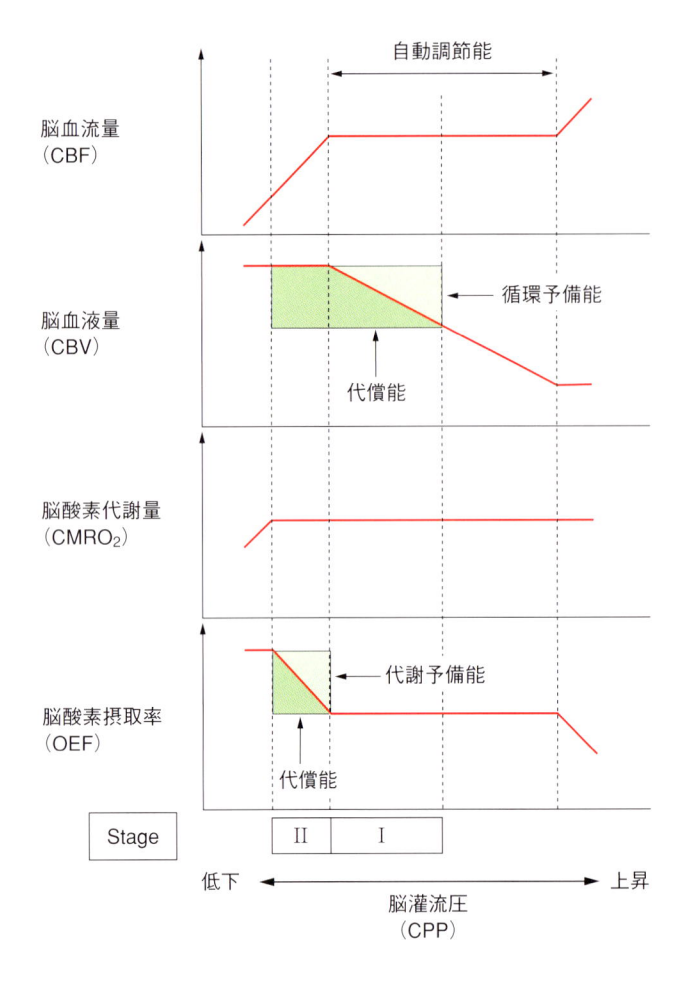

図4-1 血行力学的脳虚血の重症度と脳循環予備能および脳代謝予備能との関係（概念図）

Stage Ⅰ：脳血流の維持＋脳循環予備能の低下

Stage Ⅱ：脳血流の低下＋脳循環予備能の喪失＋脳代謝予備能の低下（Misery perfusion）

　脳灌流圧がさらに低下すると，局所脳血流量は，脳灌流圧に依存して減少するが，脳酸素摂取率（oxygen extraction fraction：OEF）の上昇によって，脳酸素代謝量（cerebral metabolic rate of oxygen：CMRO$_2$）は維持される[20]．OEFの上昇に基づく代償能は脳代謝予備能ともよばれ，この段階の脳虚血をpositron emission tomography：PETではmisery perfusion（貧困灌流）［OEFの上昇（＞0.4）］[21]と呼称する．脳灌流圧のさらなる低下により，OEFの上昇に基づく脳代謝予備能が喪失した時点より，局所の脳酸素代謝量の減少が始まり，不可逆的に脳梗塞が進展する．このように血行力学的脳虚血の重症度は，脳循環予備能が喪失するまでをStage Ⅰ，脳循環予備能の喪失から脳代謝予備能の喪失までをStage Ⅱとして分類されるが，安静時脳血流量と脳循環予備能［(acetazolamide負荷脳血流量/安静時脳血流量−1)×100％］の測定によって，次のように重症度分類することもできる[22]．すなわち，安静時脳血流量の維持と脳循環予備能の低下がみられる場合をStage Ⅰ，安静時脳血流量の減少と脳循環予備能の喪失（脳代謝予備能は低下するが，脳代謝は維持される）がみられる場合をStage Ⅱと分類することができる（図4-1）．

　血行力学的脳虚血Stage Ⅱ，すなわちmisery perfusionは，1982年にBaronらによって提唱

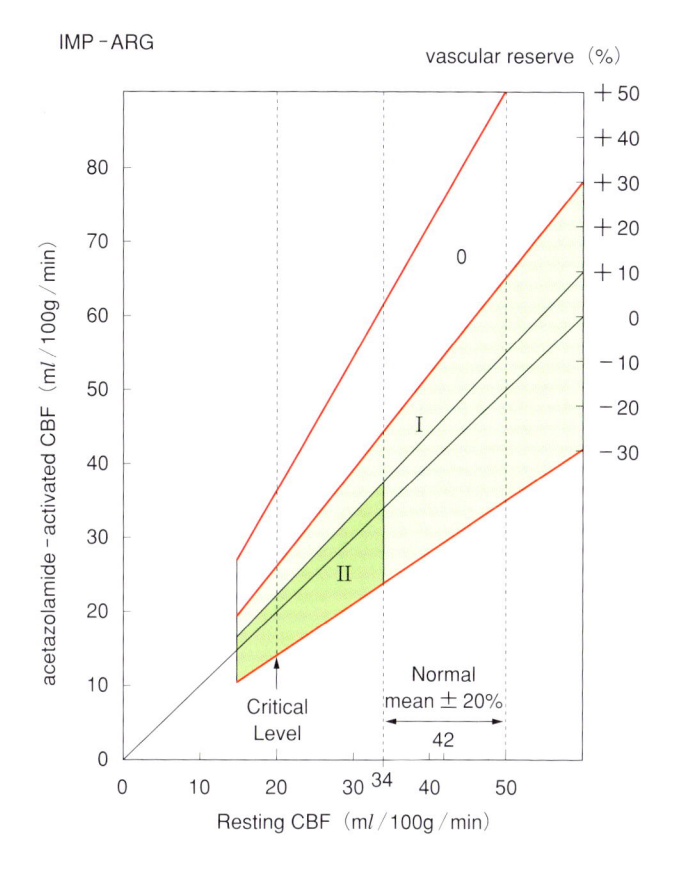

図 4-2 安静時および acetazolamide 負荷時脳血流定量測定（^{123}I-IMP-ARG 法[24, 25]）による血行力学的脳虚血の定量的重症度評価（斜線の傾きが脳循環予備能の程度を示す）

Stage 0：脳循環予備能：正常（30％＜）

Stage I：脳循環予備能：低下（10％＜，≦30％），あるいは安静時脳血流量：正常範囲（正常平均値の 80％≦）

Stage II：脳循環予備能：喪失（≦10％），かつ安静時脳血流量：低下（＜正常平均値の 80％）

された概念であるが，STA-MCA バイパス術によって救済可能な可逆的病態であることが確認されている[21, 23]．すなわち，STA-MCA バイパス術によりそれまでに低下していた脳灌流圧が上昇し，OEF の正常化と脳血流量の増加がもたらされ，血行力学的脳虚血の軽症化が図られる．一方，脳酸素代謝量を測定することができない脳血流 SPECT では，定性画像を用いる限り misery perfusion を診断することは困難であったが，最近では ^{123}I-IMP-ARG 法[24, 25]などのような簡便でしかも精度の高い脳血流 SPECT 定量画像法が臨床応用され，安静時脳血流量と脳循環予備能とに閾値を設定して misery perfusion に相当する病態を定量的に判定することができる（図 4-2）．安静時および acetazolamide 負荷時の脳血流量を X-Y 座標軸上にプロットすると，血行力学的脳虚血の重症度は，図 4-2 のごとく階層性に示される．Stage 0 は，安静時脳血流量には関係なく，脳循環予備能が＋30％以上に保たれている場合となる．Stage I は，脳循環予備能が＋10％～＋30％に保たれている場合，あるいは脳循環予備能が＋10％以下でも，安静時脳血流量が正常範囲内である場合となる．Stage II は，安静時脳血流量が正常平均値の 80％未満（IMP-ARG 法では 34 ml/100 g/min 以下）で，かつ脳循環予備能が測定誤差を考慮して＋10％以下と喪失している場合となる[26]．定量的に判定された Stage II に対する STA-MCA バイパス術では，脳循環予備能の改善とともに安静時脳血流量が有意に増加し，血行力学的脳虚血の軽症化が図られることが明らかにされている[27]．

C 慢性期脳血行再建術のエビデンス

　Misery perfusion や血行力学的脳虚血 Stage II に相当する慢性脳虚血がみられる症例を保存的に治療した場合には，有意に stroke の再発をきたしやすいことが近年相次いで報告されている[28-32]が，これらの症例に対する STA-MCA バイパス術が stroke の再発を有意に低下させるかどうかについては，これまで不明であった．Stroke prevention を目的とする STA-MCA バイパス術の有効性に関する RCT は，前述のように 1985 年に報告された Barnett らによる国際共同研究が唯一のものであり，一般に脳主幹動脈に閉塞性病変を有する広い疾患範囲を対象とした場合には，STA-MCA バイパス術には脳梗塞の再発を抑制する効果がないとされている[1]．しかしその後，血行力学的脳虚血の定量的重症度評価により，血行再建術が有効と考えられる subgroup（血行力学的脳虚血 Stage II）が見出された．そこで，これらの subgroup に対する STA-MCA バイパス術の脳梗塞再発抑制効果を科学的に検証するための RCT として Japanese EC-IC Bypass Trial（JET Study）が組織された[7]．

　この trial では，血行力学的脳虚血の定量的重症度判定が必須項目とされていることが特徴的であり，定量的に Stage II と判定された症例（最終的に 206 例）が登録され，無作為に分けられた手術群と非手術群との間で bad outcome（modified Rankin Scale：mRS ≧ 3）となった症例数（primary endpoint）と同側の脳梗塞を再発した症例数（secondary endpoint）が比較検討された（追跡期間 2 年間）．中間解析の結果では，primary endpoint に達した症例数は平均追跡期間 11 カ月で非手術群 9 例，手術群 2 例であり，Kaplan-Meier analysis による解析では p = 0.0577 で，非手術群が手術群に比して primary endpoint に達しやすい傾向であったが[7]，最終解析の結果では，primary endpoint に達した症例数は平均追跡期間 24 カ月で非手術群 17 例，手術群 7 例であり，Kaplan-Meier analysis による解析では手術群において primary endpoint に達する症例が非手術群よりも有意に低下していた（p = 0.039）．一方，secondary endpoint に達した症例数は平均追跡期間 24 カ月で非手術群 11 例，手術群 3 例であり，Kaplan-Meier analysis による解析では手術群における同側脳梗塞の再発率が非手術群よりも有意に低下していた（p = 0.042）（JET Study 最終報告）．JET Study のこのような結果から，subgroup（血行力学的脳虚血 Stage II）に対する STA-MCA バイパス術の有効性が初めて確認された．

　最近米国においても，stroke prevention を目的とする STA-MCA バイパス術の有効性に関する RCT として Carotid Occlusion Surgery Study（COSS）が新たな trial として組織され進行しつつある[33]．この trial では，内頸動脈に閉塞性病変を有する症例で，PET により misery perfusion が証明された症例のみが登録され，無作為に分けられた手術群と非手術群との間で脳梗塞の再発率が比較検討されているとのことである．JET Study とともに重症の血行力学的脳虚血に対する STA-MCA バイパス術の有効性を検討する RCT として注目される．

D. 血行力学的脳虚血の定量的重症度判定

1. SPECT 定量画像解析

　蓄積型脳血流トレーサー（^{123}I-IMP，^{99m}Tc-HMPAO，^{99m}Tc-ECD など）を用いた SPECT では，投与初期の分布画像は，局所の脳血流分布を示すといわれているが，脳組織における各トレーサーの初回循環摂取率および保持機構の違いにより，各トレーサーの取り込み量と実際の脳血流量との間には理想的な直線性（linearity）は得られない（図 4-3）[34]．したがって，蓄積型脳血流トレーサーを用いた脳血流の定量測定では，各トレーサーの脳内挙動に応じたコンパートメント解析モデルに対して，散乱・吸収補正後の実際の SPECT 計数値と入力関数（動脈血中のトレーサー濃度曲線）を代入し，数学的にトレーサーの血液から脳組織への移行速度定数（K）を求め，K と初回循環摂取率（E）から，局所脳血流量（f）を pixel by pixel に定量することが必要となる（コンパートメント解析）（図 4-4）．初回循環摂取率（E）については，PS model[35] による補正も提案されているが，現時点では，E = 1.0 として，局所脳血流の定量画像が得られている．現在，臨床応用可能な脳血流 SPECT 定量法には様々な方法が提案されているが，蓄積型脳血流トレーサーの中では ^{123}I-IMP の分布が真の血流分布に最も近く，数学的モデル解析法が確立している．^{123}I-IMP を用いた脳血流 SPECT 定量法としては，microsphere 法[36] と autoradiography（ARG）法[24] とが臨床応用されているが，ここではより簡便な IMP-ARG 法について解説するとともに，測定精度の改善を目的として開発された Dual table ARG 法について述べる．

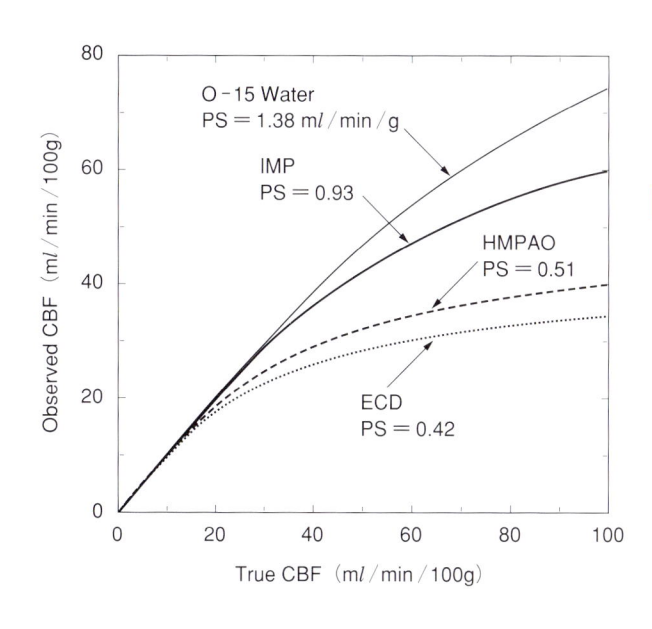

図 4-3 実際の脳血流（横軸）と各種トレーサーの取り込み量より計測された脳血流（縦軸）との関係
（文献 34 より）
　初回循環摂取率が低いトレーサーほど，脳血流量の過小評価が生じ，同一トレーサーでも高灌流域ほどトレーサーの摂取率が低下し，脳血流の過小評価が生ずる．

(a) Microsphere model

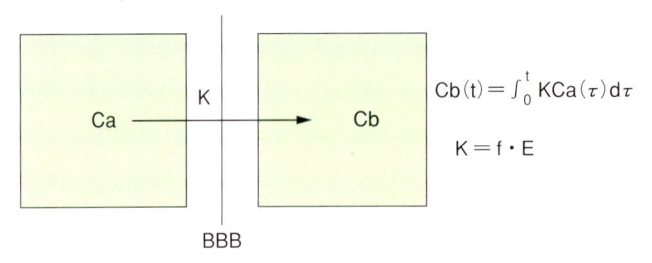

$$Cb(t) = \int_0^t KCa(\tau)d\tau$$

$$K = f \cdot E$$

BBB

(b) 2-compartment model

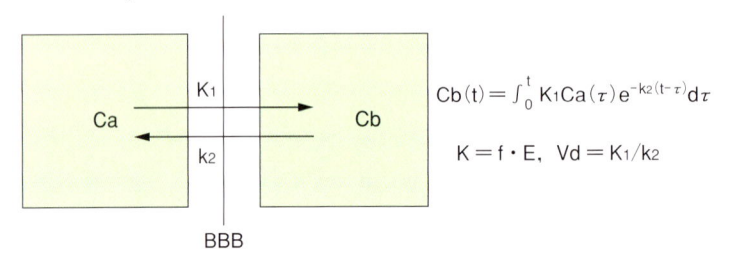

$$Cb(t) = \int_0^t K_1 Ca(\tau)e^{-k_2(t-\tau)}d\tau$$

$$K = f \cdot E, \quad Vd = K_1/k_2$$

BBB

図4-4 蓄積型脳血流トレーサーを用いた脳血流の定量法（コンパートメント解析）

BBB：血液脳関門
K(K1)：トレーサーの血液から脳への移行速度定数
k2：トレーサーの脳から血液への移行速度定数
Vd＝K1/k2：分布容積
f：局所脳血流量
Ca(t)：t 時間後の血中放射能（入力関数）
Cb(t)：t 時間後の脳局所放射能
E：初回循環摂取率（E＝1−ePS/f）（PS: permeability-surface area product）

a）IMP-ARG 法

　本法では，IMP の挙動を 2-compartment model（組織からのトレーサーの洗い出しを考慮したモデル：図4-4）によって解析するが，トレーサーの血液から脳への移行速度（K1）と，脳から血液への移行速度（k2）の比である分布容積（Vd）（＝K1/k2）を一定値（42 ml/ml）とし，個々の入力関数はあらかじめ設定されている標準入力関数を動脈血の1点採血により較正し決定される．これにより，トレーサー投与後 20〜40 分の間に撮像された1回の SPECT 画像は，トレーサー投与後 10 分後に採血された動脈血から得られる入力関数によって pixel by pixel に K1 画像＝脳血流（rCBF）定量画像へと変換される（IMP の初回循環摂取率を 1.0 とすると K1＝rCBF となる）．acetazolamide 負荷では，トレーサーの投与 7 分前に 15〜17 mg/kg を静注する．安静時および acetazolamide 負荷時の脳血流量を X-Y 座標軸上にプロットすると，血行力学的脳虚血の重症度は，図4-2 のごとく階層性に示される[26]．JET study（Japanese EC-IC

Bypass trial)[7]では脳血流SPECT定量画像解析などによりStage IIと判定された症例のみが登録され，RCTとして実施された．

b）Dual table ARG法

IMP-ARG法などのように安静時とacetazolamide負荷時脳血流量を別々の日に定量測定する場合には，入力関数に測定上の誤差を生じる可能性があり，脳循環予備能を正確に評価できない場合がある．そこで，安静時脳血流量の測定に引き続きacetazolamide負荷時脳血流量の測定を行い，両者でトレーサーの投与量に応じた共通の入力関数を用いる方法としてsplit doseによる同日法が検討されてきた．しかし，従来の同日法[37]では，安静時とacetazolamide負荷時脳血流量の入力関数には測定誤差は生じないものの，安静時脳血流量の測定に引き続いて行われるacetazolamide負荷時脳血流量の測定では，両者を合算した画像データから安静時の画像データをsubtractionする方法が行われ，pixel levelでの測定精度が十分得られない．

そこで，等量のトレーサーを用いて安静時とacetazolamide負荷時のSPECT計数値を連続的に求め，それぞれに対して別々のtableを作成することにより安静時とacetazolamide負荷時脳血流量の定量画像を得る方法が開発された（Dual table ARG法）（図4-5）．本法では，別日法で問題となる入力関数の測定誤差を排除するために，安静時1回の採血によって共通の入力関数を決定し，精度の高い安静時とacetazolamide負荷時脳血流量の定量画像をpixel by pixelに連続的に測定することができる．しかし，前述のIMP-ARG法とは異なり，トレーサーの脳内濃度が大きく変化する投与後10〜30分間のデータが用いられるために，脳血流量の過大評価が生じやすく，これをトレーサーの脳内濃度が安定する25〜30分のデータでcalibrationする方法が開発され，測定精度の改善が図られている．本法により，血行力学的脳虚血の重症度評価の測定精度が改善し，画像診断の標準化が進展するものと考えられる．

2．SPECT統計画像解析

脳血流SPECTの統計画像解析とは，被検者の脳血流SPECT画像にみられる脳血流の局所的な変動がはたして有意な変動であるかどうかを視覚的に判定するのではなく，正常群あるいは対照群の脳血流分布に関するデータベースと被検者（群）のデータをpixel毎に比較して有意差を認める領域を検証し，標準脳上に画像化する画像解析方法である．本法では，対照群と被検者（群）の各pixelにおけるデータは全脳または小脳などで正規化され，両者の差が対照群データベースの各pixelにおける標準偏差（S.D.）の倍数（Z score）として標準脳上に画像化される（Z score解析）．一般にZ scoreが2以上と表示される領域については脳血流の変動が有意に大きいと判定される．統計画像解析の方法として，statistical parametric mapping（SPM）法[38]や3-dimensional stereotactic surface projection（3D SSP）法[39]などが臨床応用されているが，ここでは3D SSP画像の解析について解説する．3D SSP画像の解析には，定位定性的解析法としてのZ score解析に加えて，最近では定位定量的解析方法としてのstereotactic extraction estimation（SEE）解析[40]が開発されている．

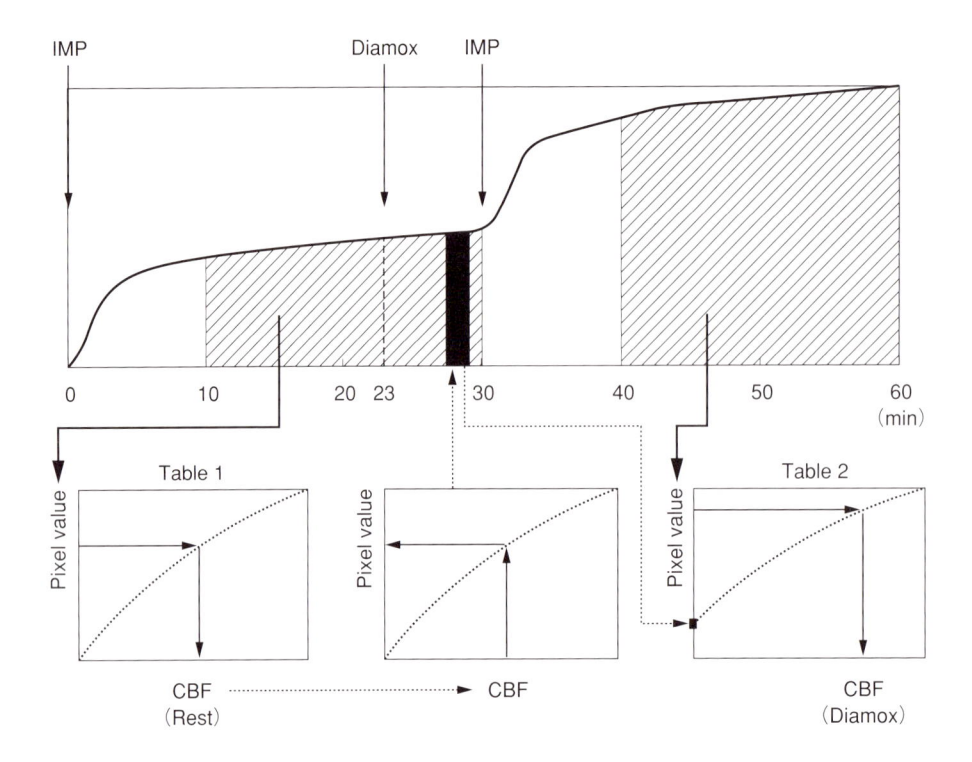

図4-5 Dual table ARG法

等量のトレーサーを用いて安静時とacetazolamide負荷時のSPECT計数値を連続的に求め，それぞれに対してtableを作成することにより安静時とacetazolamide負荷時脳血流量の定量画像を得る方法である．安静時脳血流量の画像化では，IMP-ARG法に準じて決定された入力関数からSPECT計数値（pixel value）と脳血流量との関係がtable化され（左下のTable 1），このTableを参照して各pixelの計数値が安静時脳血流量に変換される．Diamox負荷時血流量の画像化では，安静時と同一の入力関数を用いるが，各pixelでのSPECT計数値がすでに上昇しているためSPECT計数値と脳血流量との関係が安静時とは別にtable化され（右下のTable 2），このTableを参照して各pixelの計数値がDiamox負荷時脳血流量に変換される．

a）Z score解析

Z score解析では正常群の全脳表の血流分布に関するデータベースに対して，被検者の脳表血流分布の異常を精度よく検出することができる．本法では，定位脳座標系（Talairachの標準脳）に変換された正常群と被検者の脳表血流分布（全脳または小脳で正規化されたデータ）の差をpixel毎に正常群の標準偏差で除すことにより，被検者の全脳表のZ scoreをpixel毎に算出し，その分布を通常8方向（右外側，左外側，上方，下方，前方，後方，右内側，左内側）からの3次元脳表画像として定位的に画像化する．Z scoreが高い領域ほど，正常群に比べ血流の変動が大きい領域として定位的に表示される．脳表血流（脳表から6 pixelの間で最大値）のみを用いるため，萎縮のある脳でも定位脳座標系への変換が容易であり，アルツハイマー病などの痴呆症の早期鑑別診断における有用性がすでに報告されている[41]．

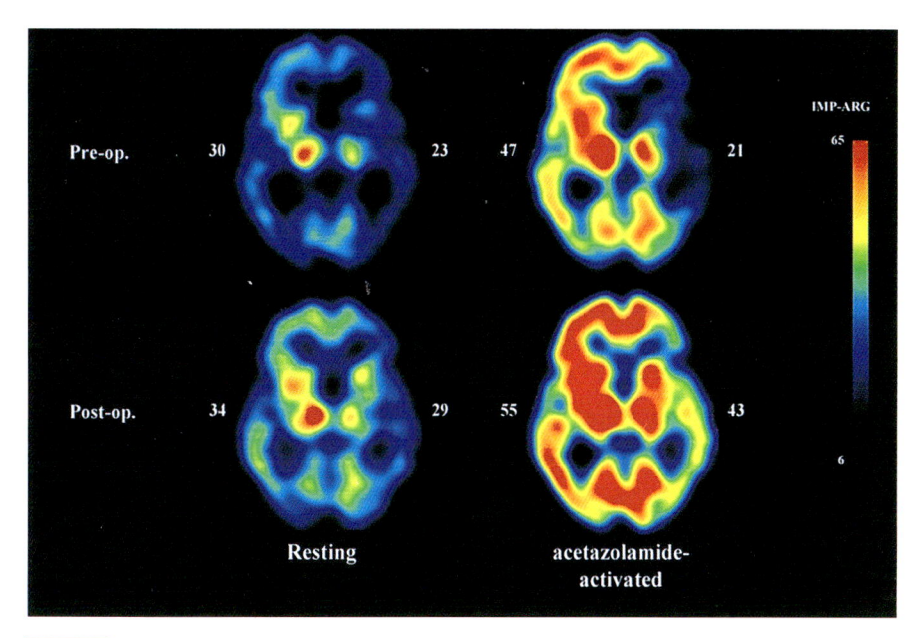

図4-6 血行力学的脳虚血症例の脳血流 SPECT 定量画像解析

　67歳男性，右片麻痺・言語障害にて発症した左中大脳動脈閉塞症の術前安静時脳血流 SPECT の定量解析（左上段），acetazolamide 負荷時脳血流 SPECT の定量解析（右上段），術後安静時脳血流 SPECT の定量解析（左下段），acetazolamide 負荷時脳血流 SPECT の定量解析（右下段）を示す．図 4-2 の評価基準により，左側中大脳動脈領域が術前 Stage II，術後 Stage I と判定される．

　血行再建術が必要となる血行力学的脳虚血症例の Z score 解析では，安静時に Z score の上昇する領域（脳血流としては低下している領域）がみられ，acetazolamide 負荷時には同領域の Z score のさらなる上昇が認められることが特徴的であった．術前にみられた Z score の上昇は術後にはいずれも軽快している．安静時および acetazolamide 負荷時の脳血流 SPECT の 3D-SSP 解析から血行力学的脳虚血の定位的重症度についても精度の高いスクリーニングが可能であると考えられる．

　図 4-6 は血行力学的脳虚血 Stage II に対する血行再建術（STA-MCA バイパス術）前後の脳血流 SPECT 定量画像（断層像），図 4-7，4-8 は図 4-6 の症例の術前術後における脳血流 SPECT をそれぞれ Z score 解析した結果である．

b）SEE 解析

　SEE 解析では，各 pixel を定量値で表現し，血行力学的脳虚血の重症度を各 pixel レベルで算出し，その分布を 3 次元脳表画像として定位定量的に画像化することができる．また，予め指定された領域内の pixel 数に対して各重症度の pixel 数の割合を算出することもできる[40]．血行再建術が必要となる血行力学的脳虚血例では，主として責任血管支配域内に，安静時脳血流の低下領域，acetazolamide 負荷時の血管反応性の低下領域，脳循環予備能の低下領域，血行力学的脳

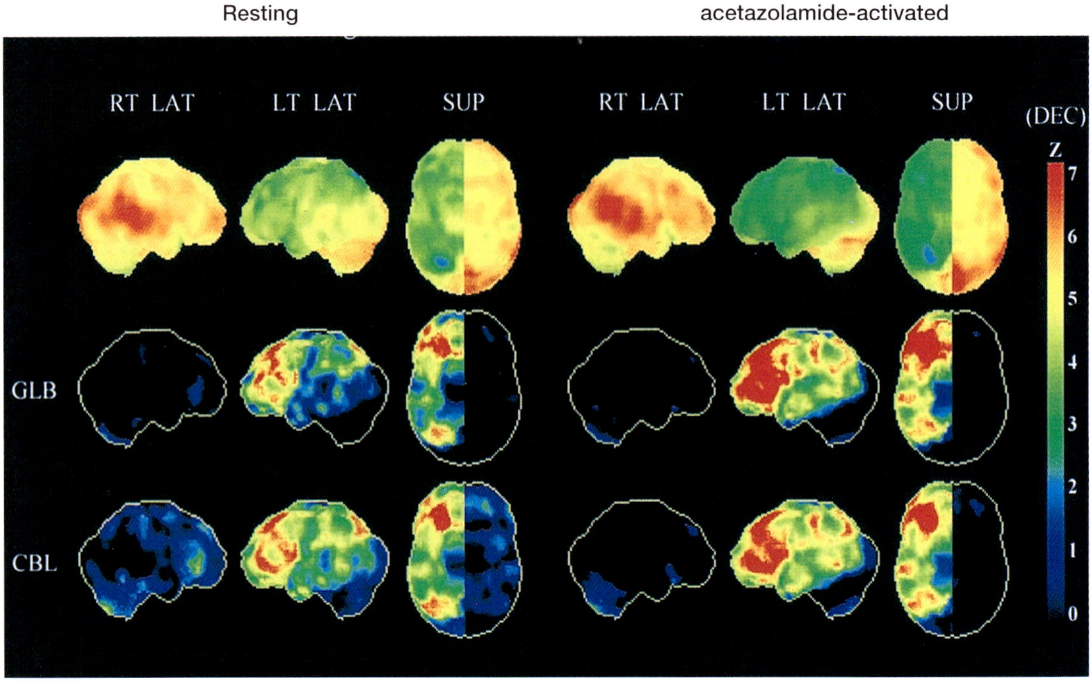

図4-7 図4-6の症例での術前脳血流 SPECT の Z score 画像解析

（左：安静時，右：acetazolamide 負荷時で，上段は脳表血流分布，中段は全脳（GLB）にて正規化したZ score の分布，下段は小脳（CBL）にて正規化した Z score の分布であり，それぞれ右外側（LAT），左外側（LAT），上方（SUP）からみた脳表画像を示す.）

術前の Z score の分布では，左側中大脳動脈領域において安静時の前頭・側頭・頭頂葉に Z score の高い（脳血流としては低下）領域が認められ，acetazolamide 負荷時には同領域の Z score が安静時よりもさらに高い値となっている．本例では，安静時に Z score の高い領域，acetazolamide 負荷時に同領域の Z score のさらなる上昇が認められ，血行力学的脳虚血の特徴がみられる．

虚血の重症度 Stage Ⅱ の領域がそれぞれ定位的に示される．術後は，同じ血管支配域内の安静時脳血流，acetazolamide 負荷時の血管反応性，脳循環予備能などの各指標がいずれも改善し，血行力学的脳虚血の重症度が不均一ながら軽症化することが捉えられる．本解析法により，脳血流 SPECT の定位定量解析が可能となり，血行力学的脳虚血の重症度評価の判定精度が改善し，画像診断の標準化が進むものと考えられる．

図4-9，4-10 は図4-6の症例の術前術後における脳血流 SPECT をそれぞれ SEE 解析した結果である．

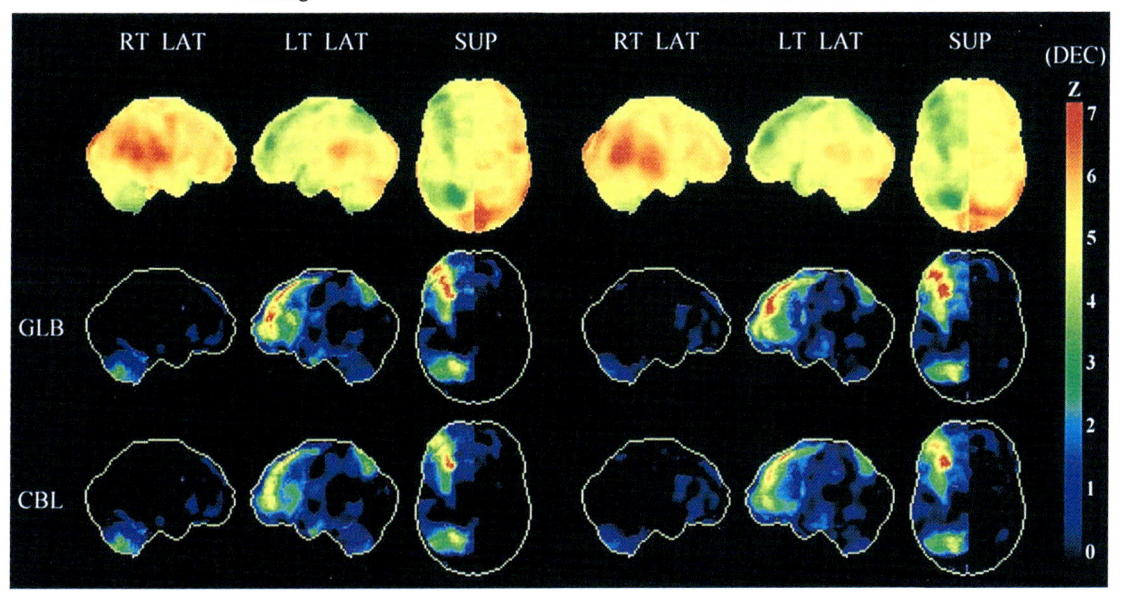

図 4-8 図 4-6 の症例での術後脳血流 SPECT の Z score 画像解析

（左：安静時，右：acetazolamide 負荷時で，表示方法は図 4-7 と同様である．）

　術後の Z score の分布では，左側中大脳動脈領域において安静時の前頭・頭頂葉の一部に Z score の高い（脳血流としては低下）領域が認められ，acetazolamide 負荷時には同じ領域に Z score の高い領域が認められるものの Z score の上昇はない．安静時に Z score の高い領域が認められても，acetazolamide 負荷時に同領域の Z score の上昇が認められないことは，血行再建術後の血行力学的脳虚血の改善を示唆している．

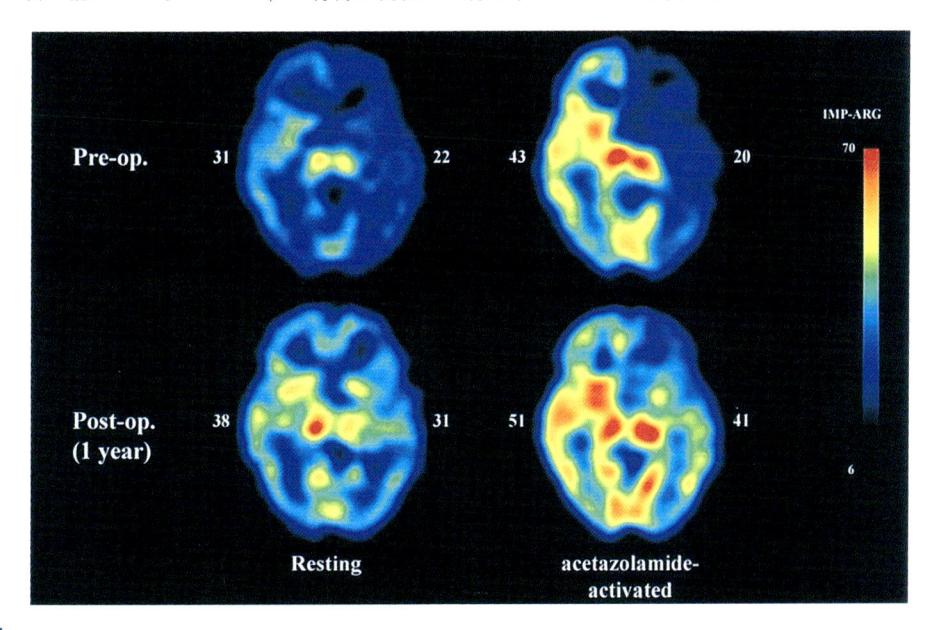

図 4-9 血行力学的脳虚血症例の脳血流 SPECT 定量画像解析

　65 歳男性，右片麻痺・言語障害にて発症した左内頸動脈閉塞症の術前安静時脳血流 SPECT の定量解析（左上段），acetazolamide 負荷時脳血流 SPECT の定量解析（右上段），術後安静時脳血流 SPECT の定量解析（左下段），acetazolamide 負荷時脳血流 SPECT の定量解析（右下段）を示す．図 4-2 の評価基準により，左側中大脳動脈領域が術前 Stage Ⅱ，術後 Stage Ⅰ と判定される．

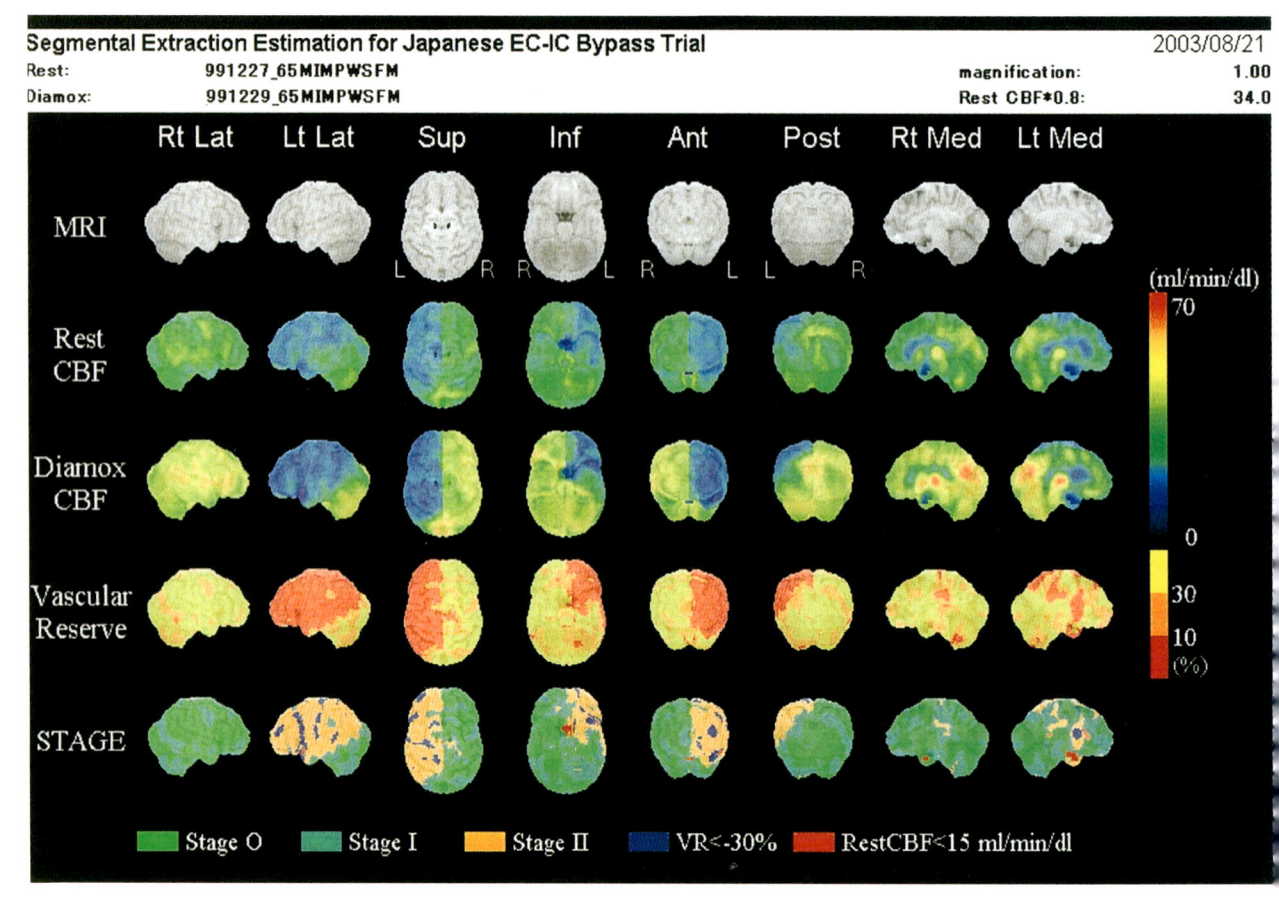

図4-10 図4-9の症例での術前脳血流SPECTのSEE解析

（上段から，標準脳のMRI，安静時脳表血流量，acetazolamide負荷脳表血流量，脳循環予備能，血行力学的脳虚血のStageであり，それぞれ右外側（Rt. Lat），左外側（Lt. Lat），上方（Sup），下方（Inf），前方（Ant），後方（Post），右内側（Rt. Med），左内側（Lt. Med）の8方向からみた脳表画像を示す．）

中大脳動脈および前大脳動脈領域内に，安静時脳血流の低下領域，acetazolamide負荷時の血管反応性の低下領域，脳循環予備能の低下領域，血行力学的脳虚血の重症度StageⅡの領域がそれぞれ定位的に示される．

E 慢性期脳血行再建術のガイドライン

Stroke preventionを目的とするSTA-MCAバイパス術の現時点での適応基準は，JET Study[7]に準じて以下の項目を満たす必要がある．①内頸動脈系の閉塞性血管病変（アテローム血栓性）によるTIAあるいはminor strokeを3カ月以内に認めた73歳以下の症例で，modified Rankin disability scale（mRS）が1あるいは2の症例であること．②放射線学的な基準としては，CTあるいはMRI上1血管支配領域にわたる広範な脳梗塞巣を認めず，脳血管造影上内頸動脈あるいは中大脳動脈本幹の閉塞あるいは高度狭窄をもつ症例であること．③脳循環動態の基準としては，最終発作から3週間以上経過後に行ったPET，SPECT（[133]Xeあるいは

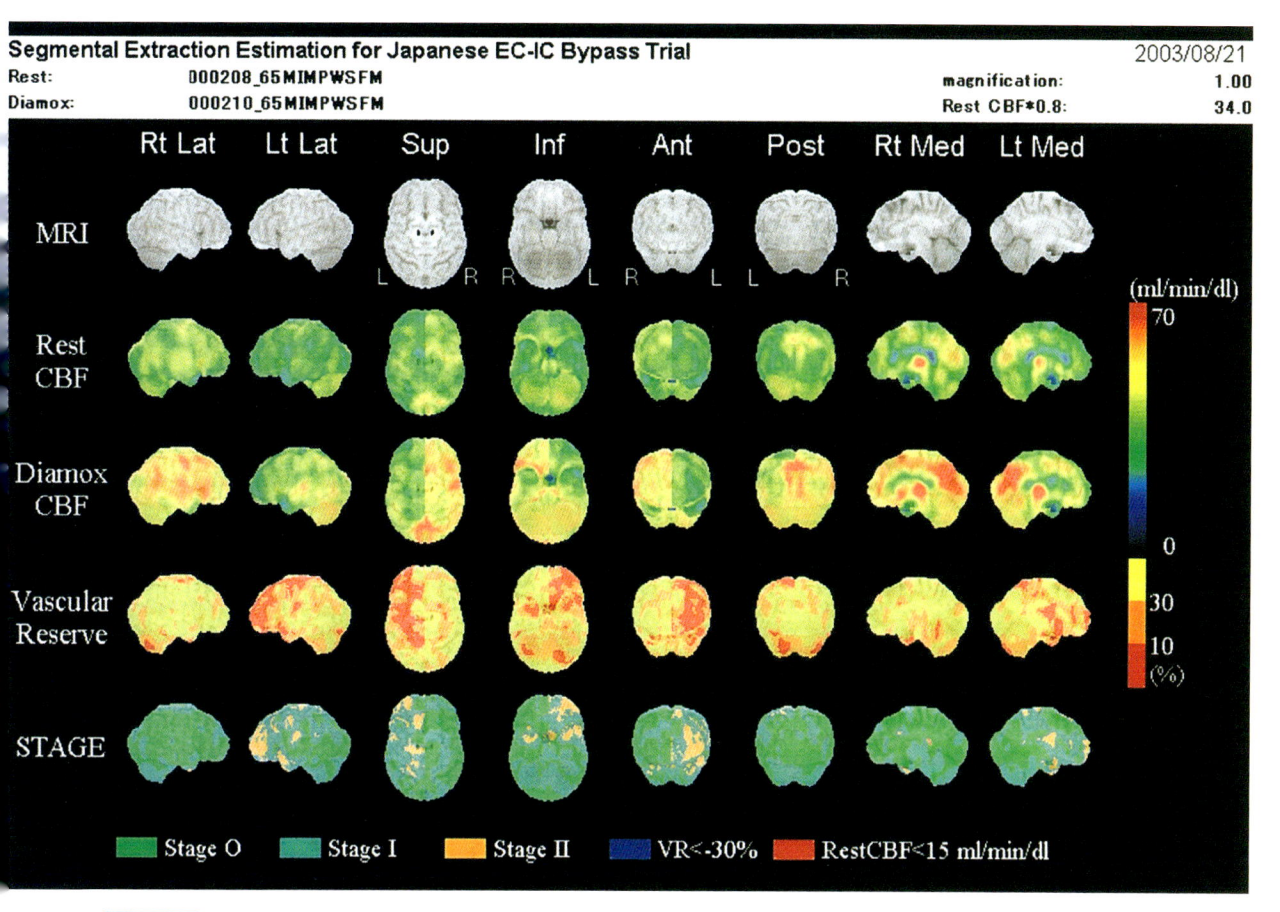

図4-11 図4-9の症例での術後脳血流SPECTのSEE解析
（表示方法は図4-10と同様である．）

　中大脳動脈および前大脳動脈領域内の安静時脳血流，acetazolamide負荷時の血管反応性，脳循環予備能などの各指標が術後いずれも改善し，血行力学的脳虚血の重症度が不均一ながらも明らかに軽症化している．本法では，術前後における同一領内での各pixelにおけるStageの改善を定位的に判定できるとともに各Stageの占める割合の変化を量的に算出し比較することも可能である．

^{123}IMP），あるいはcold Xe CTを用いた定量的な脳循環測定にて，中大脳動脈領域の安静時脳血流が正常平均値の80％未満かつ脳循環予備能が10％以下の症例であること．一方，除外基準としては，①神経症候が重症な症例（mRSが3以上），②非動脈硬化病変の症例，③悪性腫瘍・腎不全・心不全・肝不全・呼吸不全の合併する症例，④6カ月以内の心筋梗塞を合併する症例，⑤空腹時血糖値が300 mg/dl以上あるいはインスリン治療が必要となる症例，⑥拡張期血圧が110 mmHg以上の症例，⑦動脈原性脳塞栓症，⑧心原性脳塞栓症，などがあげられる．また，このほか周術期の合併症を回避するためには，術者の条件として本手術を十分習熟していること，治療施設の条件として術後集中治療室において十分な術後管理ができること，などが重要である．

　JET Studyは，血行力学的脳虚血StageⅡと診断される症例を対象とした場合において，Stroke preventionを目的とするSTA-MCAバイパス術の有効性を示したものであり，より軽

症の血行力学的脳虚血に対するSTA-MCAバイパス術の有効性は未だ確立していない．今後は，より軽症の血行力学的脳虚血を対象とした場合のSTA-MCAバイパス術の有効性に関する検討が必要である．

おわりに

　Stroke preventionを目的とするSTA-MCAバイパス術の有効性に関するエビデンスは，JET studyによってようやく確認された．しかしながら，現在のところその適応は血行力学的脳虚血Stage IIと診断されたsubgroupに限られている．血行力学的脳虚血Stage IIに関する現在の基準はPETでなければ診断が困難と考えられたmisery perfusionに相当する病態を診断するために想定された基準であり，より軽症の血行力学的脳虚血症例に対してもSTA-MCAバイパス術が有効となる可能性はあるが，その有効性については新たなRCTによって検証されなければならない．手術適応の拡大解釈は，JET Studyの意義を損なうものとして厳に慎まなければならない．

　また，手術適応の判定においては血行力学的脳虚血の定量的重症度判定がきわめて重要であるが，各施設における血行力学的脳虚血の定量的測定法や判定法については，必ずしも標準化されていない．したがって，stroke preventionを目的とするSTA-MCAバイパス術の現時点での有効性を普遍化するためには，脳血流定量法の標準化による測定精度の向上・定位定量的画像解析法による判定精度の向上などが課題になるものと考えられる．

文献

1) The EC/IC Bypass Study Group. Failure of extracranial-intracranial arterial bypass to reduce the risk of ischemic stroke. Results of an international randomized trial. N Engl J Med. 1985 ; 313 : 1191-200.
2) Ausman JI, Diaz FG. Critique of the extracranial-intracranial bypass study. Surg Neurol. 1986 : 26 : 218-21.
3) Awad IA, Spetzler RF. Extracranial-intracranial bypass surgery: a critical analysis in light of the international cooperative study. Neurosurgery. 1986 ; 19 : 655-64.
4) Day AL, Rhoton AL Jr, Little JR. The extracranial-intracranial bypass study. Surg Neurol. 1986 ; 26 : 222-6.
5) Sundt TM Jr. Was the international randomized trial of extracranial-intracranial arterial bypass representative of the population at risk? N Engl J Med. 1987 ; 316 : 814-6.
6) 中川　翼．頭蓋外・内吻合術（バイパス手術）．In：阿部　弘，他，編．脳神経外科疾患の手術と適応II．東京：朝倉書店；1990. p.113-61.
7) JET Study Group. Japanese EC-IC Bypass trial（JET study）—Study designと中間解析結果—．脳卒中の外科．2002；30：97-100.
8) Yonekawa Y, Yasargil MG. Extra-intracranial arterial anastomosis: Clinical and technical aspects, Result. In: Krayenbuhl H, editor. Advances and technical standards of neurosurgery 3, ed. Wien : Springer Verlag; 1976. p.47-78.
9) 菊池晴彦，唐澤　淳．脳血管閉塞症に対する浅側頭動脈—中大脳動脈側頭葉皮質枝吻合術．脳神経外科．1973；1：15-9.
10) 米川泰弘．頭蓋外内動脈吻合術の適応，手技，成績．NEUROSURGEONS第1回日本脳神経外科

コングレス講演録．1981．p.65-79

11) Khodadad G. Occipital artery-posterior inferior cerebellar artery anastomosis. Surg Neurol. 1976 ; 5 : 225-7.
12) Sundt TM Jr, Piepgras DG. Occipital to posterior inferior cerebellar artery bypass surgery. J Neurosurg. 1978 ; 48 : 916-28.
13) Ausman JI, Lee MC, Chater N, et al. Superficial temporal to superior cerebellar artery anastomosis for distal basilar artery stenosis. Surg Neurol. 1979 ; 12 : 277-82.
14) Ausman JI, Diaz FG, de los Reyes RA, et al. Boulos R. Anastomosis of occipital artery to anterior inferior cerebellar artery for vertebrobasilar junction stenosis. Surg Neurol. 1981 ; 16 : 99-102.
15) 菊池晴彦，唐澤 淳，永田 泉．脳動脈の微小血管吻合術 後頭動脈・後下小脳動脈吻合術．脳神経外科．1983 ; 11 : 1023-5.
16) Ausman JI, Diaz FG, Vacca DF, et al. Superficial temporal and occipital artery bypass pedicles to superior, anterior inferior, and posterior inferior cerebellar arteries for vertebrobasilar insufficiency. J Neurosurg. 1990 ; 72 : 554-8.
18) 小川 彰，吉本高志，桜井芳明．後頭蓋窩血行再建術―浅側頭動脈―上小脳動脈吻合術―．脳外誌．1992 ; 1 : 20-4.
19) 上山博康．橈骨動脈を用いたバイパス手術．脳神経外科．1994 ; 22, 911-24.
20) National Institute of Neurological Disorders and stroke Ad Hok Committee: Classification of cerebrovascular disease III. Stroke. 1990 ; 21 : 637-76.
21) Powers WJ, Grubb RL Jr, Raichle ME. Physiological responses to focal cerebral ischemia in humans. Ann Neurol. 1984 ; 16 : 546-52.
22) Baron JC, Bousser MG, Rey A, et al. Reversal of "misery perfusion syndrome" by extra- intracranial arterial bypass in hemodynamic cerebral ischemia: a case study with ^{15}O positron emission tomography. Stroke. 1981 ; 12 : 454-9.
23) 中川原譲二．SPECTとPET．In：山口武典，他，編．脳卒中学 The Frontiers of Strokology．東京：医学書院；1998．p.139-54.
24) Samson Y, Baron JC, Bousser MG, et al. Effects of extra-intracranial arterial bypass on cerebral blood flow and oxygen metabolism in humans. Stroke. 1985 ; 16 : 609-16.
25) Iida H, Itoh H, Nakazawa M, et al. Quantitative mapping of regional cerebral blood flow using iodine-123-IMP and SPECT. J Nucl Med.1994 ; 35 : 2019-30.
26) 飯田秀博．IMP-ARG法．西村恒彦，編，SPECT 機能画像―定量化の基礎と臨床―東京：メジカルビュー社；1999．p.72-8
28) 中川原譲二．脳虚血の臨床画像診断．脳と神経．1999 ; 51 : 502-13.
29) 中川原譲二，新谷朋子，氷見徹夫，他．脳血流SPECTの最新の画像解析とその臨床的意義．脳外誌．2000 ; 9: 483-90.
30) Yonas H, Smith HA, Durham SR, et al. Increased stroke risk predicted by compromised cerebral blood flow reactivity. J Neurosurg. 1993 ; 77 : 483-9.
31) Yamauchi H, Fukuyama H, Nagahama Y, et al. Evidence of misery perfusion and risk for recurrent stroke in major cerebral arterial occlusive diseases from PET. J Neurol Neurosurg Psychiatry 1996 ; 61 : 18-25.
32) Grubb RL Jr, Derdeyn CP, Fritsch SM, et al. Importance of hemodynamic factors in the prognosis of symptomatic carotid occlusion. JAMA. 1998 ; 280 : 1055-60.
33) Derdeyn CP, Grubb RL Jr, Powers WJ. Cerebral hemodynamic impairment: methods of measurement and association with stroke risk. Neurology. 1999 ; 53 : 251-9.
34) Kuroda S, Houkin K, Kamiyama H, et al. Long-term prognosis of medically treated patients with internal carotid or middle cerebral artery occlusion: can acetazolamide test predict it? Stroke. 2001 ; 32 : 2110-6.

35) Macdonald RL. Advances in vascular surgery. Stroke. 2004 ; 35 : 375-80.
36) Iida H, Akutsu T, Endo K, et al. A multicenter validation of regional cerebral blood flow quantitation using [^{123}I] iodoamphetamine and single photon emission computed tomography. J Cereb Blood Flow Metab. 1996 ; 16 : 781-93.
37) Renkin EM. Regulation of the microcirculation. Microvasc Res 1985 ; 30 : 251-63.
38) Kuhl DE, Barrio JR, Huang SC, et al. Quantifying local cerebral blood flow by N-isopropyl-p-[^{123}I] iodoamphetamine (IMP) tomography. J Nucl Med. 1982 ; 23 : 196-203.
39) Imaizumi M, Kitagawa K, Hashikawa K, et al. Detection of misery perfusion with split-dose ^{123}I-Iodoamphetamine single-photon emission computed tomography in patients with carotid occlusive diseases. Stroke 2002 ; 33 : 2217-23.
40) Friston KJ, Holmes AP, Worsley KJ, et al. Statistical parametric maps in functional imaging: A general linear approach. Human Brain Mapping. 1995 ; 2 : 189-210.
41) Minoshima S, Frey KA, Koeppe RA, et al. A diagnostic approach in Alzheimer's disease using three-dimensional stereotactic surface projections of fluorine-18-FDG PET. J Nucl Med. 1995 ; 36 : 1238-48.
42) Mizumura S, Nakagawara J, Takahashi M, et al. Three-dimensional display in staging hemodynamic brain ischemia for JET study: Objective evaluation using SEE analysis and 3D-SSP display. Ann Nucl Med. 2004 ; 18 : 13-21.
43) Minoshima S, Giordani B, Berent S, et al. Metabolic reduction in the posterior cingulate cortex in very early Alzheimer's disease. Ann Neurol. 1997 ; 42 : 85-94.

〈中川原譲二〉

Chapter 5
血管内外科治療による血行再建

　現在脳血管障害の領域において，血管内治療のはたす役割は非常に大きくなってきている．特に虚血性病変に対する治療法は，頭蓋内外バイパス手術と内頚動脈内膜剥離術が外科的治療の大きな2本柱として現在も重要な役割をはたしているが，低侵襲治療の流れから，徐々に血管内治療にシフトしつつある．ここでは現時点での脳虚血性病変に対する血行再建術を血管内治療の立場から，急性期では局所線溶療法，慢性期ではステント留置術を取り上げて，その実際を述べる．

A 急性期血行再建術

　閉塞した脳血管を急性期に再開通させる方法としては，血栓溶解剤を経静脈的に全身投与する方法と，血管内手術により閉塞した動脈に選択的に注入する局所線溶療法とがある．

　経静脈的線溶療法としては，1995年 National Institute of Neurological Disorder and Stroke (NINDS)[1] で，発症後3時間以内の rt-PA の全身投与の有効性が証明され，この結果を得てから American Heart Association (AHA) により本治療法のガイドライン[2] (表5-1) が示されている．本邦でも先頃，rt-PA の全身投与による線溶療法が認可された．

　一方虚血性脳血管障害に対する局所線溶療法は，本邦では脳神経外科医を中心に行われてきたが，この治療法の有効性を示す唯一のエビデンスとして，PROACT II[3] (1999年) がある．発症後6時間以内の中大脳動脈閉塞症例に対し，pro-urokinase (ProUK) 9 mg の局所動注により再開通率は66％と，コントロール群 (18％) に比べて有意に高く ($p < 0.001$)，90日後の modified Rankin Scale (mRS) が2以下の転帰良好群も治療群で40％，コントロール群で25％と有意に高値であった ($p = 0.04$)．しかし24時間以内の症候性頭蓋内出血は治療群で10％とコントロール群の5倍の発症率があり，90日後の死亡率では治療群25％，コントロール群27％で有意差を示すことができなかった．これらの結果により本治療法の有用性は認められたものの，FDA の認可を得るには至らなかった．

　rt-PA の静注療法が認可となり新たな展開が期待されているが，一方ではこの治療法の適応となる患者が限定されるため，その有効性に疑問をもつ意見もある．今後，現在は認められていな

表 5-1　虚血性脳血管障害患者に対する rt-PA 静注法ガイドライン
　　　　（American Heart Association: AHA 1996 年）

1. 対象
   発症後 3 時間以内
2. 投与法
   recombinant t-PA（0.9 mg/kg; max 90 mg）の 10％を急速静注，残りを 60 分で持続静注
3. 投与前 CT 所見
   出血，脳梗塞（early CT sign *）がないことを確認
   　　*：大脳動脈支配領域の 1/3 以上の低吸収域，浮腫性変化，脳溝の消失
4. 除外項目
   1) 経口抗凝固療法中で，INR が 1.7 以上
   2) 過去 48 時間以内にヘパリンを使用し，aPTT が延長
   3) 血小板数＜ 10 万 /mm³
   4) 過去 3 カ月以内の脳卒中，重症頭部外傷の既往
   5) 過去 2 週間以内の手術の既往
   6) 治療前血圧が収縮期＞ 185 mmHg，拡張期＞ 110 mmHg
   7) 神経症候の急激な改善
   8) 単独かつ軽度の神経症候（失調，感覚障害，構音障害，ごく軽度の脱力）
   9) 頭蓋内出血の既往
   10) 過度の低血糖（＜ 50 mg/d*l*），高血糖（＞ 400 mg/d*l*）
   11) 発症時の痙攣発作
   12) 過去 3 週間以内の消化管出血，または尿路系出血
   13) 最近の心筋梗塞
5. 集中管理，治療の行える施設内で実施
6. NIH Stroke Scale が 23 点以上の重症例は注意が必要
7. 治療開始前に予想される効果と危険性を本人，家族に伝える
8. 治療後 24 時間の集中管理
   1) 高血圧時（収縮期＞ 180 mmHg，拡張期＞ 105 mmHg）には，降圧薬の静脈投与
   2) 中心静脈ルートの確保，動脈穿刺の制限
   3) t-PA 投与中および投与後 30 分間は膀胱カテーテル留置は行わない
   4) 治療後 24 時間以内は胃カテーテル挿入もできるだけ避ける
   5) 治療後 24 時間以内は抗血小板剤，抗凝固剤などの投与は行わない
9. その他
   1) 治療後の神経学的悪化の際には，CT により頭蓋内出血の有無を check
   2) 出血性合併症に対しては，t-PA 投与の中止と血液凝固系検査を行い，必要に応じて輸血，新鮮血漿や血小板輸血，外科的処置を行う

い rt-PA の動注療法や他の治療法をいかに取り入れるかが課題といえる．

1. 局所線溶療法

a）適応患者の選択

　脳塞栓症に対する局所線溶療法の治療成績は，適応患者の選択にかかっていることはいうまでもない．現在のところ最も脳梗塞の判定に鋭敏なのがMRI-DWIである．まずDWIにてmassiveな不可逆性虚血病変が出現していないことを確認し，さらに脳血流検査を行いdiffusion-perfusion mismatchの状態を検出することが望ましい．しかしながらこれには各施設で救急対応に差があるため，診断方法は様々であると思われる．各施設にあった検査法で残存脳血流量を把握することが，出血性合併症を予防する上で重要であると思われる．現時点での適応基準を表5-2に示す．

表5-2　局所線溶療法の適応

① 血管の狭窄病変の伴わない脳塞栓症
② 閉塞部位が中大脳動脈，椎骨脳底動脈
③ 発症からの経過時間が中大脳動脈で6時間以内，椎骨脳底動脈で12時間以内である．
④ NIH stroke scale が 5〜22点
⑤ CT，MRI：脳梗塞の所見を認めない．（原則として）
　　CT：early sign；レンズ核，シルビウス裂周囲の変化（適応あり）
　　　　　　　　　　大脳皮質の変化（適応なし）
　　MRI-DWI：insular cortex, subcortical, basal ganglia の穿通枝領域の小さな病変（適応あり）
⑥ 残存血流量 35〜70%
　　SPECT（HM-PAO），perfusionCT：健側比　35〜70%
　　perfusion MRI：peak value 健側比　0.67以上

b）手技の実際

Step 1：ガイディングカテーテルの留置

　通常の造影検査を行い閉塞部位および側副血行の評価を行った後，5または6Frのガイディングカテーテル（Envoy：J&J）を内頚動脈または椎骨動脈に留置する．ここで全身のヘパリン化を行うが，初回はヘパリンを700単位/kgを静注し，その後はACTをヘパリン化の前値の約2倍にコントロールするようにし，必要に応じて，1時間毎1mlを追加静注する．

Step 2：マイクロカテーテルの誘導

　18サイズのマイクロカテーテル（RapidTransit II：J&J）をマイクロガイドワイヤー（Radifocus GT ワイヤー：TERUMO，Syncro：BSJ）を用いて閉塞部位に誘導する．まず閉塞部位を越えて遠位側にカテーテルを誘導した後，閉塞部の遠位側の造影を行い，塞栓が限局していることを確認するとともに，閉塞部位よりも遠位側の血管の走行と血管径を確認する．これにより局所線溶療法を行うか，direct PTAを行うかを判断する．

Step 3：血栓溶解

中大脳動脈の閉塞の場合には閉塞部よりも遠位側に，また椎骨脳底動脈系では閉塞部位の近位側にカテーテルをおき，ここから urokinase（UK）または t-PA*など血栓溶解剤の注入を開始する．注入にはシリンジポンプを用いて持続注入（UK12万単位を生食10m*l* に溶解し，10分間で注入）する方法と，手動で注入する方法の2通りあるが，手動の場合には大きな圧をかけないように注意する必要がある．薬剤の使用上限は，UKで60万単位，t-PA では alteplase で2400万単位としている．

> ＊本邦では t-PA 使用の認可の条件として，静注法のみと規定されており，動注法での使用には，倫理委員会などでの審査が必要である．

Step 4： direct PTA

血栓溶解剤動注後も再開通が得られない場合や血液凝固系の異常などで血栓溶解剤が使いにくい場合には，閉塞部位が分岐部でなく，遠位側血管に大きな屈曲蛇行がない状況で，血栓溶解剤の上限量まで注入を待たずに，balloon による血栓の機械的破砕を試みる場合がある．この場合，PTA balloon には coronary 用の non-compliant balloon を使うことが多い．balloon 径は2mmで10mm前後の短いものを選択し，拡張圧も低圧（1～2気圧）でゆっくり加圧する．

Step 5：手技の終了

手技の終了は，再開通が得られた時，発症から6時間以上経過した時，使用薬剤が上限に達した時，の3点を目安としている．術後はCTをとり，出血性合併症がないことを確認するが，もしCT上出血を認めた場合にはヘパリンを中和し，保存的加療か開頭術が必要かの判断を早急に行う．CT上異常が認められなければ，ヘパリンは中和せず自然 taper-off とし，シースは翌日抜去する．

c）術後管理における注意点

術後管理で最も重要なのは出血性合併症の予防であり，その意味では血圧管理は厳重に行う必要がある．血圧は正常範囲内に維持することを基本とする．

また術翌日のCTで出血性病変がなければ，薬剤に関しては脳保護剤であるエダラボンに加え，抗凝固作用のあるアルガトロバンやヘパリンを使用し早期の再発を予防する．さらに循環器内科的な検査を行い，心房内血栓の有無をチェックする必要がある．

B 慢性期血行再建術

1．頸部頸動脈狭窄病変に対する stenting

頸部頸動脈狭窄病変に対する治療は，NASCET[4]，ACAS study[5] に基づき主に頸動脈内膜剥離術（CEA）が選択されるが，近年は外科的治療において低侵襲性が求められるため，徐々に

表 5-3　頚部頚動脈狭窄症に対するステント留置術の適応
① 症候性，無症候性にかかわらず 70％以上の狭窄を有する
② 原則として鼠径部からガイディングカテーテルの導入が可能で，大腿動脈から大動脈にかけてアプローチの妨げになるものがない
③ 頚動脈狭窄部近傍に著明な屈曲病変がない
④ 著しくやわらかい粥腫や粥腫内出血がない
⑤ 著明な全周性の石灰化を伴っていない
のような条件の下，
以下の項目に当てはまる場合にステント治療を考慮する．
① 高齢者（70 歳以上）
② 虚血性心疾患，心不全，閉塞性呼吸器疾患などの全身麻酔 high risk 群
③ C2 以上の高位病変
④ 対側頚動脈閉塞または高度狭窄
⑤ CEA・PTA 治療後の再狭窄
⑥ 放射線照射後狭窄
⑦ その他；動脈解離，大動脈炎症候群，FMD，抗凝固剤抵抗性の progressing stroke

表 5-4　ステント留置術が困難である症例
① 胸腹部大動脈に病変があり，頚動脈へのアクセスに問題がある
② 狭窄部近傍に著明な屈曲病変がある
③ 全周性の著明な石灰化病変
④ 著しく柔らかい粥腫や粥腫内血腫が，long segment で存在する

ステント留置術が行われる傾向にある．また最近の SAPPHIRE study[6] により，少なくとも CEA high-risk 患者においてはステント治療の優位性が証明されつつある．さらに CEA との完全 randomized controlled trial である CREST study[7] が現在進行中であるが，この結果いかんでは頚動脈狭窄病変に対する治療方針が一変する可能性がある．

a）適応

　NASCET study と ACAS study に従って，症候性で 70％以上の狭窄，無症候性では 60％以上とする基準を base とするが，無症候性病変では 80％以上の狭窄に引き上げるという意見もある．施設ごとの基準を定めるべきではあるが，われわれの施設では症候性，無症候性ともに 70％以上の狭窄を基本的に治療の対象としている．CEA との振り分けでは，ステント治療が現在未承認であることから，基本的には CEA を第一選択と考えている．しかし表 5-3 のような CEA high risk と思われる条件を満たす場合はステントの適応としている．さらに最近では，症例によって CEA とステント治療の成績に差がないと思われる場合には，患者・家族に十分な informed consent を行い，患者自身に治療法の選択を委ねる場合もある．

　一方ステント留置が困難な症例を表 5-4 にあげる．

b）手術手順

1）術前評価：以下の点に留意し，ステント留置が可能かどうか，術前評価を進める．

① 病変部狭窄度および plaque の性状，頭蓋内病変の評価

MRI，MRA，頚動脈 3D-CTA，血管撮影（頚動脈），脳血流検査

頚動脈エコー，MRI（plaque image）

② アクセスルートの評価

血管撮影，3D CTA（大動脈弓部～大腿動脈）

③ 全身状態の評価

心機能（虚血性心疾患），腎機能，呼吸機能

2）術前管理

ステント留置術の適応になる患者はすでに抗血小板剤が投与されていることが多いが，ステント留置に際しては最低 2 週間前より抗血小板剤（アスピリン 100 mg 1 × とチクロピジン 200 mg 2 × またはシロスタゾール 200 mg 2 ×）の 2 剤投与を開始する．

時にステント留置後遷延性低血圧をきたす場合があるため，術当日の朝の降圧剤は休薬し，血圧は適宜計測しながら管理する．また術前より点滴を開始し，脱水状態を回避しておく必要がある．

c）手技と術中管理

Step 1：前投薬

硫酸アトロピン 0.5 mg を筋注する．

Step 2：麻酔

原則として局所麻酔下に行うが，血行遮断が intolerable である場合には，塩酸デクスメデトミジン（プレセデックス：丸石製薬）またはプロポフォール（デュプリバン：丸石製薬）による深い鎮静をかけるか，または完全な全身麻酔に変更する．

シース留置後に全身ヘパリン化（700 単位/kg）を開始し，ACT を術前の 2.5 ～ 3 倍に維持する．

Step 3：ガイディングカテーテル

ガイディングカテーテルには現在，支持性の強い britetip catheter（8Fr/straight/90 cm：J&J）を主に使用している．総頚動脈への誘導の際には Special guiding catheter（6Fr/straight/110 cm 特注品：J&J）と Tempo catheter（4Fr/125 cm：J&J）を triple coaxial にすることにより，カテーテル間の段差が少なくなり，大動脈弓部通過の際の血管内膜損傷による塞栓症の危険性を軽減することができる．

また 8Fr ガイディングカテーテルに装着する逆流防止弁には，ストッパー機能がついている Y-connector タイプ OKAY（グッドマン）などを用いることで，手技中の脱血を最小限にすることができる．

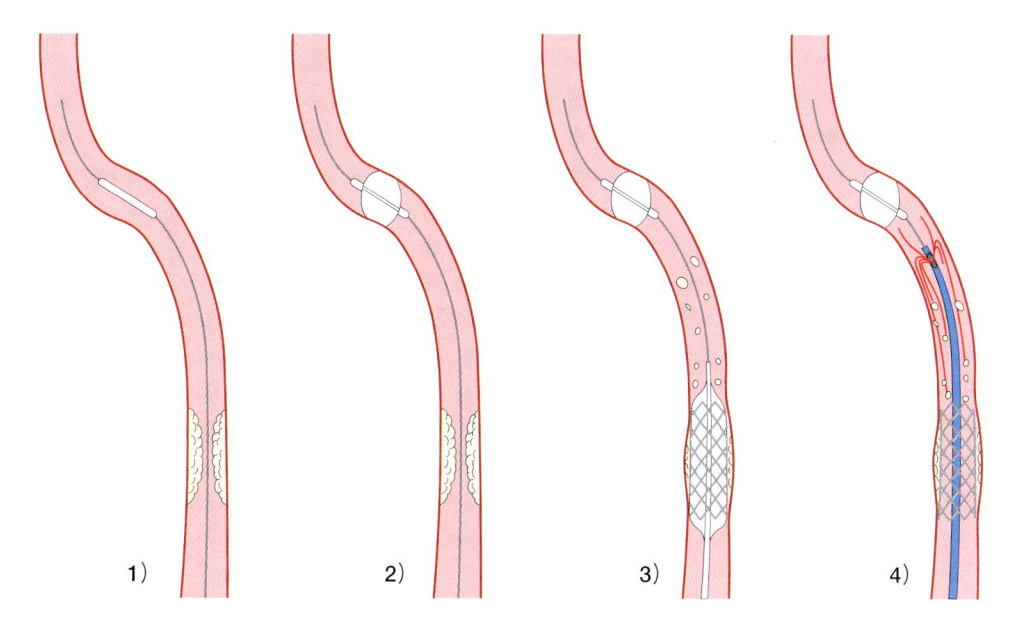

図 5-1 PercuSurge Guardwire の使用手順
1）PercuSurge Guardwire を通過させる．
2）病変部の遠位側で Guardwire を膨らませ，血流を遮断する．
3）血流遮断下に，前拡張，ステント留置，（後拡張）を行う．
4）吸引カテーテルにて debris を吸引し，その後血流遮断を解除する．

Step 4：protection device の誘導

現在主に用いている protection device はガイドワイヤー機能を備えた distal balloon protection system（PercuSurge/GuardWire Plus™：Medtronic）である．多くの場合で GuardWire は狭窄部を通過可能であるが，時に狭窄が高度で屈曲を有する時には GuardWire が通過困難な場合もある．このような場合には，まずマイクロガイドワイヤーを通過させ，これに沿ってマイクロカテーテルをあげる．ここで 300 cm の long wire に交換し，真腔を確保した後に low profile の PTA balloon（φ3～3.5 mm）を誘導し，protection なしで前拡張を行うか，または狭窄部に 4Fr の造影カテーテル（Tempo 4Fr）を通過させ，このカテーテルを介して GuardWire を通過させる．いずれにしても，術前の頚部エコー検査や MRI（black blood image）で柔らかい plaque が疑われる場合には，balloon やカテーテルを通過させる際に debris を飛ばす危険性があることから，慎重な操作が必要である（図 5-1）．

Step 5：balloon, stent の選択

狭窄部の前後の血管径は術前に 3D-CTA などで計測しておき，ある程度術前に使用する PTA balloon や留置するステントの径と長さを決めておく．さらに術中の 3D-DSA や血管内エコー（IVUS）を用いて，狭窄部遠位側の内頚動脈の正常血管径と総頚動脈の血管径（ステントを総頚動脈まで留置の場合）や内頚動脈の狭窄部近位側の血管径（ステントを内頚動脈にとどめる場合）を測定する．PTA balloon は内頚動脈遠位側の血管径より小さな径の balloon を選択する．前拡

張に使うPTA balloonのサイズの選択では，GuardWireを通過させることができて前拡張から血行遮断が可能な場合，前拡張時に大きな血管径を得るために4〜5mm径のballoonを選択する．またballoon長は病変部位をしっかりカバーできる長さのもの（3〜4cm）を選択する．時にsevereな狭窄の場合は狭窄部よりdistal側がcollapseしていることがあるため，計測値が小さく出る．このような場合は対側の内頸動脈の同様の位置の血管径が参考になるため，対側も頸部エコーや3D-CTAによる術前検索を行っておく必要がある．現在PTA balloonとしては，Amiia（J&J），Ultra-soft™ SV（BSJ）やSUBMARINE RAPIDO（ゲッツブラザーズ）などがあるが，どちらもmonorail typeであり，病変部の長さに応じて選択している（注Ultra-soft™ SVは長さが2cmまでしかなく，主に後拡張時に使うことが多い）．

self-expandable stentとしては，これまでEasy Wall stent（BSJ）とSMART(eR) stent（J&J）を代用していたが，現在はよりlow profileの末梢血管用ステントであるWallstent™RP（BSJ）や，PROTEGE™ GPS™（ev3），Precise®（J&J），Xpert™（Abbott Vascular）などの胆管用ステントを使用している．balloon-expandable stentは，外力により変形をきたす危険性があるため現在ではほとんど使われない．self-expandable stentの場合，ステント径は総頸動脈の血管径より1〜2mm大きなサイズで病変部を十分カバーできるステントを選択する．

Step 6：前拡張

まずGuardWireによる内頸動脈の試験閉塞を約3分間行う．閉塞試験でintolerableであれば，鎮静を深くし，さらに脳保護剤（20％マニトール200ml＋アレビアチン250mg）を点滴静注する．

また前拡張前に硫酸アトロピン（0.5mg）を静注し，頸動脈洞反射による徐脈，低血圧を抑える．低血圧が持続する場合には，必要に応じて塩酸エチレフリン（エホチール）や塩酸ドパミン（イノバン）を用いて昇圧を行うため，これら薬品がすぐ使えるように準備しておく（エホチール10mg：1mlを生食9mlとあわせて1mg/mlに調剤）．

前拡張用のPTA balloonを病変部直下まで誘導しておき，さらに使用するステントと吸引用カテーテルを準備した状態で，GuardWireをinflateして血流を一時遮断し，前拡張を行う．血流遮断の際には造影剤を流しながら遮断すると，狭窄部の位置を把握しやすく，さらにステント留置後のdebrisの吸引の状態も確認できる．前拡張ではballoonはnominal圧（Amiia：10気圧）までゆっくり加圧し，その後一瞬rated burst圧（Amiia：14気圧）まで加圧した後にdeflationを行う．

Step 7：ステント留置

前拡張用のballoonを抜去した後，ステントを誘導し病変部に留置する．留置する位置は，あらかじめ病変部を含めどこまでステントでカバーするかを，椎体レベルで確認しておくことが必要である．Wallstent™ RPなどのopen-cell stentではstent releaseの際に位置が若干移動することがあるが，微調整を行うことは可能である．しかしPreciseなどのclosed-cellのstentではrelease後の微調節はできないため，下端（心臓側）のマーカーに注意しstentの中枢側をどこにするか確認してからreleaseを開始する．

Step 8：血液吸引

Export catheter（Medtronic）や Thrombuster II（カネカメディックス）などの吸引用カテーテルを GuardWire の balloon 直下まで誘導し，ここより血液を 40〜80ml 吸引し，実際に吸引した血液を filter で濾して debris がないことを確認したところで，GuardWire による血流遮断を一時解除する．ここで血管撮影を行い拡張度を確認し，さらに IVUS にて血管の拡張形態，またステントの密着度などをチェックする．ここでステント内腔が 4 mm 以上確保されていれば終了とするが，血管の拡張に歪みある場合や拡張が不十分と思われる場合には，後拡張を追加する．

Step 9：後拡張

後拡張にはやや短め（2〜3 cm）の balloon を使用し，残存狭窄部分を point で拡張する．後拡張の際には，再度 GuardWire による血行遮断と血液吸引を追加する．

Step 10：シース抜去・止血

原則として術後も全身のヘパリン化を継続するため，シース抜去の際には止血デバイス（Angioseal；ゲッツブラザーズ，Prostar；Abbott Vascular）を使用して止血する．

d）術後管理

術後は原則として翌朝まで時間 500 単位程度で持続静注し，全身のヘパリン化を継続して翌朝自然中和とする．しかし最近は特殊な場合を除いては術後のヘパリン化は継続せず，抗血小板療法を強力に行っている．

術後の管理では過灌流症候群の発生に気をつけなければならず，術後には SPECT や perfusion CT により hyperemia の有無を check する必要がある．もし hyperemia が疑われる場合には，血圧管理を厳重にし，降圧剤での管理が不十分である場合には，バルビツレートなどによる全身麻酔管理を追加する．また術前脳血流検査で著明な低灌流があり，術後過灌流症候群の発生が予測される場合には最初から全身麻酔にて手技を行い，術後も数日間全身麻酔を継続する場合もある．

> Memo 1：新しい self-expandable stent
> 1）Xpert™（Abbott Vascular）
> 　4-5Fr 対応の最も low profile の self-expandable nitinol stent である．stent 径が 5,6 mm のものは親カテーテルが 4Fr に対応し，8 mm のものは 5Fr 対応となっている．適合ガイドワイヤーは 0.018．本邦では胆管用ステントとして認可されている．
> 2）PROTEGE™ GPS™（ev3）
> 　6Fr 対応の self-expandable nitinol stent である．stent 径は 6〜10 mm，stent 長は 20〜80 mm まである．shortening がほとんどなく，release の際に抵抗が少ないため，正確な位置決めが容易である．適合ガイドワイヤーは 0.018．本邦

では胆管用ステントとして認可されている．

3）Precise®（J&J, Cordis）

　2004年米国食品医薬品局（FDA）が条件付きで承認したが，最終承認を得るにはさらに1000名の調査研究を行う必要があるとのことである．同時にAngio-Guard®XPも認可待ちである．適合ガイドワイヤーは0.018．本邦では胆管用ステントとして認可されている．

4）AccuLink®（GUIDANT）認可待ち

5）Carotid Wall®（Boston Scientific）認可待ち

Memo 2：新しいprotection device

1）Flow reversal system（Parodi Anti Emboli System：ArteriA®；ホワイトムーンメディカル）

　総頚動脈と外頚動脈をballoonにて遮断し，血流の向きを頭蓋内から頭蓋外へと逆転させることにより，手技中のdebrisの飛散を防止する画期的な方法である（図5-2）．しかしながら，手技が煩雑であること，導入シースに11Frを使用しなければならないこと，また頭蓋内血流のstealをきたすためintolerableの患者には使い難いこと，外頚動脈の分枝の位置関係で血流遮断が困難な場合もあることなど，完全とはいえない．現在ではGuardWireとの使い分けで，特にplaqueがやわらかく，ガイドワイヤー挿入時に塞栓症をきたす可能性が高い場合には，よい適応と思われる．

2）Filter device

　AngioGuard®XP（Cordis；図5-3），FilterWire®EX（EPI Boston Sci；図5-4），AccuNet（GUIDANT），TRAP（MICROVENA），embo shield™（Abbott Vascular）など現在様々なfilterwireが米国で治験中であり，国内では未承認のため使用することができない．最近国内でMintCatch Ⅱ（センチュリーメディカル）というbasket wireが発売された．72本のnitinolで編みこまれた細かいメッシュ（約150μm）がdebrisを捕捉することができ，ガイディングカテーテルにバスケットを回収するシステムであり，新しい国産のprotection deviceとして期待されている（図5-5）．

Memo 3：経上腕動脈アプローチ

　閉塞性動脈硬化症などで両下肢動脈人工血管に置換されている場合など，大腿動脈穿刺が困難なことがある．頚動脈狭窄病変と対側の上腕動脈に内腔6Frのlong sheath（Super Arrow-Flex®Percutaneous sheath Introducer Sets：Arrow Japan，Shuttle®-SL Flexor®Tuohy-Borst Side-Arm Introducer Sets：メディコスヒラタ）を挿入し，これを病変側の総頚動脈に誘導しガイディングカテーテルと

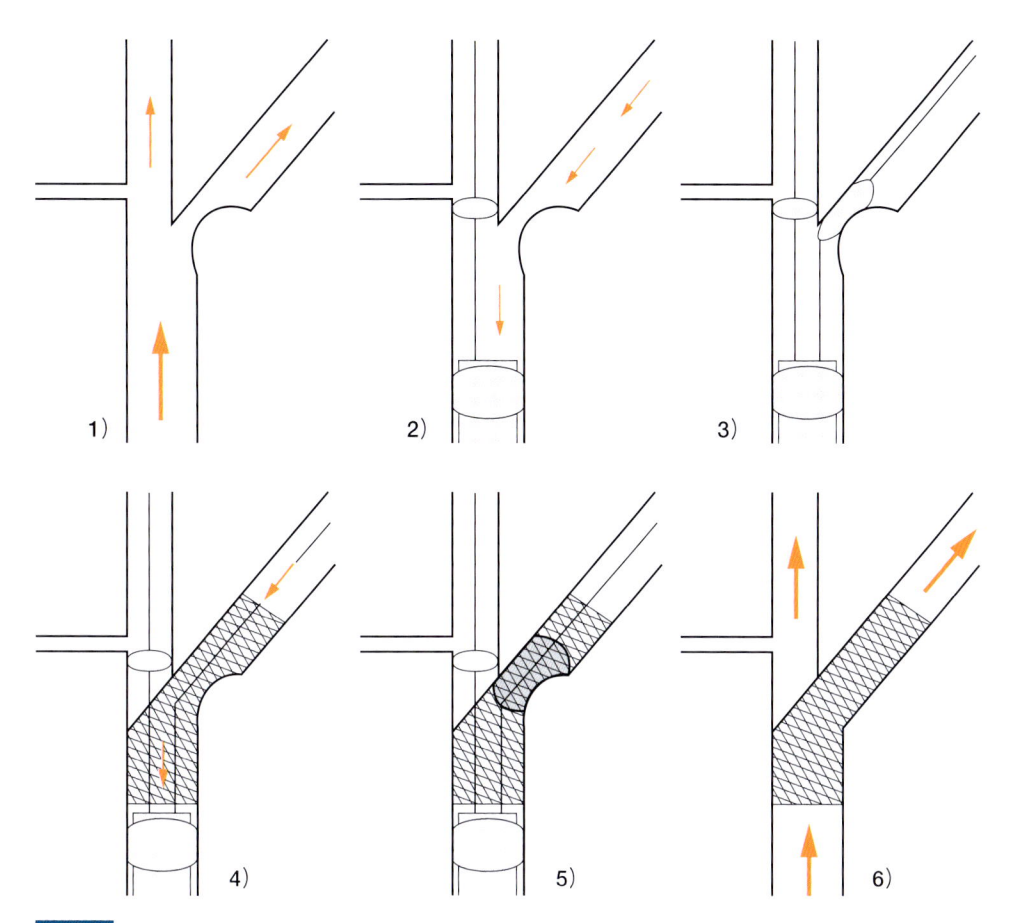

図 5-2 Parodi Anti Emboli System の模式図

1）順行性血流．
2）総頸動脈と外頸動脈に balloon 付カテーテルを挿入し，総頸動脈からの順行性血流と，外頸動脈からの逆行性血流を遮断する．内頸動脈を逆流する血液は，総頸動脈側のカテーテルから大腿静脈に filter を介して，再灌流させる．
3）逆行性血流下（少なくとも順行性には流れない）に前拡張を行う．逆行性の血流自体は弱いため，人為的に吸引する必要がある．
4）ステント留置を行う．
5）ステントの拡張が不十分であれば，再度後拡張を行う．
6）遮断を解除する．

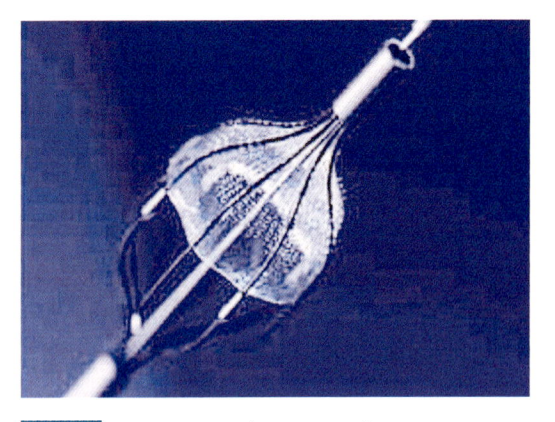

図5-3 Angioguard（J&J,Cordis）

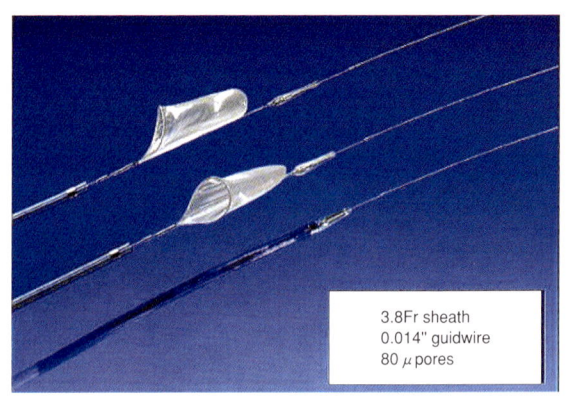

図5-4 Filter wire EX（Boston Sci）

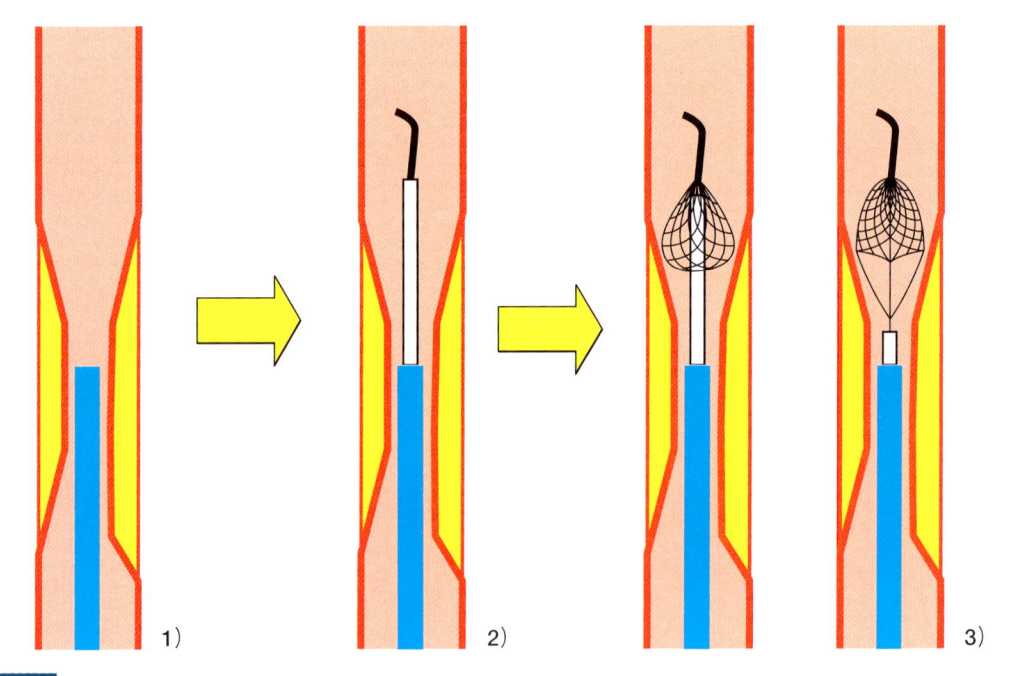

3.8Fr sheath
0.014" guidwire
80μpores

図5-5 MintCatch Ⅱの挿入法
1）ガイディングカテーテルを挿入し，シースごと狭窄部を通過する．
2）アウターシースごと通過させる．
3）アウターシースを引き，MintCatchを血管に密着させるように開く．
　回収の時には，ガイディングカテーテルをあげてバスケットごとdebrisを収納する．

して使用する．この際，病変側の上腕動脈よりAmplaz Goose-Neck Snare（メディコン）を挿入し，long sheath を hold することにより，ステント誘導の際にガイディングカテーテルが Aorta へ滑落することを防ぐことができる（図5-6）．

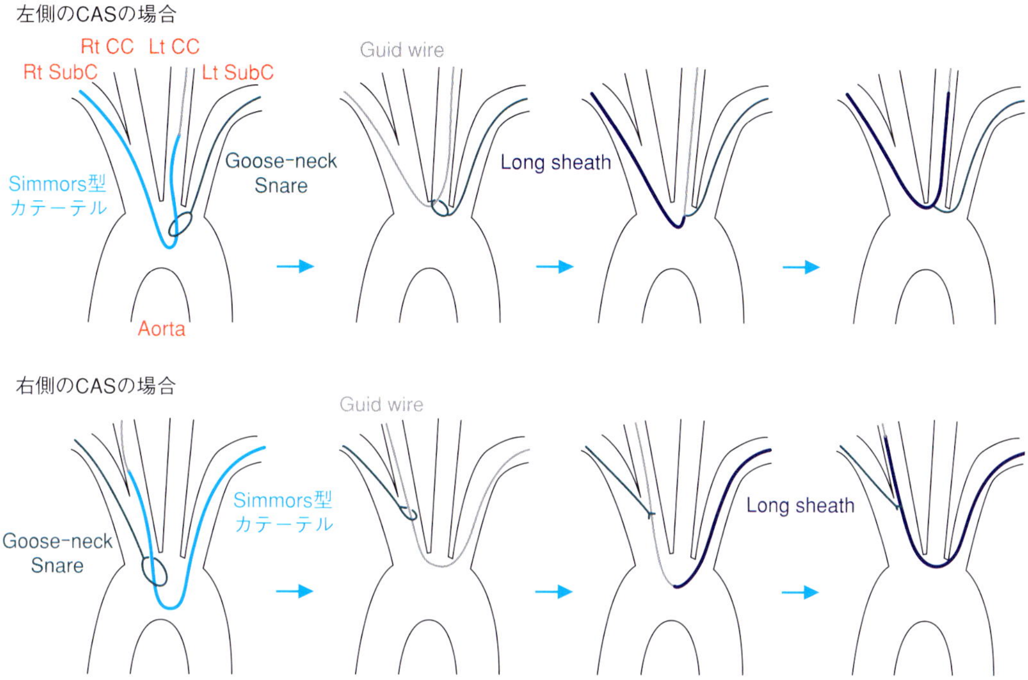

図5-6 Goose-neck snare の保持による経上腕アプローチ
上段　左側のステント留置術
下段　右側のステント留置術
　　　におけるガイディングカテーテルの保持する位置を示している．
左側は弓部大動脈内，右側では無名動脈内で保持する．

2. 頭蓋内動脈硬化病変に対する PTA・stenting

a）頭蓋底内頚動脈（C_4-C_5 portion）

ここの病変に関しては血管が骨成分に囲まれているため，overinflation による血管破裂の危険性が少ないことから，以前よりPTAの適応となる症例が多かった．しかしPTA後にdissectionをきたした場合には，血管の屈曲度により rescue stenting ができるかどうかが問題となる．したがって特に狭窄部の近位部に著明な屈曲がある場合には，PTAの際には dissection を起こさないように十分な配慮が必要である．

b）硬膜内主幹動脈

この病変に関しては現時点では，stent delivery の問題からPTAが主たる治療法であると思

われる.

しかしPTAを行う上でも,病変部に高度の屈曲病変があったり,1cmを超える長い病変であったり,分岐部にまたがる病変の際には,血管解離や血管破裂などの合併症を起こしやすいことから,PTAは適応外と判断される.

一方PTA後,elastic recoilのため十分な拡張が得られなかったり,血管解離が発生した場合には緊急対応でstentを使用する場合もある.さらにはPTA後のrestenosisの場合にもstent留置の適応となることがある.部位としてはstent deliveryの問題により,椎骨動脈V4 portionや脳底動脈がstent留置の適応になることがある.しかしながら穿通枝閉塞の危険性や,長期成績が不明確であることなどから,stentingの適応に関してはいまだ慎重であるべきと思われる.

1) 手技の実際と注意点

Step 1：術前抗血小板剤

少なくとも対象とする血管径が4.0mm以下と頚部頚動脈などのstent留置術に比べ細い血管である.術前の抗血小板剤は2剤で強力に行われている必要がある.

Step 2：シース挿入

局所麻酔下に大腿動脈を穿刺して,6〜7Frのシースを留置する.留置したあと大腿動脈でシースがwedgeしていないことを確認する.シース留置が終わった時点で全身のヘパリン化を開始するが,用量などは頚動脈ステント留置術に準ずる.

Step 3：ガイディングカテーテルの留置

基本的には6Frのガイディングカテーテルを使用する.しかし急性期の血栓形成がみられる場合など特殊なケースでは,塞栓性合併症を起こさないようにするためballoon付きガイディングカテーテルを使用することがある.この場合はPatlive (Clinical Supply) の7Frを使用する.ガイディングカテーテルをあげる際には,大動脈弓部での内膜損傷を防ぐため,4Frのカテーテルと組み合わせて,段差が起こらないようにする.また大動脈弓部での屈曲が強い場合には支持性をあげるため,Termo 38やAmplaz spring wireなどを使用することがある.

Step 4：マイクロガイドワイヤーの留置

ガイディングカテーテルを通して,マイクロカテーテル (Rapid Transit II：J&J) を狭窄部に通過させる.ここで支持性のあるガイドワイヤー (Synchro：BSJ) (Choice：BSJ) の300cmに交換し,true lumenを確保しておく(手技が終了するまで死守する).この際ワイヤーを安定化させるため,ワイヤーの先端はMCAではM_{2-3}に,PCAではP_{2-3}まで誘導する必要があることから,先端は柔らかいものを選択する.またワイヤーの思わぬ移動に備えて先端は若干丸みを帯びさせ,頭蓋内血管を穿通しないように配慮する.

Step 5：PTA balloon 挿入

術前の3D-CTAもしくは術中の3D-DSAにより,血管径と病変長の正確な把握が必要である.もしこのようなmodalityがない場合には,あらかじめ0.014サイズのマーカーワイヤー (FORTE™：BSJ) をマイクロカテーテルに通して狭窄部近傍に誘導し,これを指標に血管径を計測する.PTA balloonの選択は絶対に狭窄部遠位の血管径よりも小さなサイズを選択する.

PTA balloonにはGateway™（BSJ），UNRYU（カネカメディックス）など頭蓋内血管専用に開発されたものや，Crosssail™（GUIDANT）やExtensor（Medtronic AVE）など冠動脈用のPTCA balloonを使用する．通常balloon長は病変部を十分カバーするサイズを選ぶが，多くの場合10〜15 mm前後の短いものを選択している（10 mmを超える狭窄病変では長期開存率が悪く適応外）．一方balloon径は計測値によって選ぶが，おおよその目安として，頭蓋内内頸動脈が3.0〜4.0 mm，中大脳動脈は2.0〜3.0 mm，椎骨脳底動脈では2.5〜3.5 mm程度と思われる．狭窄度が高い場合には，計測血管径よりアンダーサイズのballoonを選択して前拡張を行う（一気に血管径を稼ごうとするとdissectionをきたしやすい）．拡張の際にはdissectionによる急性閉塞を起こさないように，3〜6気圧程度で，ゆっくり（1分以上かけて）加圧することが重要である．もしballoon拡張後にdissectionを生じた場合には，再度balloonをあげて1〜2気圧の低圧で1〜2分加圧し，解離腔を押しつけてみる．これで改善しない場合にはrescue stentingを考慮する．

したがって頭蓋内血管に対しPTAを行う場合，dissectionをきたした場合のrescue stentingを想定し，stent deliveryが可能か否かをある程度術前に評価しておくことが重要である．

PTAの際にはballoonは使用する前に十分dry aspirationを行いballoon catheter内のairを抜いておく．

また急性期病変でfloating thrombusの存在が疑われる場合には，balloonつきガイディングカテーテルで血流遮断下にPTAを行い，balloonを抜去後にガイディングカテーテルより血液の吸引を行う．

Step 6：ステント留置

3 mm未満のステントは冠動脈疾患では，急性閉塞率が高いという報告がある．したがって3 mm未満の血管径の頭蓋内血管に対し，primary stentingを行うのは問題がある．このようなsmall vesselに対しては基本的にはPTA単独治療の適応となるが，dissection発生時にはrescue stentingの可能性もあり，stentのback-upは常に必要である．

現在国内ではS670（Medtronic AVE）とこの後継機種であるDRIVER（USCI Japan）が最も追従性に優れているcoronary stentであり，これを頭蓋内に導入することが多い．ステントを誘導する際にはガイドワイヤーの支持性が重要で，なるべくワイヤーの先端を末梢に誘導しサポート力を高めておく．またガイドワイヤーをもう1本追加することで，血管の屈曲を軽減させるとともに，このワイヤーをレールがわりにステントを走らせることができ，ステントデリバリーが容易となる．目的部位までステントが誘導できたら，この時点でdry aspirationを行う（あらかじめやると，誘導時にステントが滑脱することがある）．Roadmap下にステントをゆっくり拡張させ，血管に圧着させる．十分圧着したところでballoonをデフレーションさせballoonを引き抜くが，圧着が不十分な場合にはステントが移動することがあるため，若干前方に押してみて，ステントが移動しないことを確認してからballoonを引き抜くようにする．

ここで確認造影を行い，十分な拡張が得られたか，dissectionはないか，近位端のステントが浮いていないか，末梢側への栓子の移動はないかなどをチェックする．最終的に問題なしと確認

が取れた時点で，ガイドワイヤーを抜去する．

なお Patlive 7Fr には，S670 stent は導入可能である．

Step 7：シース抜去，止血

術後は全身ヘパリン化を翌朝まで継続するため，シースの抜去に際しては，止血デバイス（Angioseal）を使用している．ACT は 200 前後をキープするようにしている．翌朝ヘパリンを stop するが，プロタミンによる中和は行わず自然中和とする．

3. 他部位のステント留置術

a）椎骨動脈起始部

現在のところ一定の適応基準はなく個々の症例に応じて適応を決定することとなる．一応の基準としては，症候性で両側性高度狭窄病変（75％以上），または一側閉塞または低形成で病側が中等度狭窄（50％以上）である．

しかし椎骨動脈入口部の狭窄病変でも embolic source となることが指摘されており，その他の病変に関しては適応決定において，意見の分かれるところである．

しかしながら同部位のステント留置術後の再狭窄が思いのほか多いことを念頭に置く必要があり，その適応には慎重な対応が必要である．

■手技上のポイント■

基本的には頭蓋内血管ステント留置術と同様である．通常は大腿動脈からのアプローチが基本であるが，大動脈弓の屈曲が強い場合には上腕動脈からアプローチすると誘導しやすい場合もある．手技上のポイントは，形態上，ステント近位端が一部鎖骨下動脈に突出するが，これをいかに少なくするかが問題である．正確な位置決めを行うため，対側大腿動脈から造影用のカテーテルを誘導しておき，鎖骨下動脈の造影を行いながら拡張する．ステントの外側端が 1 mm ほど鎖骨下動脈側に出るくらいがベストポジションと思われる．使用する stent は，対象血管径が 4.0〜4.5 mm ぐらいまでなら coronary stent を，これ以上の血管径では Palmaz® Genesis™ stent を選択する．ステント長はおおむね 20 mm 以下であることが多い．

> Memo : coronary stent（coil stent）の弱点
> S670 に代表される coil stent は追従性に優れているため，脳外科領域の stenting に用いられることが多い．しかし横のズレには対しては弱いため，ここの部位で屈曲の強い場合には使用しない．

b）鎖骨下動脈

鎖骨下動脈狭窄症は脳神経外科的には subclavian steal syndrome をきたした症例で治療の対象となることが多く，比較的早い時期からステント留置術が導入されてきた．その治療の適応は，画像上 subclavian steal があり，椎骨脳底動脈の血流不全をきたした症例では治療の絶対適応となるが，上肢の血圧差が 20 mmHg 以上ある場合も血管内治療の適応となっている．

■手技上のポイント■

アプローチ方法は大腿動脈経由と，上腕動脈経由と2通りの方法がある．

大腿動脈経由の場合には9Frのシースを導入し，9Fr親カテーテルを大動脈に留置する．ガイディングカテーテルを安定させるためには，0.035ワイヤーを上肢の遠位まで留置する，または上腕動脈にシースを留置してGoose-Neck Snareを誘導し，このワイヤーを掴みシースの外に出すことにより（pull through法），より安定性を増すことができる．一方上腕動脈経由では病変部までの距離が短いため安定性は確保されやすいが，上腕動脈を穿刺し，留置するシースのサイズに制限があるためlarge sizeのステントを留置する場合には注意が必要である．通常は内腔6Frのlong sheathを上腕に留置し，鎖骨下動脈から腋窩動脈に移行する曲がりを超えるところまで，逆行性にsheathを誘導する．これによりステントをスムーズに病変部位までもっていくことが可能となる．特に鎖骨下動脈入口部に近接した病変では正確な位置決めが必要であり，このアプローチは有用であると思われる．low profileのself-expandable stentでは短縮が少なく，応用可能であるが径が10 mmと若干undersizeである．術後はシースを抜去し，BAG用の圧迫帯でしっかり圧迫止血する必要がある．

いずれにしても本病変では，stentの位置決めが重要であり，対側の大腿動脈もしくは上腕動脈から造影用のカテーテルを挿入しておき，造影で十分確認しながらステントを慎重に留置する必要がある．

文献

1) The National Institute of Neurological Disorders and Stroke rt-PA Stroke Study Group. Tissue plasminogen activator for acute ischemic stroke. N Engl J Med. 1995 ; 333 : 1581-1587.
2) Adams HP Jr, Brott TG, Furlan AJ, et al. Guidelines for thrombolytic therapy for acute stroke: a supplement to the guidelines for the management of patients with acute ischemic stroke. A statement for healthcare professionals from a special writing group of the stroke council, American Heart Association. Stroke. 1996 ; 27 : 1711-8.
3) Furlan A, Higashida R, Wechsler L, et al. Intra-arterial prourokinase for acute ischemic stroke. The PROACT II study: a randomized controlled trial. Prolyse in acute cerebral thromboembolism. JAMA. 1999 ; 282 : 2003-11.
4) North American Symptomatic Carotid Endarterectomy Trial Collaborators : Beneficial effect of carotid endarterectomy in symptomatic patients with high-grade carotid stenosis. N Engl J Med. 1991 ; 325 : 445-53.
5) Exective Committee for the Asymptomatic Carotid Atherosclerosis Study. Endarterectomy for asymptomatic carotid artery stenosis. JAMA. 1995 ; 273 : 1421-8.
6) Yadav JS. Wholey MH, Kuntz RE, et al. Protected carotid-artery stenting versus enderterectomy in high-risk patients. N Engl J Med. 2004 ; 351 : 1493-501.
7) Hobson RW 2nd. CREST（Carotid Revascularization Endarterectomy versus Stent Trial）: design, and current status. Semin Vasc Surg. 2000 ; 13 : 139-43.

〈野中　雅〉

Chapter 6
脳動脈瘤治療における血行再建術の役割

A 背景

　脳動脈瘤の治療は正常血管を保持したままで，動脈瘤のみを血流から隔絶させる手技であり，日頃の clipping 術も，また coil 塞栓術も広い意味では血行再建術に他ならない．この広義の血行再建術の進歩により，通常のサイズ・形態をもつ脳動脈瘤は，現在ではほぼ安全かつ確実に治療されるようになってきている．これは開頭 clipping 手術においては，microsurgery の技術の発達や動脈瘤 clip の進歩に伴うものであるし，また最近では血管内手術の進歩に伴い coil embolization が飛躍的に行われるようになってきたためである．

　一方において，動脈瘤手術に伴い親動脈の一時または永久遮断が必要とされる場合などにおいては，いろいろな bypass 手技，つまり狭い意味での血行再建術は脳動脈瘤の外科治療を日常業務にする者にとって，絶対身につけておかなければならない技術である．しかし，動脈瘤に対する根治性を高めるために，親動脈を犠牲にした方が長期的に望ましいと思われる状況もある．また，手術中に動脈瘤の neck が裂けて，親動脈を犠牲にしなければ到底止血が不可能な状況など，あまり想像したくはないがどうしても避けられない場面に遭遇することはまれに存在する．こういった場合，脳血行再建の技術をもっているかどうかは，患者の予後・病変の根治性を高める上で非常に重大な要素になる．

　また一方で数は少ないながらも巨大動脈瘤や血栓化動脈瘤，また解離性動脈瘤や紡錘状動脈瘤など，単純な clipping や coiling といった治療法では安全かつ効果的に治療できない動脈瘤の症例が存在する．巨大動脈瘤や血栓化動脈瘤といった動脈瘤は natural history での予後は不良であり[45]，しかも MRI などの普及に伴い無症状または症状が軽微なうちに発見されることも多くなってきた．このような clipping 困難でかつ，血管内治療でも治療が難しい困難な動脈瘤をも安全に治療することが現代の脳神経外科医の課題となっている．しかし巨大脳動脈瘤の手術成績は必ずしも良好とはいえず，破裂巨大脳動脈瘤では死亡率は 21.1％で，そのうち手術にかかわるものは 8.6％との報告もある[49]．

動脈瘤への direct attack が合併症を伴う海綿静脈洞部内頚動脈瘤や，親動脈自体に異常がある解離性動脈瘤などの場合，どうしても親血管の閉塞・犠牲が必要となる．またサイズの大きな動脈瘤などでは，clipping の処置に際して，その内圧・容積を減少させ安全に clip を行うためには，脳虚血の観点から無視できない時間の親動脈の一時遮断が必要になる場合がある．脳には collateral blood flow は存在するものの，こういった場合に脳虚血による神経脱落症状が発現する危険は無視できないものである．したがって脳虚血を回避して，動脈瘤を安全に治療するため血行再建術を組み合わせて治療することが行われてきた[26, 28, 31, 53]．

　先に述べた内頚動脈海綿静脈洞部の巨大動脈瘤などのごく一部の対象疾患ではその評価は確立されている[19]．しかし他の動脈瘤においてはその評価は定まっておらず，いまだ挑戦的な治療となっている部分もある．これは血行再建術が必ずしも技術的に容易でないこと，その治療としての確実性に問題が残っていることなどに起因していると思われる．

　我々は虚血を有しない脳動脈瘤に対する血行再建術の役割として，

　A．親動脈を犠牲にする必要がある場合の，恒久的な血行再建術

　B．親動脈の一時的な血流遮断をする必要がある場合の，脳虚血を回避するための血行再建術，

　の2つのものがあると考えている[27]．

B 治療戦略と戦術

　こういった unclippable でしかも coil 塞栓もできないような治療困難な動脈瘤に対しては，何といっても十分に練られた治療計画と，治療中の情報収集，臨機応変な判断がぜひとも必要であり[37]，これらについて順に述べていきたい．

1．術前の評価

a）治療法の組み立て：親動脈を温存して，動脈瘤のみの処置は可能か？

　一般的にほとんどの動脈瘤は clip や coil による血行再建で治療できると考えてよい．ただ中には開けてみてみたら clipping では不可能であったなどの場合が存在する．これらの動脈瘤を誤ることなく術前に選別することが重要である．

　明らかな巨大動脈瘤や血栓化動脈瘤では判断を誤ることはないだろうが，解離性動脈瘤や紡錘状動脈瘤などでは術前の判断を誤ることもあり得るし，いったん手術を始めてからでは，たとえ STA（superficial temporal artery 浅側頭動脈）MCA（middle cerebral artery 中大脳動脈）bypass や OA（occipital artery 後頭動脈）PICA（posterior inferior cerebellar artery 後下小脳動脈）bypass が必要であることが手術中にわかっても，STA や OA がすでに切断されていたりして実際の手技の施行が不可能であったり，何とか血行再建なしで済ましてしまおうと無理をして逆に大変なことになってしまったりとかする場合もある．

> **サイドメモ：治療戦略を立てる前の注意事項**
>
> 術前のいろいろな情報から，動脈瘤の性状をよく考えておくことが必要である．注意点としては
>
> - はっきりした分岐部動脈瘤でない場合は，血管解離などの要素を疑え，その場合は血行再建の準備を怠るな．
> - 椎骨動脈（vertebral artery：VA）瘤では PICA 分岐部でも，不整な形をしていた場合，血管解離の可能性は常に疑え．
> - 血栓化の要素はないか，dome の中の造影剤の流れをよく観察せよ．
> - サイズの大きな動脈瘤の場合，周辺穿通枝や neck の状況（neck の幅，石灰化の有無，suction decompression method の必要性）を手術前によく考え simulation して，きちんと clip がかかった姿を想像できるか？特に石灰化に関しては術前の CT scan による情報が有用なので，サイズの大きい動脈瘤などの場合に念頭に入れておく必要がある．

b）血管撮影上の cross circulation

血管撮影上の cross circulation は前交通動脈 Acom，後交通動脈 Pcom などの発達の具合からある程度推測できる．また用手的頸動脈圧迫にても評価が可能である．ただこれはあくまでも解剖学的に Acom や Pcom が存在するかをみるだけのものであり，決してそれが十分な cross circulation を提供するものとして機能するかどうかを評価するものではない．

c）Balloon Matas Test, Balloon Occlusion Test

Balloon Occlusion Test（BTO）は内頸動脈の急激な遮断の際に，臨床症状と脳血流量の変動を観察し，親動脈遮断に耐えられるかどうか評価するのに最も reasonable な方法と考えられている．

実際には全身のヘパリン化の上で Balloon Matas 用のカテーテルを挿入し，バルーンを膨らませ，神経症状を観察する．通常 10〜30 分間の閉塞が行われるが，血栓形成などの問題があるので，長時間の閉塞は困難である．また，この検査の感度を上昇させるために，distal stump pressure を測定したり，脳波のモニタリング，Xenon CT による脳血流測定，transcranial Doppler のモニタリングなどが行われる．また放射性同位元素を扱える部屋に移して，balloon を inflate し内頸動脈を閉塞させ，そこで ^{99m}Tc-PAO を静注し，SPECT により定性的脳血流量の測定を行うと，この核種では balloon を deflate させても re-distribution がほとんど起こらないので，血流遮断の時点での局所脳血流の分布が推測できるといわれる[40]．しかしこの方法も煩雑さや，false positive の多さ，結果の解釈の難しさから必ずしも広く行われているとはいえない．false negative の頻度も高いとの報告もあるし，false negative の問題に関してはそれを回避するために，低血圧負荷を同時に行うなど精度を上げる方法も報告されているが，それでも完全に確実ではない[5]．また検査施行中の塞栓症発生の危険なども知られているし，必ずしも安全

な手技でないことは肝に銘じておくべきであろう．さらにどれだけの血流量の低下があればどういった血行再建が必要に関しては後述するが，いまだ明確な見解がない．

もちろん神経症状だけで，balloon にて閉塞後すぐ神経症状が出現するようなものに関しては，必ず血行再建は行わなければならず，しかも犠牲にする血管に匹敵するかそれ以上の血流を運びうる bypass を作らなければならない．

2．術中の評価

術中において bypass の patency を評価するのは Doppler 血流計などが用いられる．しかしその灌流が十分な脳血流として機能しているものであるかどうかは決定できない．そこで手術中にはやはりモニタリングが重要な決め手となる．

a）解剖学的モニタリング
1）肉眼での観察，用手での血流の確認

血管の拍動だけではあまりあてにならないことは数多くの経験をもった術者なら承知していることと思われる．血管を軽くつまんでみて，血流がぬるっと通り過ぎていくことが確認できればある程度の指標にはなる．ある程度時間が経ったら吻合部をよく観察し，きちんとよく口を開いているか，血栓の形成がないかを確認するような癖をつけるのが大切である．血管に捻れや引きつれがあったりすると bypass の閉塞の原因になったりするので，特に注意が必要である．

2）器械による確認

Doppler 血流計での flow があることとその方向の確認は重要であり，かつ基本的なものであるが，patency の評価が可能なだけであり，残念ながら血流の絶対量の評価にはならず，これでは血流が十分であるかどうかの指標にはならない．トランジット血流計による血流量のモニタリング[43] は有用な方法であり，bypass の灌流領域に必要であると予想される量の血流を確認できればまず bypass の目的として十分であるといえる．また hyperperfusion の予測も容易である．頭蓋内血管に使用することは難しいことがあるが，頭蓋外から持ち込んだ bypass の血流量をモニターすることは容易である．

3）bypass を通じた脳表血管の血圧のモニタリング

STA は通常 2 本あるため，1 本を bypass した後に，残った分枝から脳表の血管の動脈圧を圧トランスデューサーを繋いで測定することが可能である[62,24]．これにより後述する RA graft などが十分に機能しているかを簡単に測定することが可能である．トランジット血流計などは高価な装置を必要とするがこの方法は簡単に一般の手術場にある装置で，bypass が十分な動脈圧を生み出しているかをモニターできる．しかし STA-MCA bypass 自体の機能を評価することはできないという難点がある．

b）機能的モニタリング

bypass が生み出す脳血流が十分であっても，それがきちんと重要な組織を灌流できているか

どうかは明らかではないし，bypass がたとえ patent であっても，穿通枝領域での錐体路など重要な組織に，十分に機能できる量の脳血流を供給できていなければ，患者には強い後遺症が残ってしまう．そこで解剖学的なモニタリングの他に，脳機能をモニターする方法が組み合わせて行われればより安全度が増すことになる．古くから SSEP（somato-sensory evoked potential）がモニタリングとして行われてきたが[32]，より direct に錐体路の機能を測定する方法として，最近ではより鋭敏で直接的な MEP（motor evoked potential）が盛んに行われるようになってきた[59]．しかし適切な麻酔の方法など，その測定の際には知っておくべきことが多く存在する．

> 【症例1】右内頚動脈後交通動脈と前脈絡叢動脈に未破裂の動脈瘤が kissing aneurysm の形で存在した（図6-1）．頚部での血管確保・proximal flow control の上，動脈瘤を剥離し，クリッピングを施行した．癒着した両動脈瘤の剥離や穿通枝の確保のため，数回の proximal flow control を行っている．遮断後7分で MEP は ampulitude の低下を示し，遮断の解除により回復した（図6-2, 3）．この間 SEP もあわせて測定していたがその変化は検出できなかった（図6-4）．患者は術後一過性に左麻痺を呈したが，回復している．

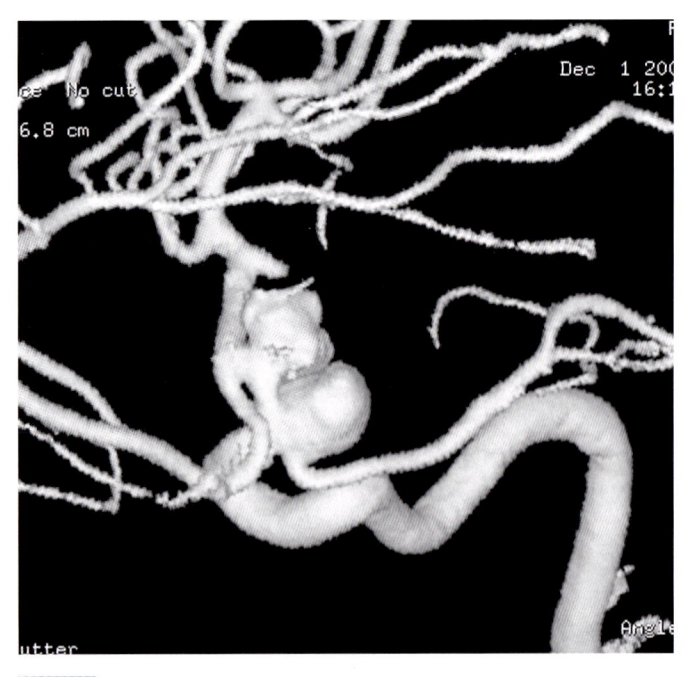

図6-1 右内頚動脈写の 3D-DSA．右内頚動脈後交通動脈と前脈絡叢動脈に未破裂の動脈瘤が kissing aneurysm の形で存在する．

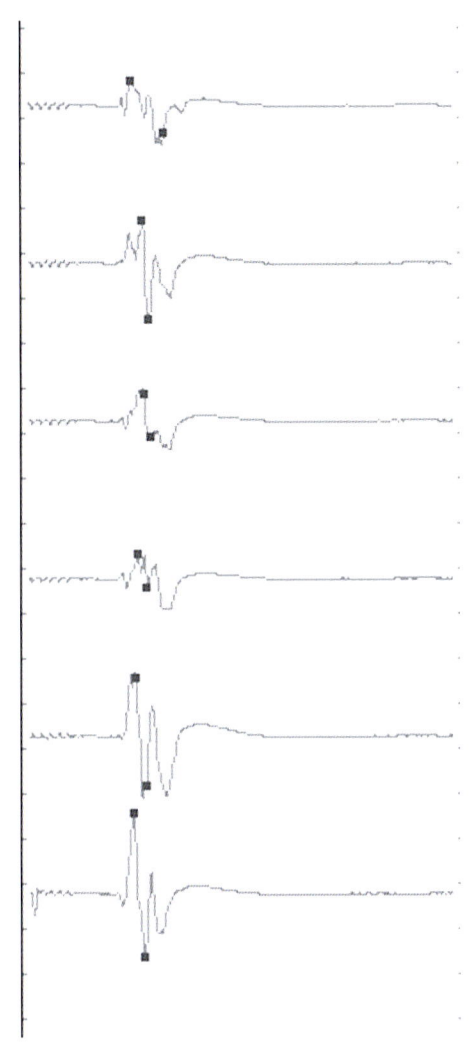

図6-2 術中の motor-evoked potential を示した．一番下が基準の波形であとは上から時間経過の順で記録されている．内頸動脈の遮断に伴い，MEP の amplitude の低下を認める．

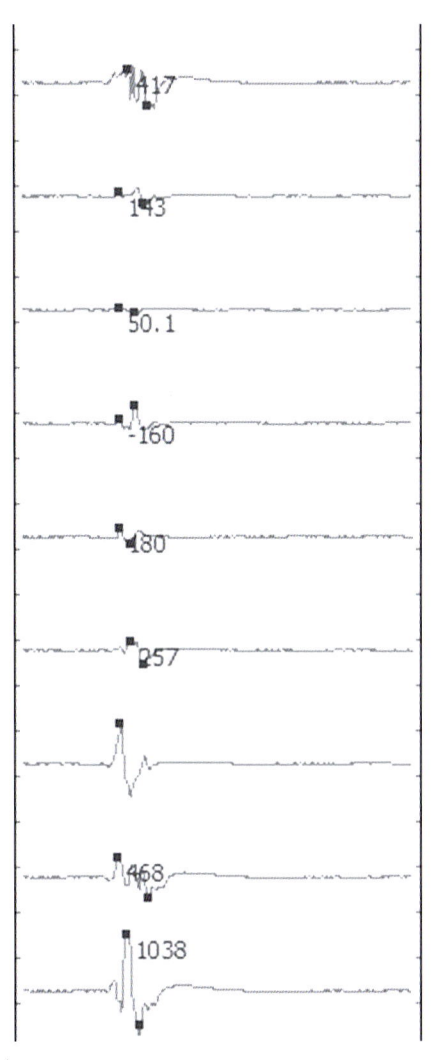

図6-3 術中の motor-evoked potential のその2．同じく一番下が基準の波形である．内頸動脈の遮断を繰り返していくと，MEP の amplitude の低下までの時間が徐々に短くなり，一時はほぼ flat となったが遮断解除により回復する．

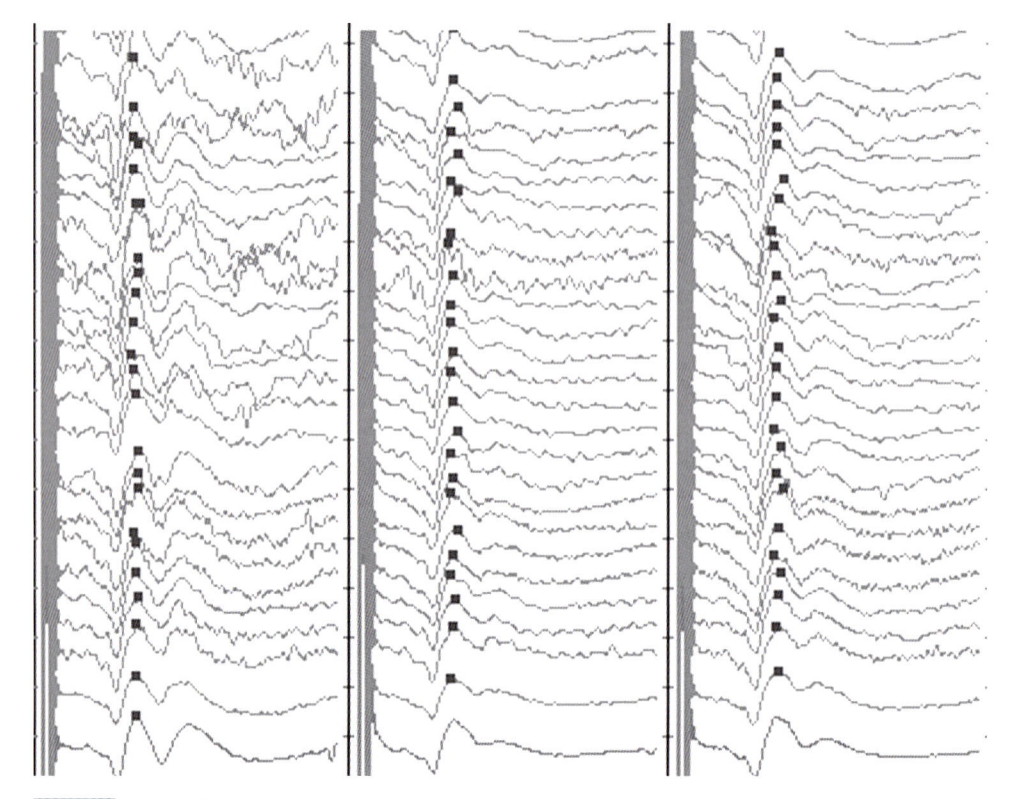

図 6-4 同時間内の somato-sensory evoked potential（SSEP）を示した．MEP の変化にひきかえ，SSEP の波形には全く異常が認められていない．

3. 術後の評価

　SPECT などの直後の脳血流評価は術後に脳血流か十分に保たれているか，逆に hyperperfusion などになっていないか確認するのに重要である．特に脳血流の維持に不安がある場合は SPECT を直後に行っておくことが望ましい．

C 血行再建術の実際

　個々の症例により親動脈遮断の可否を判断し，必要がある場合のみ必要な bypass を行う立場（elective approach）もあるが，これでは親動脈遮断の判断を誤った場合に虚血性合併症が起こる risk を有する．一方 bypass 自体に熟練すると，bypass 自体を行うことによる合併症は起こるが，虚血性合併症は可能な限り防げるという理屈になる．こういったすべての動脈遮断に対し，予防的に血行再建を行う立場を universal approach といい，血行再建にきわめて習熟しており，虚血性合併症のリスクよりも血行再建術に伴うリスクの方が少ない場合に選択される．我々は原則的にこの universal approach の立場で動脈瘤の治療を行っている[30]．

1. 親動脈（母動脈）を犠牲にする必要がある場合の，恒久的な血行再建術

a）内頚動脈の再建

　海綿静脈洞部内頚動脈瘤は，巨大化したり，direct surgery は困難なため，従来から carotid ligation にて治療されてきた．しかし，cooperative study では内頚動脈（ZCA: finternal carotid artey）の結紮で49％，総頚動脈結紮で20％もの症例で脳虚血症状を呈することが知られてきた[44]．このうち45％は結紮直後から6時間以内に起こり，20％は6〜24時間以内，残りの35％は24時間以降数年までの期間の間に起こったと報告している[44]．直後に起こる脳虚血は一般に hemodynamic なものと信じられており，このため STA-MCA bypass を設置した上で carotid ligation が行われることが多くなった．しかし端らの行った大規模な study では，STA-MCA bypass と carotid ligation の組み合わせでも25％の症例で脳虚血症状を呈しており，STA-MCA bypass のみでは虚血合併症を減少させない結果がでた[11]．この虚血合併症の中にはもちろん塞栓性のものも含まれると考えられるが，内頚動脈の急激な遮断に対して，STA-MCA bypass のみでは flow が不十分であることに起因している症例も多いと考えられる[25]．こういった場合 high あるいは moderate flow bypass と位置づけられる，RA（radial artery）graft あるいは saphenous vein graft による ECA から proximal MCA（M2）への bypass が standard になっている．

　以前我々は RA graft を行った症例で，術後は亜急性期から慢性期において血流不全をきたしているものはないことを報告している[23]．しかし国立循環器病センターからの報告では balloon occlusion test の結果を参考に STA-MCA bypass や RA graft による high-flow bypass が行われているが，その直後には Stage I の虚血の状態が続くといわれる．いかなる血行再建術を選択しても，親動脈の遮断直後には血流が十分とはいえない場合があることを頭にいれ，対策を練っておく必要がある．

　Universal bypass の立場では，すべての内頚動脈遮断に対し，それを十分に compensate できると思われる ECA-RA graft-M2 bypass を行う．これでは bypass procedure に伴う合併症のみが risk となるが，本来必要でなかった患者に手術を行うという倫理的問題点は残っている．

　Elective bypass の立場では，BTO（balloon occlusion test）にてすぐ神経症状が出て SPECT 上 CBF の低下も高度なものに ECA-RA graft-M2 bypass，BTO にては tolerable であるが SPECT などで10〜20％の低下が認められるものに STA-MCA bypass のみ，BTO で tolerable で SPECT でも左右差の出現しないものはそのまま bypass なしでの閉塞というのが，今最も広く用いられている選択基準であろう．しかし BTO 自体の合併症，最も問題となる BTO の false nagative の危険，また false positive の症例を選択し，選択された症例での手術合併症などいろいろな risk もあることを考える必要がある．

サイドメモ：Graft の種類とその性質

一般に STA の径は分岐部のレベルで直径 2 mm 前後とされている．これを考えると吻合に使われる部位では 1.5 mm 前後であると考えられる．STA はその開放端流量は 4.0 〜 7.5ml /min から 74 〜 86ml /min と報告されているが，実際に吻合した後運び得る血流量は 30ml /min といわれる．この流量は頸部内頸動脈で計測される血流量 200 〜 300ml に比べはるかに少ない[16]．

一方 high flow bypass としては，saphenous vein や radial artery（RA）の free graft がある．特に RA に関していえばその遠位端の直径の平均は 3.55 mm であり，単純に考えても STA の 4 倍の血流量を運びうることになる．実際に RA が運びうるとされている血流量は 100ml /min 前後であるといわれ，むしろ moderate flow bypass というよび方もされている．ただ我々が実際にトランジット血流計で測定したデータでは 150 〜 200ml /mim の血流量が得られている[17]．一方 saphenous vein graft はその直径が 6 〜 9 mm といわれているので，運び得る血流量はもっと多いことになる．しかし，実際には recipient 側の直径が bottle neck として働くと思われ，十数倍の flow を実現はできないだろうし，逆に hyperperfusion の問題を伴ってくることも確かであろう．実際の報告では anterior circulation で平均 110ml /min，posterior circulation で 100ml /min の流量であったという報告があり，その幅は 20-200ml /min 以上と開きが大きく，また hyperperfusion も指摘されている[58]．我々は脳血流量の面では内頸動脈を犠牲にする場合に RA graft にて不十分であった症例は経験していないので，ICA の灌流範囲では RA graft にてもたらされる流量でほぼ十分であることは経験的に結論づけられる．

なお動脈瘤手術における bypass に関しては，abrupt occlusion に対して行われるので，chronic cerebral ischemia に対する bypass とは異なり，血管抵抗が異常に低下しているということはないため，hyperperfusion に陥ってしまう危険は少ないと推測できる．もちろん遮断時間が異常に長ければ post-ischemic hyperperfusion になるだろうことも事実である．

Graft material に関して何を選択すべきかということに関しては，いろいろな立場があり，それぞれに利点・欠点がある．心臓外科領域の経験から RA graft は intimal hyperplasia が多く，慢性期の閉塞の危険があることは昔よくいわれた問題である[8]が，最近はあまり問題にされなくなった．また急性期の spasm や free arterial graft につきものの denervation や栄養障害も理論的には起こりうるだろうといわれている[6]．一方で急性期の graft の閉塞には graft の捻れや，graft 内の血流速度の低さなどの要因があるといわれ，これには vein graft より RA graft のほうに利点があるし，recipient（M2）側と graft のサイズもよく match するため，吻合部での乱流の形成も起きにくいだろうと推測できる．我々は扱いやすさと急性期の閉塞の危険が少ない RA graft を主に用いてきたし，実際に long-term patency にも問題はない[28,17]．特に Sekhar らは spasm などの合併症を防止するため，RA graft を緊満させておく pressure distention technique を強調しているが[53]，実際の手技に関しては『脳血行再建術』の中でも詳しく述べられているので参考にされたい．一方で vein graft に精通している諸家からの報告も数多く[58,51]，微妙に手術のコツは異なっているので，参照されたい．いずれにしても絶対閉塞させない自信のある high flow bypass（arterial or venous）の技術を一つもっておくことは脳動脈瘤外科医にとって重要かつ必須である．

一方で paraclinoid ICA から C2，C1 部における ICA においても direct clipping が困難な動脈瘤が存在する．巨大動脈瘤や一部の内頸動脈背側部の動脈瘤などがそれに相当する．この場合，海綿静脈洞部の動脈瘤と異なる点は，海綿静脈洞部の動脈瘤では完全に動脈瘤内の血流をなくしてしまうことができるが，paraclinoid aneurysm など眼動脈分岐部近傍以降の動脈瘤では Pcom や前脈絡叢動脈などの穿通枝が存在するため，血流が残存することが問題点となる．確かに動脈瘤内圧は低下するが，それでも動脈瘤が術後に破裂したという報告はあるし[35]，また血栓化が急速であった場合は，穿通枝梗塞を引き起こす場合があることを危険として了解しておく必要がある[37]．

【症例2】動眼神経麻痺にて発症した海綿静脈洞部の巨大内頸動脈瘤（図6-5）の症例である．RA graft による ECA（external carotid artery）-RA-MCA（M2）bypass をおいた後に内頸動脈を頸部で結紮した．術後脳虚血症状の発生はなく，また動脈瘤は造影されなくなり，RA graft により中大脳動脈領域は灌流されており（図6-6），動眼神経麻痺も改善した．

b）中大脳動脈の再建

一般的に中大脳動脈の再建が必要になる事態は，巨大血栓化中大脳動脈瘤や解離性中大脳動脈瘤，または手術中の偶発事故で中大脳動脈を閉塞させなければならない場合などである．

動脈瘤はその正常な血流を維持し，clip などにて動脈瘤の部分のみ閉塞させ得ればよいのであるが，必ずしも可能でない場合が存在する．特に血栓化動脈瘤などの場合，親動脈まで血栓化がしやすい性質をもつことも多く，clip にて内腔を狭めてしまうと親動脈を巻き込んで閉塞してしまう場合もある．

厄介なことに中大脳動脈の病変はその分岐部を侵している場合が多く，その分枝すべてを再建する必要がある．ただし幸いなことに，中大脳動脈の分枝は多くの場合2本であり，また STA は頭頂枝と前頭枝の2本あるので，STA-MCA bypass でその再建は十分である．しかし中には STA の発達の悪い人もあり，個々に検討が必要であることはいうまでもない．

脳血流の面でも STA の枝と MCA の M2 付近の枝の直径はほぼ同一であり，MCA 全域をまかなえるだけの脳血流を STA から供給できる．実際にこれまで MCA の病変で STA-MCA

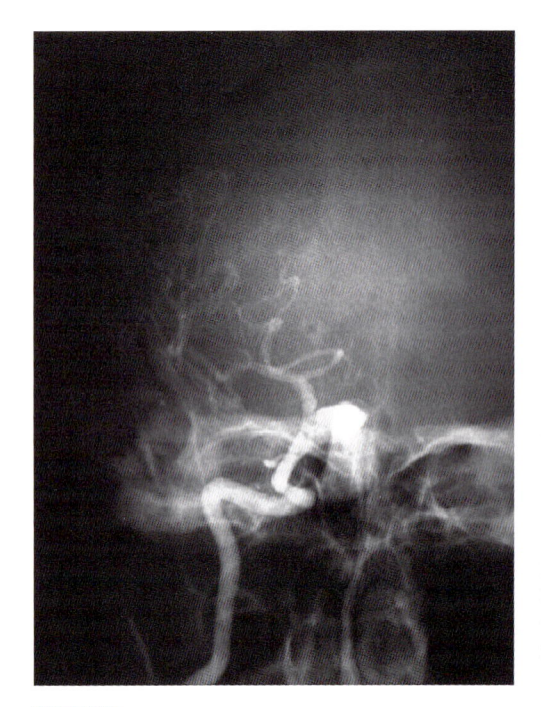

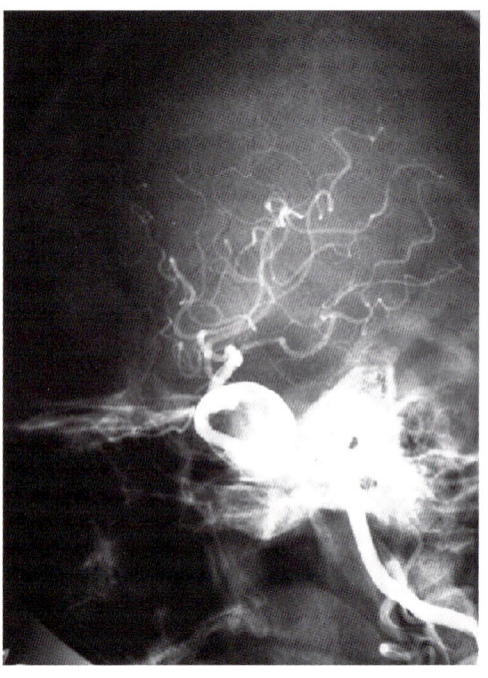

図 6-5 右内頸動脈写正面像（左）・側面像（右）．海綿静脈胴部に巨大脳動脈瘤を認める．

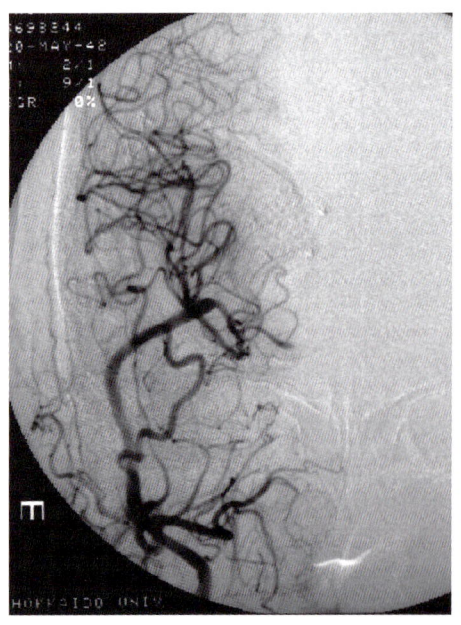

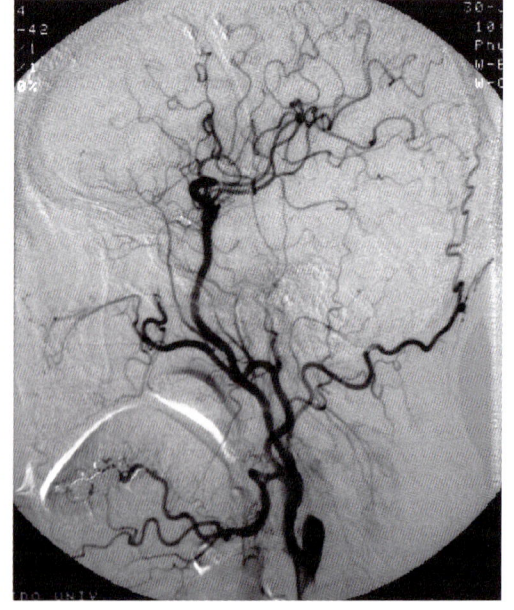

図 6-6 術後の右総頸動脈写正面像（左）・側面像（右）．海綿静脈胴部の巨大脳動脈瘤は完全に造影されなくなっており，ECA-RA-M2 bypass により右中大脳動脈領域が灌流されている．

bypass のみで十分な脳血流量が得られなかった症例は経験していない．先に述べたように STA 1 本で供給できる CBF の量は 30ml/min であり，double bypass を行ったり，より recipient artery にての bottle neck となる可能性の少ない proximal STA-MCA bypass を加えれば，灌流領域は異なるが全部で 40 〜 60ml/min の流量を確保できるだろうと思われる．

中大脳動脈瘤の中には dome から branch が直接出ていたり，動脈瘤の dome 自体が動脈硬化におちいっているなど，完全な neck clipping が困難な場合が多い．しかも Large 〜 Giant の動脈瘤の場合には，mass sign により症状を呈するものもあり，動脈瘤の切離と親動脈の再建が必要になる場合もある[21, 31]．さらにはどうしても branch を犠牲にせざるを得ない時は，その branch の領域に STA-MCA bypass を施行し，灌流域の虚血を回避することができる．

> **サイドメモ：STA がないときの血行再建の工夫**
>
> 再手術などで STA がもう切られてしまって存在しない場合，STA の閉塞で bypass を追加する必要のある場合が往々にして存在する．こういった場合，以下のような bypass が可能である．
>
> ECA-free RA graft-M2 bypass：最も一般的な方法であるが，流したい流量よりも多い量の血流が生じる可能性がある．頸部に切開を入れる必要がある．
>
> OA（occipital artery）-free RA graft-M2 bypass：moderate flow bypass になりうる．割合に簡単．
>
> VA（V3）-free RA graft-M2 bypass：moderate flow bypass になりうるが，体位など煩雑．（VA : vertebral artery）
>
> ただいずれの場合でも RA graft はいずれかの M2 に入れることになるので，anterior posterior division ともに再建の必要がある場合には，small vessel graft や M2-M2 side-to-side anastomosis の追加が必要である[15]．

c）前大脳動脈瘤の再建

巨大前交通動脈瘤や前大脳動脈の解離性動脈瘤で，clipping や trapping に際し，一側の A2 segment を犠牲にする必要がある場合，A3-A3 side to side anastomosis[27] を行い，A2 を犠牲にした側の脳虚血を回避することが可能である．

ただし，一方の A1 が発達していて，Acom の閉鎖に伴い，両方の A2 以降の血流低下が起こる場合など，A3-A3 side to side anastomosis では解決にならないし，その場合は Bonnet bypass など STA を donor とし，RA や free STA graft を介した A3 への bypass を作成する，いわゆる Bonnet bypass[54] に類似した bypass[28] を形作る必要がある場合がある．

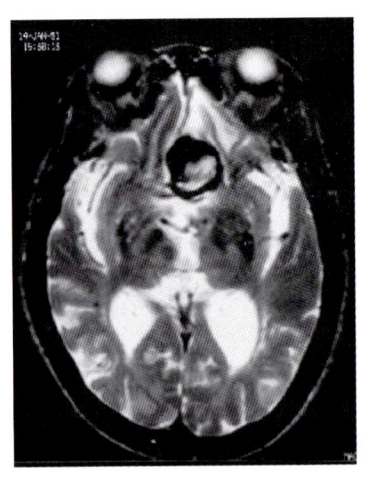

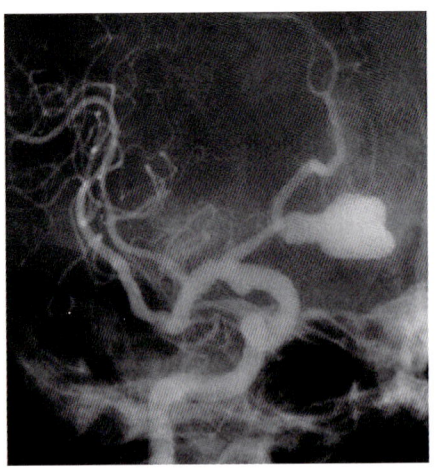

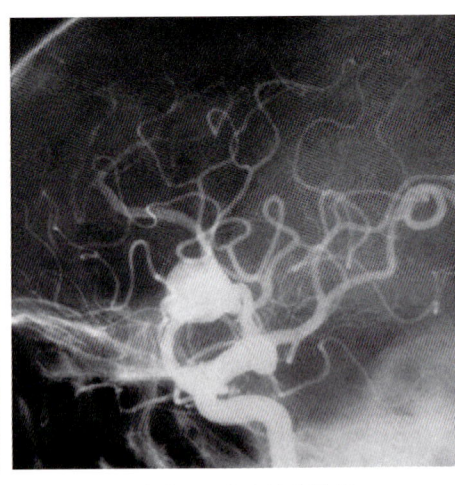

図6-7 MRI（左）および右内頚動脈写斜位像（中央）・側面像（右）．前交通動脈に巨大血栓化動脈瘤を認める．

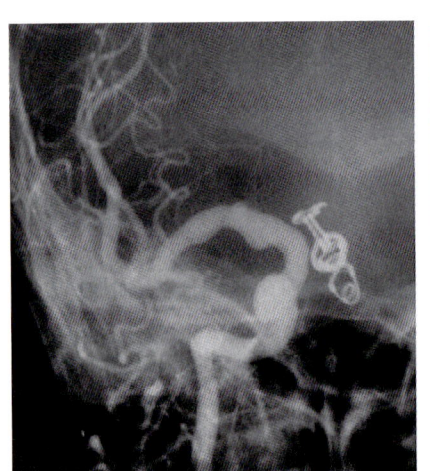

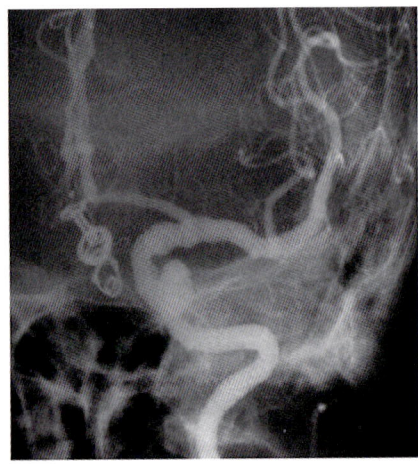

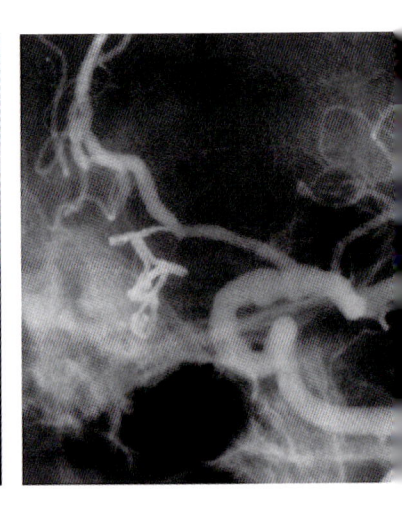

図6-8 右内頚動脈写正面像（左）および左内頚動脈写正面像（中央）・斜位像（右）．前交通動脈の動脈瘤は造影されない．右A1は消失したが，右のA2はA3-A3 bypassを介して造影されている．

> 【症例3】前交通動脈の血栓化巨大動脈瘤（図6-7）．片側のA2を犠牲にする可能性があるため，A3-A3 side-to-side anastomosisを行った上でclippingした．前交通動脈は痕跡程度にしかなく，右A1-A2 junctionは温存するようにしてclippingしたが，術後の血管撮影の時点では右A1-A2 junctionは閉塞していた．しかし右前大脳動脈A2以降はbypassを介して造影され（図6-8），術後前大脳動脈領域の虚血は発生しなかった．

d）後大脳動脈PCAの再建

後大脳動脈（posterior cerebral artery：PCA）動脈瘤は全脳動脈瘤の約1％と頻度が低いが，

なかでも Large or Giant Aneurysm の頻度は高く，またしばしば fusiform aneurysm となり，一般に anterior circulation に発生する動脈瘤と比べかなり様相を異にする[48]．このため手術や血管内治療においては親動脈の犠牲が必要にせまられる場合が多い．

しかし PCA に対する血行再建は temporal base の静脈を障害し，その手術成績が不良であることは報告が多い[14,57]．またそれに加え PCA の遮断はその豊富な collateral blood flow のために，閉塞しても症状を出すことはまれであるという意見が多い．Yasargil は Proximal P1 occlusion は安全であり[65]，Drake & Peerless は P2 segment の閉塞は 17.3% でしか視野障害をきたさないと報告している[7]．Hallacq は P2 occlusion は安全であると述べ[9]，Ciceri は 7 例中 1 例（14.2%）にしか視野障害をきたさなかった[4]．

これらの報告をもとに，PCA への積極的な血行再建は行われてこなかった．しかし PCA の遮断は必ずしも全ての例において，虚血性合併症なしで行える訳ではないことは臨床上明らかである．特に PCA を末梢で遮断する場合には血行再建の重要性を指摘する意見もあり，積極的な PCA の血行再建を行っている報告もある[3,64]．実際にこれまで採用されている血行再建術には様々なものがあり，以下のサイドメモに記した．

> **サイドメモ：後大脳動脈への血行再建の実際**
>
> PCA の動脈瘤は手術アプローチが動脈瘤の発生部位によって異なる[4,61]ため，PCA の血行再建の方法もその動脈瘤などの病変への approach によって異なってくる．
>
> これまでの報告では，STA-PCA（P2）bypass，interposed RA，vein graft を用いて ECA か VA から PCA（P2）への bypass[57]，断端の血管同士の end-to-end anastomosis[3]，OA を donor として OA-distal PCA bypass[64]，OA-posterior temporal artery bypass[41]，OA-P4 segment bypass（interposed STA graft）[63]，OA-calcarine PCA bypass[22] などが報告されているので，これらの血行再建術から適宜選択すべきであろう．

e）椎骨動脈・脳底動脈の再建

椎骨動脈・脳底動脈においてそれを犠牲にせざるを得ない状況は，解離性脳動脈瘤・紡錘状動脈瘤（時に血栓化）などであるが，その灌流領域が脳幹部で，最も人間の生命・意識の維持に critical な部分であり，またその血管の解剖学的特異性から，治療はいまだ challenging なものとなっている．

解離性動脈瘤は椎骨動脈に多く発生するが，その他にも内頸動脈，中大脳動脈，前大脳動脈など頭蓋内のあらゆる血管に発生する．発症の形態は破裂によりくも膜下出血になる場合と，血管の閉塞による虚血症状を呈するものがある．解離の形態によって entry のみを有するもの（ワンエントリータイプ），entry，reentry を有するもの（エントリー・リエントリータイプ）など，pattern が分かれている[39]．その治療法に関し，解離の進行を食い止め，特に出血例の場合は再

出血を予防するためには entry，存在すれば reentry の部分を含んだ動脈の trapping が最も確実な方法であることは論を待たない．解離を超えて遠位部の確保が困難な場合は，entry の方向への順行性血流を遮断し，解離部を盲端化させる近位部のみの閉塞 proximal occlusion が行われる．しかしこの方法では完全に血栓化する 24 時間以内は再出血の危険があることが指摘されている[38]．最近ではコイル塞栓術による対骨動脈の trapping が発達し，後頭蓋窩解離性脳動脈瘤の治療のスタンダードとして定着しつつある[50]．最近ではステントとコイルを併用して親動脈自体の血流を温存して解離性動脈瘤を治癒させる stent を併用した治療が行われるようになり，これが進歩すれば狭い意味での血行再建の必要がなくなることも期待される[33]．

(1) 椎骨動脈解離性脳動脈瘤

最も臨床的に多く認められる椎骨動脈の解離性動脈瘤においては clip によるあるいは coil による動脈瘤の trapping あるいは proximal obstruction が行われる．椎骨動脈は両側ともに発達がよければ一方の椎骨動脈を閉塞させてしまっても，脳底動脈の血流には影響ないことが多い．しかし，その場合でも PICA との関連が問題になる[38]．PICA を温存するために不十分な処置が動脈瘤に対して行われるとすれば，再出血などで予後を悪化させる因子となり得るし，PICA 領域の虚血を回避するために，OA-PICA bypass などの PICA に対する血行再建を行った上での治療が望ましい．PICA の灌流領域を保障するためには OA の flow で十分でなかったという報告はない．また何らかの原因で OA が使用できない場合には PICA-PICA の side-to-side anastomosis を行うという手段もある[60]．解離性椎骨動脈瘤を疑ったときには必ずいざというときのために OA を剥離した上での direct surgery が望まれる．

また発達に著明な左右差がある場合で，前方循環からの側副血行が不良な場合，つまり後交通動脈の発達の不良な場合は，優位側に解離が起こった場合は椎骨動脈自体の再建の上での解離部の trapping を行うことが望ましい．こういった椎骨動脈自体の再建は下に述べる脳底動脈の再建と全く同じ手段が用いられることが多い．

> **サイドメモ：脳底動脈解離性動脈瘤**
>
> 脳底動脈の解離性動脈瘤は非常に治療が困難な動脈瘤である．stent と coil を組み合わせた治療が行われるようになってきているが，まだその治療法に一定の見解はない．脳底動脈解離部の entry の部分に流入する血流の方向を変え，破裂を未然に防ぐといういわゆる「flow reversal による治療」が取られることがあり，良好な結果が報告されているが，まだ症例報告が散見される程度であり，まとまった報告はない[10]．脳底動脈のこういった場合にも anterior circulation からの Pcom を介した collateral の発達の程度が重要であるが，collateral が不十分な場合は適当な血行再建術を行う必要がある．血行再建としては STA-SCA bypass，STA-PCA bypass の他に最近では VA（V3 portion）-RA graft-PCA bypass が行われ，良好な成績が報告されている[29]．

(2) 脳底動脈・椎骨動脈の血栓化・紡錘状動脈瘤

また椎骨動脈・脳底動脈本幹には血栓化動脈瘤や紡錘状動脈瘤など, 治療に苦慮する動脈瘤が発生する場合がある. こういった動脈瘤は動脈の解離性変化がその発生の基盤となっていると思われる[1,42]. こういった動脈瘤では親動脈の温存は不可能であると考えた方がよい. こういった場合親動脈の遮断が唯一の治療であることが多く, これに伴う脳虚血の発生を回避するため, 血行再建術を組み合わせた治療を行っている報告がある[29]. 特にこういった動脈瘤では動脈瘤壁のvasa vasorumが動脈瘤の成長に大きく関与するので, coilなど血管内からの血管閉塞では効果がないことも最近知られるようになってきており, 手術による動脈瘤壁のclipによる閉塞・血栓の除去がどうしても必要な場合があるといわれる.

椎骨動脈は両側ともに発達がよければ一側をsacrificeすることは危険なく行えるが, 片側優位で優位側の椎骨動脈や脳底動脈をsacrificeする場合にはどの程度のflowが残されるかが問題となる. Neck clippingを行い得なかった201症例の椎骨脳底動脈瘤を椎骨動脈や脳底動脈のocclusionにて治療したSteinbergらのstudyでは, 動脈瘤の部位によって成績が異なるものの, 13％の症例ではじめの1週間のうちに脳虚血症状を呈し, 後交通動脈の発達の程度により虚血耐性が異なるという結果が報告されている[55]. またSTA-SCA (superior cerebellar artery) bypassで脳虚血の場合にはSTAのみのflowで後頭蓋窩の十分な血流が保たれるとの報告もあるが[46], 我々は動脈瘤手術で急激に閉塞させる場合にはSTA-SCA bypassのみでは脳底動脈の閉塞に耐えられなかった症例を経験しており[28], STAのflowのみでは十分でない場合も多いと思われる. このため, 我々はRA graftを用いたVA (V3 portion)-RA-PCA (posterior cerebral artery) bypassを基本として行っており[29], このbypassをおいた症例では脳虚血症状の発現を経験していない.

> 【症例4】Hunt & Kosnik Grade IVのくも膜下出血で発症した脳底動脈本幹の紡錘状動脈瘤（図6-9）. 動脈瘤の前後の脳底動脈は石灰化しており, 直接のclippingは困難と考えた. あらかじめOA-AICA (anterior inferior cerebellar artery) bypass, STA-SCA bypass, VA (V3)-RA-PCA bypassをおいた後に, GDC coilにて動脈瘤を脳底動脈ごと閉塞させた（図6-10）. 患者はgood recoveryとなって退院した.

サイドメモ：bypassの設置と親動脈の遮断の方法とタイミング

bypassの設置と親動脈の遮断の方法とタイミングは非常に注意しなければならない問題点である.

親動脈の遮断をどのように行うかに関しては, 現在は直達手術による方法と, 血管内手術による方法の2通りがある. もちろん直達手術が困難な場所で血管の閉塞を行うには血管内手術によるしか方法はないし, 術野に閉塞すべき血管がみえていれば直達手術で十分可能であろう. 新たな別の場所に皮膚切開を加え, 血管にアプローチする必要がある場合, いずれを選択するかが問題になる. どちら

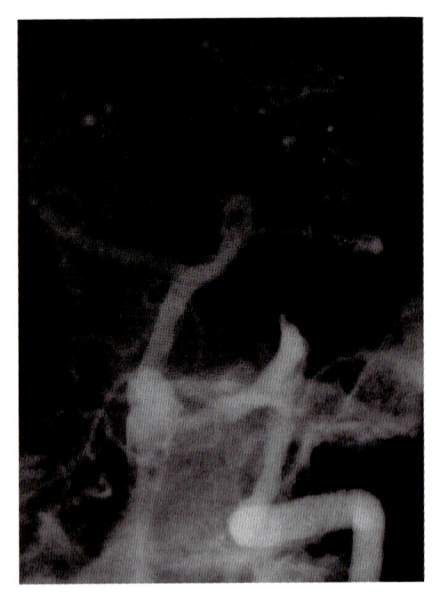

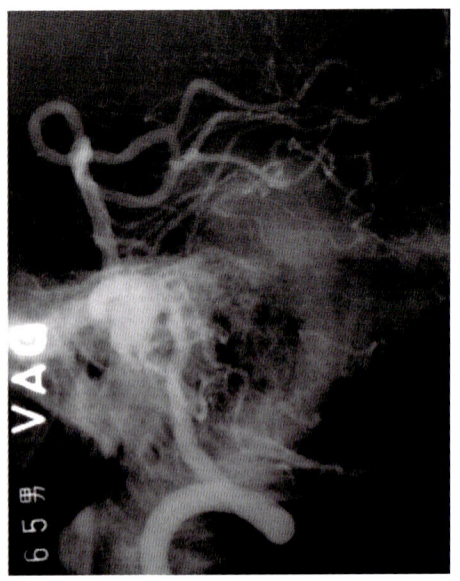

図 6-9 左椎骨動脈写斜位像（左）・側面像（右）にて脳底動脈本幹下部に紡錘状動脈瘤を認める．

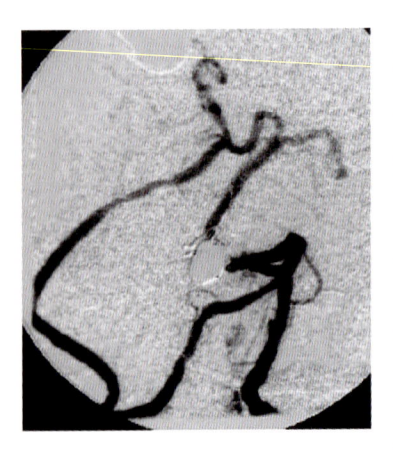

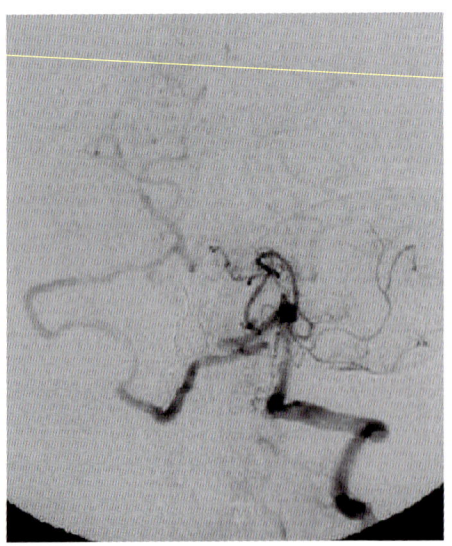

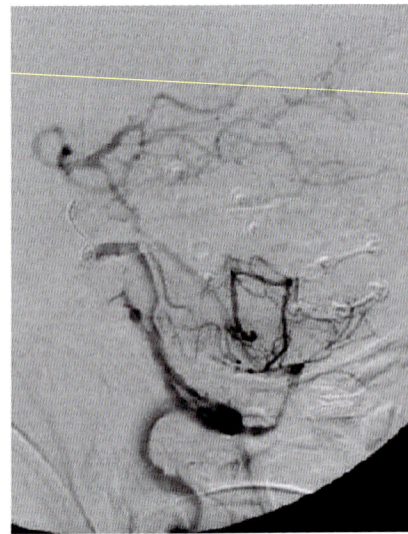

図 6-10 術中の digital subtraction angiogram による左椎骨動脈写（左側）では動脈瘤は coil により embolization されており，VA-RA-PCA bypass を介して，遠位の脳底動脈が造影されている．術後の左椎骨動脈写正面像（中央），側面像（右側）では bypass を介して，脳底動脈は逆行性に造影されるようになり，動脈瘤は完全な消失を認める．

でも可能な場合は血管内からcoilなどで閉塞する場合は，血管閉塞にある程度のsegmentを必要とするが，ある程度血管の希望する場所で閉塞させることができる．しかし当然のことではあるが細い穿通枝などは当然巻き込まれて閉塞してしまう結果につながりかねない．これに対し，直達手術でclipにより行う場合は点で血管が閉塞させうること，穿通枝などを直視下においてできるので，穿通枝を温存できるチャンスが増えるであろう．しかし当然アプローチ可能な場所以外では不可能であることはいうまでもない．

　もう一つの問題はbypassのpatencyの問題である．Bypassのpatencyを向上させるには動脈間の圧格差が重要なので[20]，bypassの直後に親動脈閉塞を行うことが望ましい[20]．しかし，coil embolizationなどではどうしても全身のheparin化を要するので，手術直後などは後出血の危険が出てくるため，その実行をためらうことになる場合がある．Bypass手術と血管内手術が組み合わせて行う機会も増えてきているが，周術期の凝固・線溶の管理には十分注意しなければならない．

　以上の恒久的血行再建術の問題点として，親動脈ごと脳動脈瘤が血栓化するので，一時的にmass effectは増強することが多いので，注意が必要である．ステロイドの使用などが有効といわれている．

　また親動脈を閉塞させる場合，bypassを動脈瘤に近接した部位においた場合は動脈瘤の血栓化が急激に進行するためか，それに巻き込まれる形で穿通枝の障害が起こることが多いという印象をもっている．またこの穿通枝障害を回避するための手段として術後のheparinizationなど，凝固系の管理も重要ではないかと考えている．

2. 親動脈（母動脈）の一時的な血流遮断をする必要がある場合の，脳虚血を回避するための一時的な血行再建術

a) Hemodynamic aneurysm

　一側の内頚動脈が閉塞しており，側副血行を供給している脳底動脈に動脈瘤が生じるなどの場合，hemodynamicな要因で動脈瘤が発生したと考えることができる．こういった場合，脳底動脈にtemporary clipをかけた場合，広範な内頚動脈系への虚血を生じることになる．しかもpial anastomosisはより期待できなくなるため，虚血の程度も重症となると考えられる．こういった場合は閉塞した血管系にあらかじめ血行再建を行った後に，動脈瘤を処置するのが望ましい[27]．

b) Double Insurance Bypass

　Carotid cave周辺の動脈瘤など内頚動脈の動脈瘤の中にはサイズが大きくbroad neckで，また周辺の穿通枝とdomeが癒着しているなどのことから，安全に周囲の穿通枝を保護しつつneck clippingするには，temporary clippingにより血流を一時遮断し，動脈瘤の圧を低下させる方法が取られるべき場合がある．しかし，周辺の剥離やclippingの操作には時間がかかる場

合があり，また血栓化動脈瘤で血栓を除去する必要がある場合など，親動脈の長時間の遮断による脳梗塞の危険が生じてくる．一般に内頚動脈系では脳虚血を起こさないで可能な遮断時間の95％信頼区間は19分程度といわれ[52]，脳底動脈や穿通枝領域を含む場合にはさらに短縮されると報告されている．このため，脳保護を目的として，仙台カクテルの使用や，ethomidate など脳保護薬の使用[2]，また軽度から高度の術中低体温[47]が行われてきたが，どれだけ遮断時間を延長させうるかに関しては明らかな結論は出ていない[34]．

cross flow が期待できない状況下で一時遮断が長くなることが予想された場合には，前腕からRA を剥離して，中大脳動脈の M2 portion に腕を挙上して RA の遊離端を吻合し，順行性の血流を一時遮断している間は RA の遊離端を介して，MCA 領域に血流が供給されるようにし，straightforward に遮断血管の末梢において脳の血流を確保することができる．これにより，低体温などの脳保護がどれだけの時間にわたり有効なのか必ずしも明らかではない現在，遮断時間が長くなっても，皮質枝の虚血を生じることなく，動脈瘤の処置が可能である．この術式は上山により開発され[28]，最近本郷らにより Double Insurance Bypass と命名され technical note として発表された[12]が，その成績に関しては最近の我々の論文に詳しく述べられている[23]．この方法では実際の症例で最大 110min まで遮断が可能であったが，理論的には一時遮断により trap された部位から穿通枝が出ていない場合は，皮質枝に関しては無制限に遮断時間を延長できるはずである．しかも clipping が完成して順行性の flow が回復した後は，RA はもとの位置に戻し，機能させることができる．

しかし，高齢者など場合によっては腕の挙上により RA の血流が悪くなることなどの問題もあるので，十分な量の血流が RA を介して供給されているかなど，脳表血圧モニターなどの適切なモニタリング下に行われる必要がある[23]．また遮断する範囲から穿通枝が出ている場合は，その領域は当然虚血に陥るわけであるから，critical な領域では十分な注意が必要であることは強

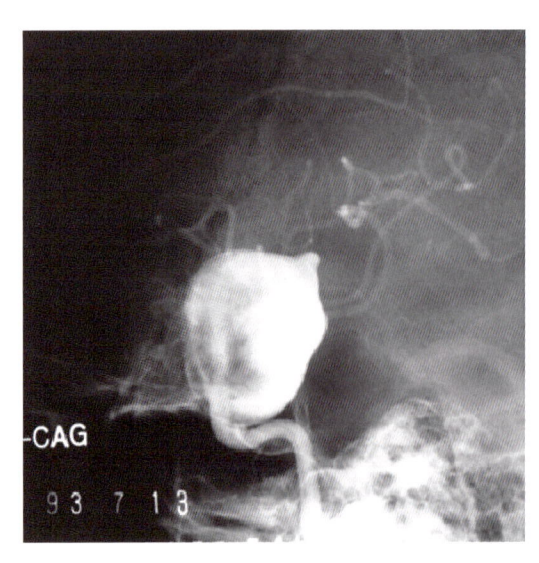

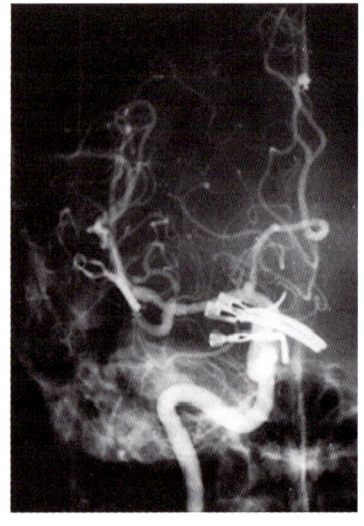

図6-11 術前の右内頚動脈写側面像（左側）にて内頚動脈の巨大動脈瘤を認めた．術後の右内頚動脈写正面像（右側）にて clipping により動脈瘤は消失している

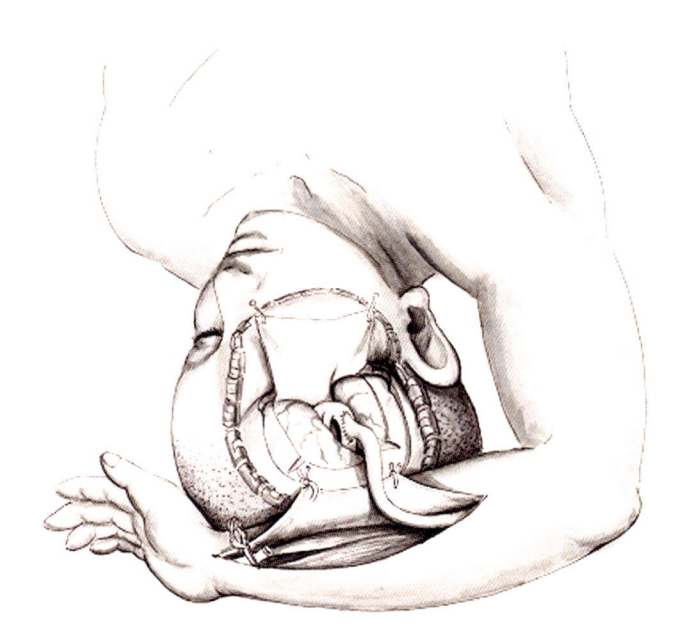

図 6-12 radial artery による Double Insurance Bypass の模式図

調できる．この面で先に述べたような MEP や SEP の測定による機能的モニタリングも併用しながら行えばより安全度の高い治療とできるであろう．

> 【症例 5】Hunt & Kosnik Grade Ⅲ のくも膜下出血にて発症．broad neck の巨大内頚動脈瘤であり（図 6-11），内頚動脈の一時遮断が長くなると考え，図 6-12 のように RA の一時使用による RA-MCA（M2）bypass を設置したあと，動脈瘤に approach した．結局内頚動脈の計 50 分の一時遮断を必要としたが，脳虚血の発生はなく，患者も good recovery となり，clipping も完全であった（図 6-11）．

c）Large〜Giant 中大脳動脈瘤

動脈瘤の clipping に際し，長時間にわたる一時的な血流遮断が必要な場合はあらかじめ必要とする領域を cover するように STA-MCA bypass をおき，脳虚血を回避することができる．さらに STA の側枝からこの branch の圧をモニターすることにより，branch に狭窄や閉塞をきたしていないかどうかを知ることができる（脳表血圧モニター）[62,24]．

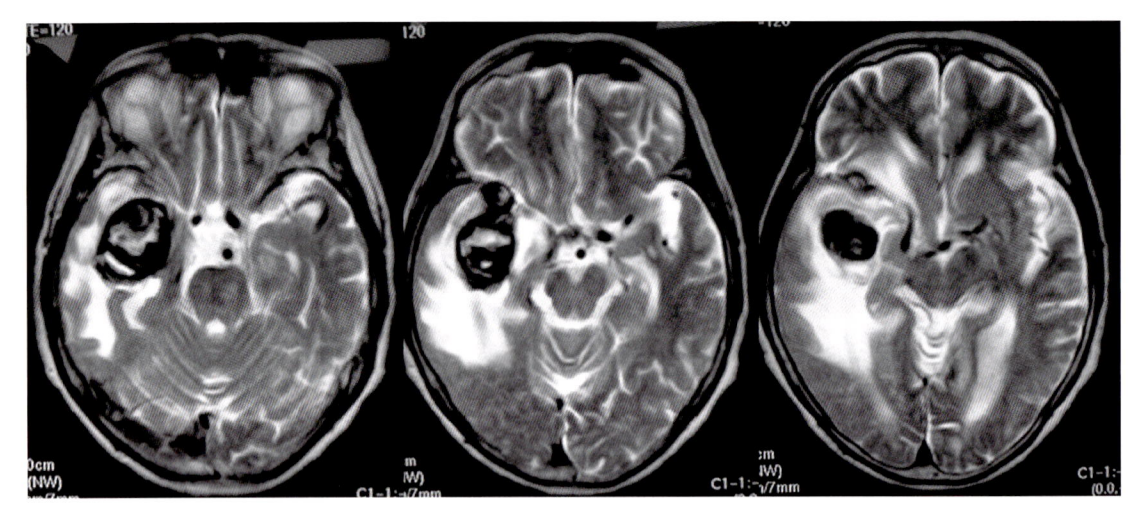

図6-13 MRI（T2 weighted image）にて右側頭葉に血栓化巨大動脈瘤と，周辺の脳浮腫を認める．

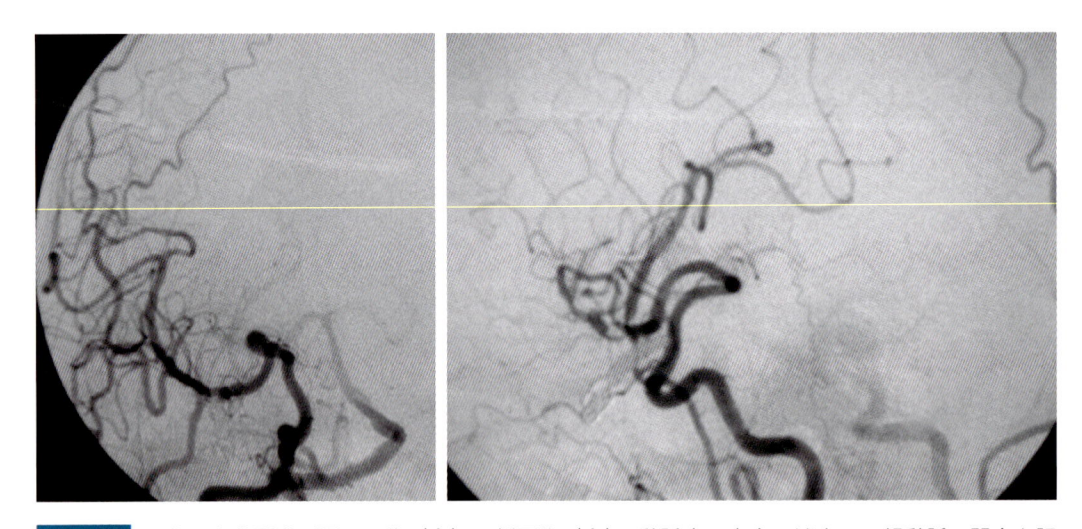

図6-14 術後の右内頚動脈写正面像（左）・側面像（右）．動脈瘤は完全に消失し，親動脈の閉塞も認められない．

> 【症例6】73歳，巨大中大脳動脈瘤
> 歩行障害・痴呆で発症した．CT scanとMRIにて右側頭葉に大きなmassを認め，血栓化巨大動脈瘤の診断となった（図6-13）．STA-MCA double bypassの上，血栓を摘出しつつ，最終的にneckを形成し，clippingし得た．術後の脳血管撮影では順行性のMCAの血流は保たれていた（図6-14）．CT scan上のmass signも消失し（図6-15），患者の諸症状は改善した．

最後に

Anterior Circulation，Posterior Circulationの両者で，動脈瘤の根治術に伴う，血流の一時遮

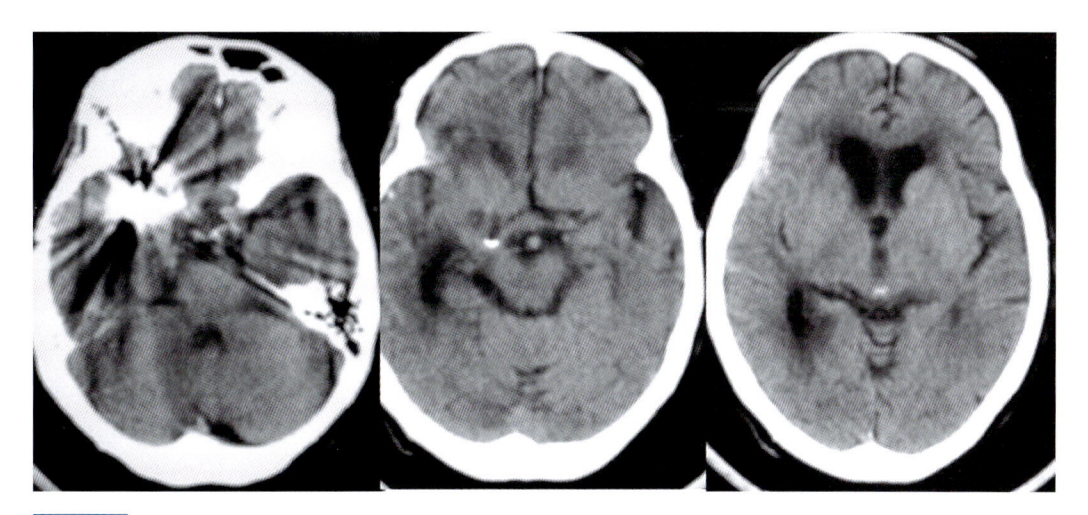

図6-15 術後のCT scan. 脳浮腫も完全に消失し，新たな脳梗塞の出現もなかった．

断や，親動脈を sacrifice する必要がある場合に，脳虚血を回避するための bypass は有用な治療法である．RA graft による内頚動脈の置換術は広く行われるようになってきたが，技術的に安全に確実にできるようにするためには経験が必要である．

しかし，親動脈を sacrifice する場合には穿通枝領域の虚血が問題として残されている．また血流の一時遮断に対応する場合には，対応が遅れないような万全の準備と，対応が十分であるかのいろいろな側面からのモニタリングが重要である．

謝辞

本稿を終えるに当たりまして，旭川赤十字病院脳神経外科部長 上山博康先生に深く感謝いたします．上山先生は脳動脈瘤治療への血行再建術の応用をいち早く発想・開発され，かつ実際に多くの症例を経験され，またその忙しい中，我々のような不肖の弟子を指導いただきましたし，重ねて本稿の中で貴重な症例を掲載させていただくご許可もいただきました．でも上山先生は，これは秋田県立脳血管研究センターの故伊藤善太郎先生から受け継いだものだとご謙遜されるかもしれません．

症例をご紹介頂き，また一緒に症例を1例1例考え，苦闘してきた北海道大学医学研究科脳神経外科学 黒田 敏先生，渓和会江別病院 野村三起夫先生，北海道脳神経外科記念病院 会田敏光院長先生・青樹 毅先生，柏葉脳神経外科病院 金子貞男院長先生・吉本哲之先生，札幌麻生脳神経外科病院 斉藤久寿院長先生・中山若樹先生・安田 宏先生，手稲渓仁会病院脳神経外科 寺坂俊介先生・数又 研先生にご協力感謝いたします．

最後にこれまで長年にわたりご指導いただきました，北海道大学医学研究科脳神経外科学講座教授 岩崎喜信先生に深く感謝いたします．

文献

1) Anson J, Lawton MT, Spetzler RF. Characteristics and surgical treatment of dolichoectasic and fusiform aneurysms. J Neurosurg. 1996 ; 84 : 185-93.
2) Batjer HH, Frankfurt AI, Purdy PD, et al. Use of etomide, temporary arterial occlusion, and intraoperative angiography in surgical treatment of large and giant cerebral aneurysms. J Neurosurg. 1988 ; 68 : 234-40.
3) Chang HS, Fukushima T, Miyazaki S, et al. Fusiform posterior cerebral artery aneurysm treated with excision and end-to-end anastomosis. J Neurosurg. 1986; 61:501-4.
4) Ciceri EF, Klucznik RP, Grossman RG, et al. Aneurysms of the posterior cerebral artery: Classification and endovascular treatment. AJNR Am J Neuroradiol. 2001 ; 22 : 27-34.
5) Dare AO, Chaloupka JC, Putman CM, et al. Failure of the hypotensive provocative testduring temporary balloon test occlusion of the internal carotid artery to predict delayed hemodynamic ischemia after therapeutic carotid occlusion. Surg Neurol. 1998 ; 50 : 147-56.
6) Dietl CA, Benoit CH. Radial artery graft for coronary revascularization: Technical considerations. Ann Thorac Surg. 1995 ; 60 : 102-10.
7) Drake CG, Amacher AL. Aneurysm of the posterior cerebral artery. J Neurosurgery. 1969 ; 30 : 468-74.
8) 江口恒良．Long vein graft について．Jpn J Neurosurg（Tokyo）. 1992 ; 31 : 48-54.
9) Hallacq P, Piotin M, Moret J. Endovascular occlusion of the posterior cerebral artery for the treatment of P2 segment aneurysms: Retrospective review of a 10 year series. AJNR Am J Neuroradiol. 2002 ; 23 : 1128-36.
10) Hanjiani SA, Oglivy CS, Buonanno FS, et al. Treatment of dissecting basilar artery aneurysm by flow reversal. Acta Neurochir（Wien）. 1997 ; 139 : 44-51.
11) 端　和夫，任　清．EC-IC bypass を併用した carotid ligation の合併症．Neurosurgeons. 1984 ; 4 : 359-66.
12) Hongo K, Horiuchi T, Nitta J, et al. Double-insurance bypass for internal carotid artery aneurysm surgery. Neurosurgery. 2003 ; 52 : 597-602.
13) Hopkins LN, Budny JL. Complications of intracranial bypass for vertebrobasilar insufficiency. J Neurosurg. 1989 ; 70 : 207-11.
14) Hopkins LN, Grand W. Extracranial intracranial arterial bypass in the treatment of aneurysm of the carotid and middle cerebral arteries. Neurosurgery. 1979 ; 5 : 21-31.
15) Houkin K, Ishikawa T, Kuroda S, et al. Vascular reconstruction using the interposed vessels. Neurosurgery. 1998 ; 43 : 501-5.
16) 宝金清博．内頚動脈領域に対する血行再建術，中大脳動脈への血行再建．In：上山博康，監修，宝金清博，著．脳血行再建術．東京：中外医学社；2000. p.46-63.
17) 宝金清博．撓骨動脈を用いた long graft bypass. In：上山博康，監修，宝金清博，著．脳血行再建術．東京：中外医学社；2000. p.103-16.
18) Houkin K, Kamiyama H, Kuroda S, et al. H. Long-term patency of radial artery graft bypass for reconstruction of the internal carotid artery. J Neurosurg. 1999 ; 90 : 786-790.
19) 井上　亨，松島俊夫，藤井清孝，他．内頚動脈海綿静脈洞部動脈瘤に対するバイパス術 Jpn J Neurosurg. 1996 ; 5 : 188-93.
20) 石川達哉，中川　翼，宮町敬吉，他．Detachable balloon による trapping を行った海綿静脈洞部内頚動脈瘤の 1 症例．脳外. 1987 ; 15 : 759-763.
21) 石川達哉，吉本哲之，佐々木寛，他．血栓化巨大中大脳動脈瘤の一手術例．脳卒中の外科．1993 ; 21 : 391-4.
22) 石川達哉，上山博康，数又　研，他．比較的に簡便な後大脳動脈領域への血行再建の試み．第 22 回 The Mt. Fuji Workshop 講演集．2004 ; p.61-63.

23) Ishikawa T, Kamiyama H, Houkin K, et al. Postsurgical observations of mean cerebral blood flow with patients receiving high-flow EC-IC bypass using a radial artery graft. Preliminary report, 1 year observation of 10 hemispheres. Surg Neurol. 1995 ; 43 : 500-9.
24) Ishikawa T, Kamiyama H, Kobayashi N, et al. Experience from "Double-Insurance Bypass": Surgical results and additional techniques to achieve complex aneurysm surgery in a safe manner. Surg Neurol. 2005 ; 63 : 485-90.
25) Ishikawa T, Kamiyama H, Tada M, et al. Giant internal carotid aneurysm at the cavernous portion with abrupt disappearance of N20 100 minutes after carotid occlusion. Case report. Neurol Med Chir (Tokyo). 1990 ; 30. 417-21.
26) 上山博康, 阿部 弘, 山内 亨, 他. STA-MCA anastomosis および radial artery graft に関する種々の工夫 Jpn J Neurosurg (Tokyo). 1992 ; 1 : 4-13.
27) 上山博康, 石川達哉. 血行再建術 脳動脈瘤の新しい知見 Clin Neurosci. 1999 ; 17 : 687-92.
28) 上山博康. 橈骨動脈を用いたバイパス手術 脳神経外科. 1994 ; 22 : 911-24.
29) 小林延光, 上山博康. 脳底動脈の再建, 後頭蓋窩における high flow 血行再建の試み. 脳卒中の外科. 1999 ; 27 : 270-6.
30) Lawton MT, Hamilton MG, Morcos JJ, et al. Revascularization and aneurysm surgery: Current techniques, indications, and outcome. Neurosurgery. 1996 ; 38 : 83-94.
31) Lee SY, Sekhar LN. Treatment of aneurysms by excision or trapping with arterial reimplantation or interpositional grafting. Report of three cases. J Neurosurg. 1996 ; 85 : 178-85.
32) Lopez JR, Chang SD, Steinberg GK. The use of electrophysiological monitoring in the intraoperative management of intracranial aneurysms. J Neurol Neurosurg Psych. 1999 ; 66 : 189-96.
33) Lylik R, Cohen JE, Ceratto R, et al. Combined endovascular treatment of dissecting vertebral artery aneurysm by using stents and coils. J Neurosurg. 2001 ; 94 : 427-32.
34) Maier CM, Ahern Kv, Cheng ML, et al. Optimal depth and duration of mild hypothermia in a focal model of transient cerebral ischemia. Effects on neurologic outcome, infarct size, apoptosis, and inflammation. Stroke. 1998 ; 29 : 2171-80.
35) Matsuda M, Shiino A, Handa J. Rupture of previously unruptured giant carotid aneurysm after superficial temporal-middle cerebral artery bypass and internal carotid occlusion. Neurosurgery. 1985 ; 16 : 177-84.
36) Miyamoto S, Nagata I, Yamada K, et al. Delayed thrombus propagation after parent artery clipping for giant aneurysm of the circle of Willis. Surg Neurol. 1999 ; 51 : 89-93.
37) 宮本 享, 山田圭介, 菊田健一郎, 他. 脳動脈瘤の的確な診断と治療, 手術計画と使用器材. Jp J Neurosurg. 2002 ; 12 : 412-8.
38) 水谷 徹, 三木啓全. PICA-involved type の解離性椎骨動脈瘤に対する手術選択. 脳卒中の外科. 1999 ; 27 : 369-74.
39) Mizutani T, Kojima H, Asamoto S, et al. Pathological mechanism and three-dimensional structure of cerebral dissecting aneurysms. J Neurosurg. 2001 ; 94 : 427-32.
40) Monsein L, Jeffery PJ, van Heerden BB, et al. Assessing adequacy of collateral circulation during balloon test occlusion of the internal carotid artery with 99m-Tc HMPAO SPECT. AJNR Am J Neuroradiol. 1991 ; 12 : 1045-51.
41) Nagasawa S, Sakaguchi I, Ohta T. The posterior temporal artery as the recipient in superficial temporal artery to posteror cerebral artery bypass. Technical note. Surg Neurol. 1999 ; 52 : 73-7.
42) Nakatomi H, Segawa H, Kurata A, et al. Clinicopathological study of intracranial fusiform and dolichoectatic aneurysms : Insight on the mechanism of growth. Stroke. 2000 ; 31 : 896-900.
43) Nakayama N, Kuroda S, Houkin K, et al. Intraoperative measurement of arterial blood flow using Transit Time Flowmeter: Monitoring of hemodynamic changes during cerebrovascular surgery.

Acta Neurochir（Wien）. 2001 ; 143 : 17-24.
44) Nishioka H. Report on the cooperative study of intracranial aneurysms and subarachnoid hemorrhage ; section Ⅷ, part 1. Result of the treatment of intracranial aneurysms by occlusion of the carotid artery in the neck. J Neurosurg. 1966 ; 25 : 660-82.
45) 野崎和彦, 宮本 享, 定藤章代, 他. 硬膜内巨大脳動脈瘤の自然経過と治療戦略 脳卒中の外科. 2000 ; 28（3）: 195-200.
46) Ogawa A, Kameyama M, Muraishi K, et al. Cerebral blood flow and metabolism following superficial temporal artery to superior cerebellar artery bypass for vertebrobasilar occlusive disease. J Neurosurg. 1992 ; 76 : 955-60.
47) Ogilvy CS, Carter BS, Kaplan S, et al. Temporary vessel occlusion for aneurysm surgery: risk factors for stroke in patients protected by induced hypothermia and hypertension and intravenous mannitol administration. J Neurosurg. 1996 ; 84 : 785-91.
48) Pia HW, Fontana H. Aneurysms of the posterior cerebral artery. Locations and clinical pictures. Acta Neurochir. 1977 ; 38 : 13-35.
49) Piepgras DG, Khurana VG, Whisnant JP. Ruptured giant intracranial aneurysms. Part II. A retrospective analysis of timing and outcome of surgical treatment. J Neurosurg. 1998 ; 88 : 430-5.
50) Rabinov JD, Hellinger FR, Morris PP, et al. Endovascular management of vertebrobasilar dissecting aneurysms. AJNR Am J Neuroradiol. 2003 ; 24 : 1421-8.
51) Regli L, Piepgras DG, Hansen KK. Late patency of long saphenous vein bypass grafts to the anterior and posterior cerebral circulation. J Neurosurg. 1995 ; 83 : 806-11.
52) Samson D, Batjer HH, Boman G, et al. A clinical study of the parameters and effects of temporary arterial occlusion in the management of intracranial aneurysms. Neurosurgery. 1994 ; 34 : 22-9.
53) Sekhar LN, Duff JM, Kalavakonda C, et al. Cerebral revasularization using radial artery grafts for the treatment of complex intracranial aneurysms: Techniques and outcomes for 17 patients. Neurosurgery. 2001 ; 49 : 646-59.
54) Spetzler RF, Roski RA, Rhodes RS, et al. The "bonnet bypass". Case report. J Neurosurg. 1980 ; 53 : 707-9.
55) Steinberg GK, Drake CG, Peerless SJ. Deliberate basilar or vertebral artery occlusion in the treatment of intracranial aneurysms. Immediate results and long-term outcome in 201 patients. J Neurosurg. 1993 ; 79 : 161-73.
56) Sundt Jr TM, Piepgras DG, Marsh M, et al. Saphenous vein bypass grafts for giant aneurysms and intracranial occlusive disease. J Neurosurg. 1986 ; 65 : 439-50.
57) Sundt TM, Piepgras DG, Houser OW, et al. Interposition saphenous vein grafts for advanced occlusive disease and large aneurysms in the posterior circulation. J Neurosurg.1982 ; 56 : 205-15.
58) Sundt TM, Piepgras DG, Houser OW, et al. Interposition saphenous vein grafts for advanced occlusive disease and large aneurysms in the posterior circulation. J Neurosurg. 1982 ; 56 : 205-15.
59) Suzuki K, Kodama N, Sasaki T, et al. Intraoperative monitoring of blood flow insufficiency in the anterior choroidal artery during aneurysm surgery. J Neurosurg. 2003 ; 98 : 507-14.
60) 瀧川修吾, 上山博康, 野村三起夫, 他. 左右後下小脳動脈側側吻合による血行再建を要した椎骨動脈解離性動脈瘤の1例. 脳外. 1991 ; 19 : 571-6.
61) Terasaka S, Sawamura Y, Kamiyama H, et al. Surgical approaches for the treatment of aneurysms on the P2 segment of the posterior cerebral artery. Neurosurgery. 2000 ; 47 : 359-66.
62) 徳光直樹, 上山博康, 小林延光, 他. 脳動脈瘤手術におけるSTA-MCA吻合部を介した脳表血圧モニターの有用性. 脳卒中の外科. 1997 ; 25 : 391-7.

63) Touho H, Karasawa J, Ohnishi H, et al. Anastomosis of occipital artery to posterior cerebral artery with interposition of superficial temporal artery using occipital interhemispheric transtentorial approach: Case report. Surg Neurol. 1995 ; 44 : 245-50.
64) Vishteh AG, Smith KA, McDougall CG, et al. Distal posterior cerebral artery revascularization in multimodality management of complex peripheral posterior cerebral artery aneurysms: Technical case report. Neurosurgery. 1998 ; 43 : 166-70.
65) Yasargil MG. Microneurosurgery Vol. 2, Stuttgart : Grmany Thime Verlag ; 1984. pp260-269.

　引用文献は数が多くなりすぎないように，また参照しやすいように，できるだけ日本語の論文，もしくは discussion が充実した論文を，必要な項目につき少ない数で選択している．このため必ずしも original なものは選択されていないので，必要な場合は孫引きの形で原著にあたり調べていただきたい．

〈石川達哉〉

Chapter 7
脳血行再建術の実際と合併症

A 脳血行再建術に伴う合併症

脳血行再建術は
1) 急性期脳虚血に対する血行再建
2) 慢性期脳虚血に対する予防的な治療
3) 母動脈閉塞を伴う種々の困難な疾患に対する血行再建

を対象疾患として行われる．具体的な手技としては，

① 開頭術による塞栓除去術（embolectomy）
② 局所線溶療法
③ STA-MCA バイパス
④ STA-SCA バイパス
⑤ OA-PICA バイパス
⑥ ACA-ACA バイパス
⑦ 橈骨動脈を用いた高血流バイパス
⑧ 伏在静脈を用いた高血流バイパス
⑨ 鎖骨下動脈，椎骨動脈再建術
⑩ 頸動脈血栓内膜剥離術（CEA）
⑪ ステント術
⑫ 間接的血行再建術

などがあげられる．したがって，時期，対象疾患，そして，行う手技によって多くの組み合わせがある（表7-1）．ここでは，主に，頭蓋内バイパス手術とCEAを中心として，対象疾患別に，その合併症に関して述べる．

表7-1 血行再建の適応と方法

	A. 急性期	B. 慢性期	C. 親動脈閉塞
①開頭術による塞栓除去術（embolectomy）	○		
②局所線溶療法	○		
③STA-MCA バイパス	○	○	○
④STA-SCA バイパス		○	○
⑤OA-PICA バイパス		○	○
⑥ACA-ACA バイパス		○	○
⑦橈骨動脈を用いた高血流バイパス			○
⑧伏在静脈を用いた高血流バイパス			○
⑨鎖骨下動脈，椎骨動脈再建術		○	
⑩頸動脈血栓内膜剥離術（CEA）	○	○	○
⑪ステント術	○	○	
⑫間接的血行再建術		○	

A. 急性期脳虚血に対する血行再建
B. 慢性期脳虚血に対する予防的な治療
C. 親動脈閉塞を伴う種々の困難な疾患に対する血行再建

B 急性期血行再建術の合併症

　急性期の外科的な血行再建は，Chapter 3「急性期血行再建」で述べたように，あまり行われていない．しかも，t-PAによる血栓溶解治療が選択肢となり，従来，血行再建の適応となった例でも，今後は，t-PAの適応があれば，t-PAが第一選択となる．さらに，血管内外科治療の適応があるものでは，次善の選択肢として，局所線溶療法が行われ，結局，外科的な血行再建術の選択される適応はほとんどなくなっている．しかし，

1) 確実な血行再建が可能
2) 血栓溶解剤の投与が不要である
3) 危険な再開通を人為的に防止することができる

などの血栓溶解療法にはない優れた点があることは特記すべきである．

　合併症に関しては，以下に述べるような慢性期の血行再建に伴うものに加えて，急性期特有のものも考えておく必要がある．出血性の変化（出血性梗塞，術後出血）は，適応や手技を適切に行ってもあり得ることである．特に，術前に抗凝固薬や抗血小板薬を服用している場合もあり，注意を要する．

C 慢性期予防的血行再建術の合併症

　慢性期脳虚血に対する血行再建術は，本来，予防的な手術である．したがって，手術の安全性が高いレベルで要求される．実際，血行再建術では，他の脳神経外科手術と比べて，morbidiy and mortality は高いとは考えられない．しかし，以下のような点には，十分に注意し，インフォームドコンセントの際にも，患者によく理解してもらうことが重要である．以下，

1. CEA（ステントの場合も同様）の合併症，特に，脳出血
2. バイパス手術の合併症
3. もやもや病手術の合併症

に関して具体例をあげて述べる．

1．CEAの合併症

血行再建術では，術後の過灌流障害（hyperperfusion）がmorbidity and mortalityの点からすると最も大きな問題となる．なかでも，血栓内膜剥離術（CEA）においては，合併率は低いがその主なものがこのhyperperfusionである．発生頻度は，CEAの2〜15％といわれているが，出血は1％以下である．ただ，出血例の死亡率は36〜50％に達するとされている（図7-1）．CEAの術後にみられる過灌流障害の特徴としては

①手術直後に症状を呈することは少なく，数日から10日間くらいの期間がある
②全体で1％前後の発症があり，脳出血では死亡率も高い
③術前に血流低下のある場合には，高率（15％）である
④頭痛，意識障害，痙攣，脳出血が主症状
⑤脳血流測定では，過灌流を示しても，無症候で経過するものが多い

などがあげられる[1-5]．

過灌流障害の予知と早期発見が予防の絶対条件である．術前の血流検査，特に，acetazolamide負荷によるSPECTが有用である．また，無症候でも，術後，翌日には，できるだけ，脳血流検査を行い，潜在する過灌流の存在を認識しておくべきである（図7-2）．CEA後には，

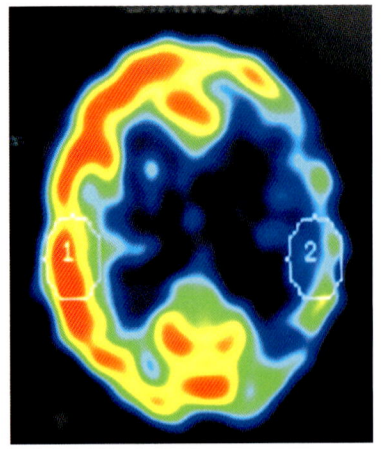

術後のSPECTでCEA側の過灌流がみられる

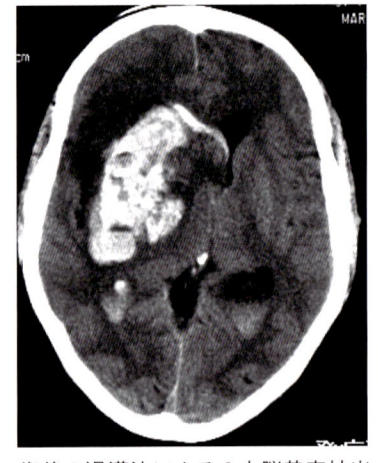

術後の過灌流による？大脳基底核出血がみられた

図7-1 CEA後の過灌流による脳内出血

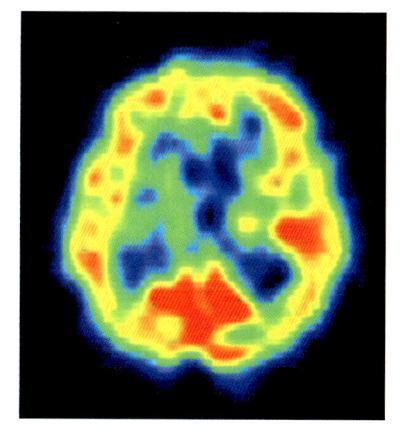

術前の安静時のSPECT
右側の血流低下がある

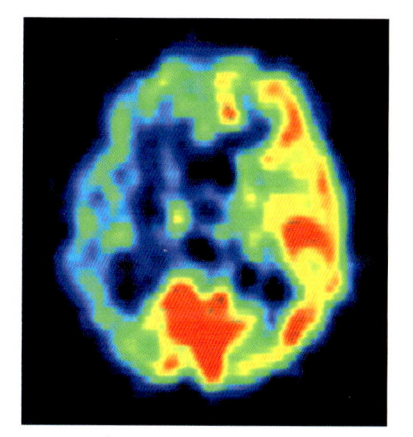

術前のダイアモックス負荷時のSPECT
右側で血管反応性が著しく低下している

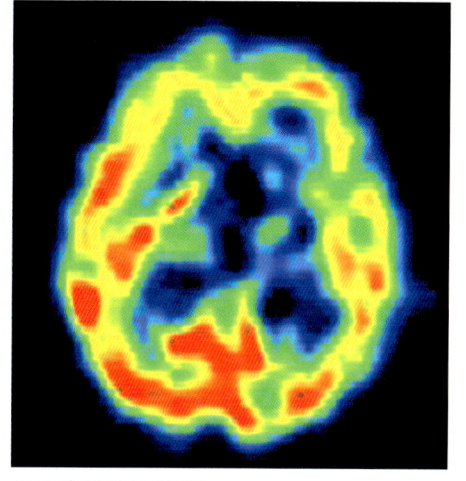

CEA直後のSPECT
手術側の血流増加がみられ，健側以上に血流増加がみられた

図7-2 無症候のCEA術後の過灌流

　画像上の過灌流障害は半数程度にみられる．この場合には，患者の正常時の血圧に維持することが必要であり，出血の可能性を考慮して，抗血小板薬の投与や循環血漿量を意図的に増加することを避ける．また，最近の報告では，フリーラジカル補足剤であるエダラボン（ラジカット）の投与が有効である[6,7]．

　術前に脳血流低下の高度なもの，反対側が閉塞しているもの，側副血行路の不良なものでは，CEA後の過灌流障害が起こりやすい．ただ，術後1週間以上経過して出現する脳出血もあり，経過良好でも，術後2週間程度の厳重な観察が必要かもしれない（図7-3）．

①CEAそのものがうまくいった場合には，抗凝固薬剤，抗血小板薬剤の不注意な投与は過灌流障害が予想される例では慎重投与．

②手術後早期の血流検査（1〜2日以内）

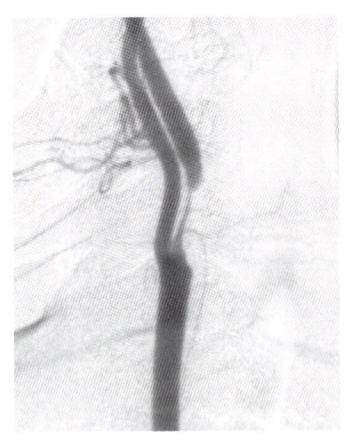

術前，左頸部内頸動脈に高度の狭窄がみられた．術前のSPECTでも左半球の血流低下があった

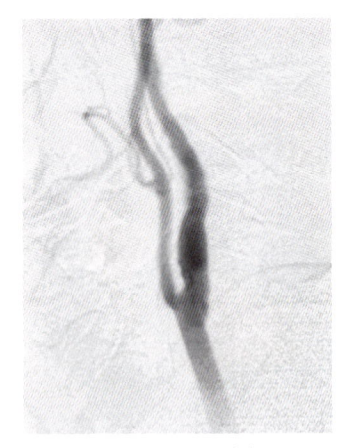

術後の血管撮影では良好な状態である

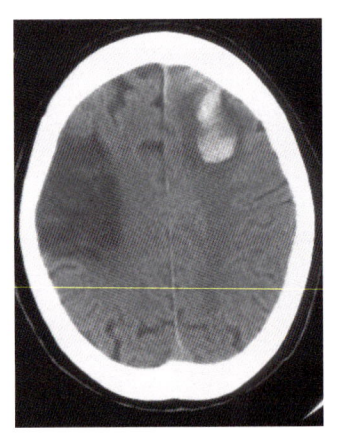

10日後ほどして左前頭葉に出血が出現

図7-3 遅発性の過灌流による術後出血
（宝金清博．脳神経外科リスクマネジメント．中外医学社，2005より）

③血圧のコントロール
④抗痙攣薬による痙攣のコントロール

などは，ルーチンと考えるべきである[8]．

2．バイパス手術の合併症

バイパス手術は，すでに述べたように，成功率が高いものである．しかし，以下のようなリスクが存在することを理解しておくべきである[8-11]．

a) 1 mm以下のrecipient
b) 動脈硬化の強いrecipient
c) バイパス流量の不足

d）High flow bypass の閉塞
　e）バイパス術後の過灌流と出血
以下，それぞれを解説する．

a）Recipient のサイズの問題

　バイパス適応例における浅側頭動脈-中大脳動脈吻合やもやもや病に対する血管吻合において，吻合の閉塞があり得る．これは，技術的な問題もあるが，実際には，donor と recipient の状態によりやむを得ない場合もある．多数症例の経験者では，吻合の閉塞はほとんどないと考えられる．米川らの報告でもバイパスの開存率は，90％を超えている[12]．ただ，1 mm 前後の微小血管吻合を行うもやもや病などでの検討では，直接バイパスの長期開存率は，80％前後といわれている[13]．こうした長期開存率は，臨床的には，神経症状の悪化とは関連がなく，間接的血行の発達に伴う reciprocal な事柄と考える．

　これに対して，術中にバイパスした血管が閉塞すると，脳虚血を誘発することは考えられる．ただ，慢性期の虚血に対して行ったバイパスの急性閉塞による症候性の脳虚血は幸いなことに，頻度は，低いと思われる．自験例では，これまでに，バイパスが急性閉塞したために脳梗塞が起こったと考えられる例はない．
微小血管吻合の急性閉塞には，以下の原因が考えられる．
　①裏側に糸がかかってしまうのに気がつかない．
　②針が深く入って（特に recipient 側）狭窄を作る．
　③recipient の血管径が細すぎる場合（0.5 mm 以下の成功率は 50％くらい？）．
　④血管の捩れ．
　⑤donor の長さが長すぎて屈曲蛇行が強い場合．
　⑥微小血管吻合の際に使用されることのあるピオクタニン色素を多量に使用したために血栓が形成されることがある．
などが原因となる．
対策としては，
　①一般に，同じ部位で再縫合を試みても成功率は低く，すぐに再閉塞すると考えた方がいい．
　②再縫合するのであれば，別の donor，recipient を探す．
　③吻合部位の閉塞があっても逆行性の血流がドップラーなどで確認できた場合には，無理に再縫合を試みない．
が考えられる．

b）Recipient の動脈硬化

　これに対して，特に high flow bypass において recipient に動脈硬化が強い場合には，技術的な問題というよりも，動脈壁の壁の性状そのものにより吻合が成功しない場合がある．この場合，吻合直後には成功したかのように思われるバイパスが短時間（術中，観察中）に閉塞するので注

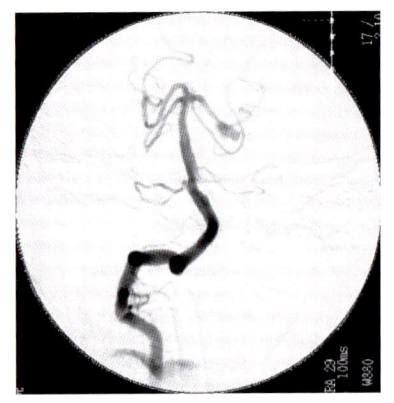

左P2部の外傷性の破裂 pseudo-aneurysm P3にhigh flow bypassをおき、trapする方法を選択した

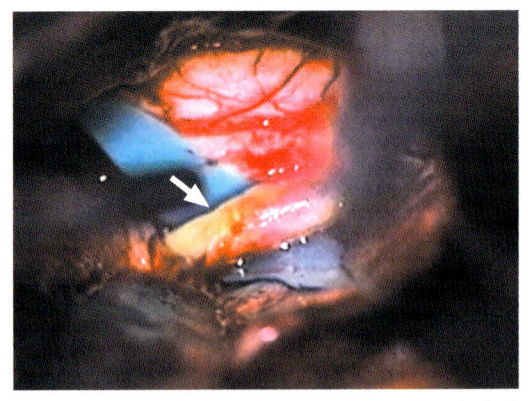

左のanterior trans-petrous approachでP3部を確認したが、強い動脈硬化所見あり（矢印）。橈骨動脈バイパスを行ったが、バイパス終了後、数分で閉塞した

図 7-4 バイパスの急性閉塞例（動脈硬化部位へのバイパス）

意を要する（図7-4）．頭蓋内動脈で吻合部位のendoarterectomyは容易ではなく、手技上は可能であっても、すぐに閉塞することが多い．したがって、現実的な対策としては、できるだけ、広い範囲のrecipientを探して、動脈硬化の少ない部分を選択することである．頭蓋外（頚部頚動脈など）では、endoarterectomyを行ってからバイパスを行うことは問題なく、しばしば必要になる技術である（図7-5）．

c）バイパス流量の不足

一般的には、内頚動脈の再建をどのように行うか（海綿静脈動脈洞部位などの動脈瘤の治療に際して）は、図7-5のようなflow chartが一般的である．基本的には、いわゆるballoon test occlusion（BTO, Matas Test）を行い、その際の神経症状、遮断時のSPECTを参考にして判断する．遮断は、ヘパリン投与下で15分程度行うが、この際、神経症状が出現した場合には、直ちに試験を中止し、実際の手術では、high flow bypassを考慮する．これに対して、神経症状が出現しないが、遮断時のSPECTで血流がやや低下と判断される場合（軽度の左右差のみ）には、STAが良好なサイズであれば、頚動脈遮断とSTA-MCA bypassが行われる（図7-6, 7-7）．

しかし、実際には、図7-8に示したように、BTOによる判別が必ずしも完全であるとは限らない．すなわち、STAバイパスのみで十分と術前に判断されたケースでも、まれにwatershed領域の梗塞がみられることがある．これには、おそらく、

①BTOが何らかの原因で不完全であった可能性と

②血圧降下などhemodynamic compromiseの有無まではBTOで確認できないこと

が原因と考えられる．

動脈硬化性の頸動脈閉塞が
みられる

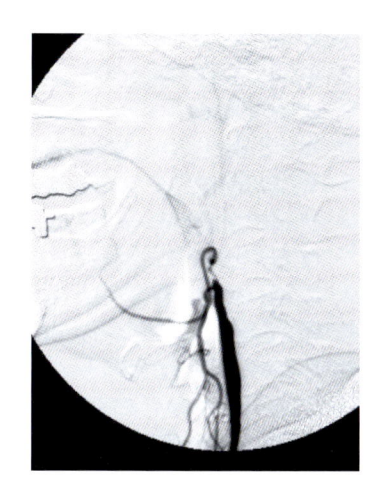

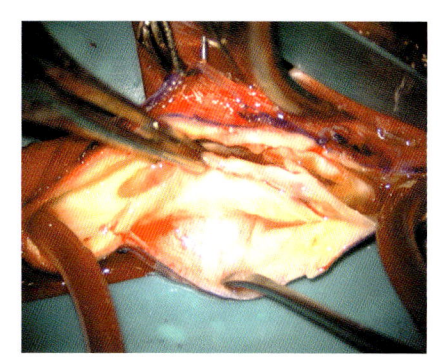

橈骨動脈バイパスに先立ち
endoarterectomy を施行

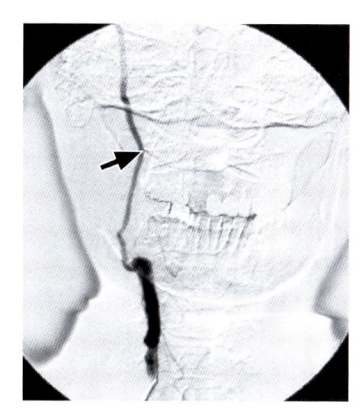

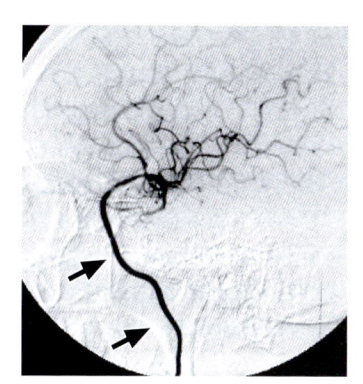

図7-5 血栓内膜剥離後のバイパス

術後の頸動脈撮影
上：正面像
下：側面像
橈骨動脈バイパスの良好な開存が
認められる（矢印）

d）High flow bypass の急性閉塞

　橈骨動脈あるいは伏在静脈を用いた脳血行再建術が，直達術が困難な動脈瘤に対する治療として行われることがある．この場合，動脈瘤の母動脈の閉塞と血行再建が同時に行われる．今述べたように，BTO を行って，母動脈の閉塞が安全でないと考えられる場合に行われる．現在の医療レベルでは，BTO 時の血流検査（SPECT）も含めた完全な閉塞試験は必須であると考えられる．もし，母動脈の閉塞が SPECT 上も臨床症状上も，また，閉塞時の側副血行路の状態も，全てが問題ない場合には，母動脈の閉塞のみ（血管内外科で可能）で十分である．BTO で，1) 神経症状の出現，2) SPECT 上の低下，3) 側副血行路の不全の一つでも陽性の場合には，血行再建を考慮する．この場合でも，良好な浅側頭動脈があり，SPECT 上の軽度の低下であれば，浅側頭動脈-中大脳動脈バイパスで十分なこともあるが，これで十分とする明確な根拠はない．したがって，できる限り，radial artery あるいは，saphenous vein を用いた高血流バイパスを行うべきである．問題は，母動脈の閉塞で脳梗塞が起こる症例（バイパスが必須な場合）で，バイ

図7-6 バイパス選択手順
（動脈瘤と内頚動脈再建）

図7-7 バルーン試験閉塞（BTO）

橈骨動脈による high flow bypass / STA-MCA bypass のみ

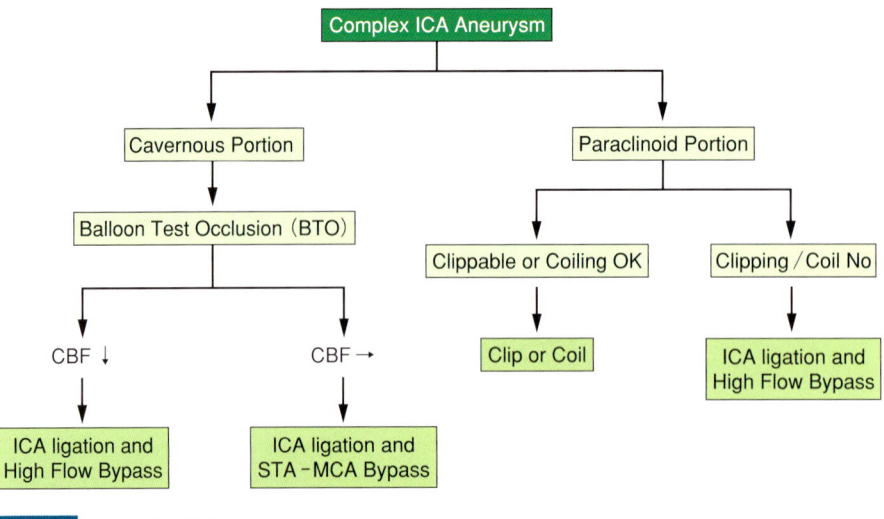

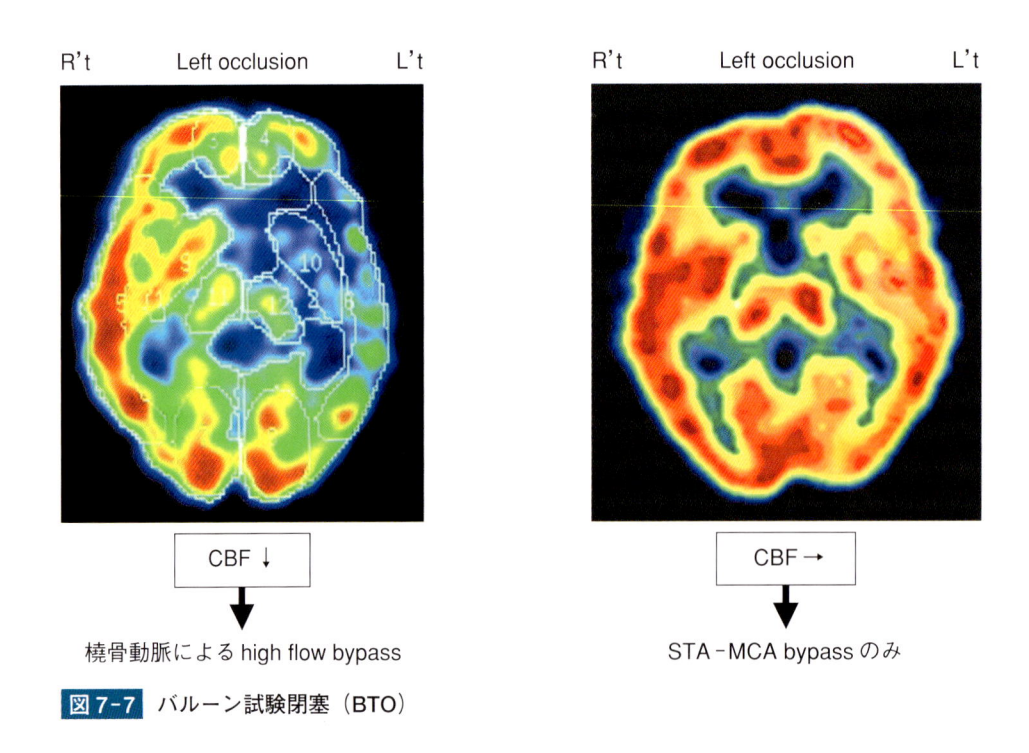

パスが閉塞する場合である．自験例では，これまで53回の高血流バイパス（radial artery, saphenous vein）において，3度の急性閉塞を経験している．その頻度は5.7%．このうち神経症状を呈したのは，2例，3.7%であった（図7-9）．

一般には，高血流バイパスは，吻合から10〜30分以内の短時間に起こる．拍動の不良，ドップラー血流測定における不自然さ（血流方向の矛盾）などに十分に注意する．したがって，少し

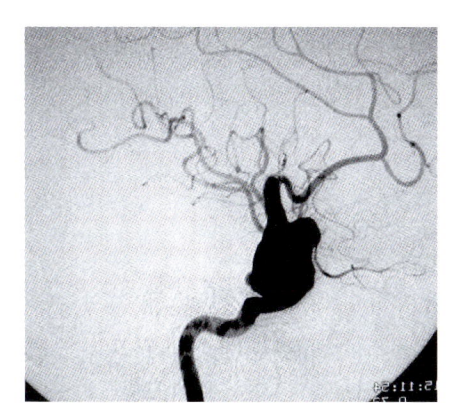

右C3-C2部の血栓化巨大動脈瘤であり、母動脈遮断と血行再建を検討すべき症例

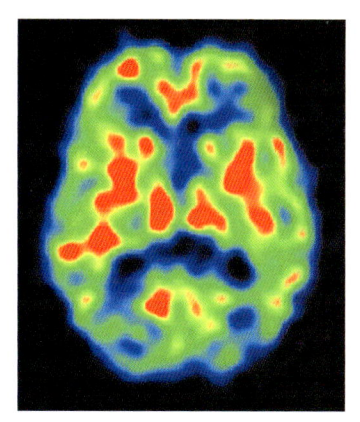

Balloon Test Occlusion (BTO) では、左右差問題ないように思えた

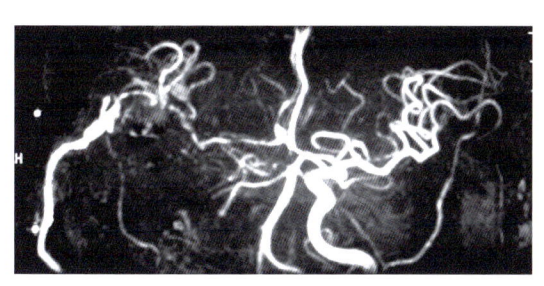

STA-MCA bypass のみを行った

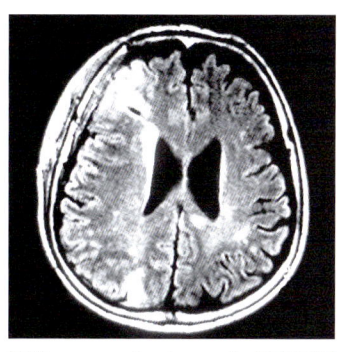

術後、watershed zone に梗塞出現

図7-8 血流不足による合併症

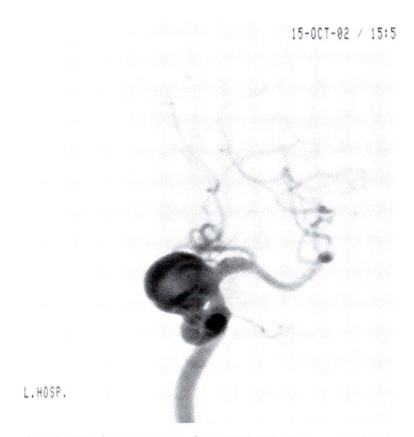

視力障害を示す内頸動脈 C2-3部の大型動脈瘤

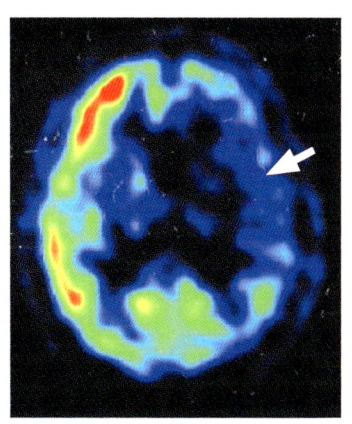

BTOではhigh flow bypass の必要な症例と判断された（左の閉塞側で血流低下がある・矢印）

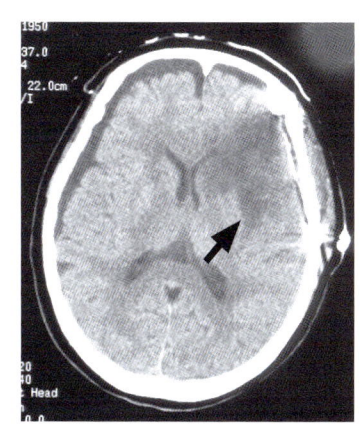

バイパス動脈が閉塞し、術後に梗塞出現（矢印）

図7-9 バイパスの急性閉塞

でも，血流が低下してくるような兆候をみた場合には，迷わずに問題点のチェックを行うこと．

①動脈硬化の強い部位への吻合は行わない．

②術前のBTOでの神経症状の有無は必ずしも確実な指標ではない．SPECTで低下がある場合には，高血流バイパスを考慮する．

③閉塞の原因は，1）移植血管の捩れ，2）移植血管のredundancy，3）動脈のスパズム，4）静脈弁の部位での吻合，などがある．

④橈骨動脈が細いことは，高齢女性ではあり得ることであり，その際は，躊躇なく伏在静脈の使用を考慮する（図7-10）．

e）バイパス術後の過灌流と出血

通常のSTA-MCAバイパスの術後には，CEAで問題とされるような重篤な過灌流障害は発生しない．ただ，無症候性の過灌流は決してまれではないと考えられる．CEAと同様に，術前の血流検査で血流低下が著明であり，かつ，血管反応性が障害されているような例では，注意を要する．皮肉なことに，こうした例ほど，慢性期血行再建の適応になる例が多い（図7-11）．

再灌流に伴う過灌流と再灌流障害は，適切に診断しなければ，単純な虚血やその他の合併症との鑑別ができないことがある．術中にこれを予想することは難しいが，超音波血流測定装置などがあれば有用である（図7-12）[14]．術後は，CTで異常がないにもかかわらず，明らかな神経症状を伴う例では，再灌流障害を疑い，SPECTを撮るべきである．その上で，必要があれば，血圧のコントロールや再灌流障害時に出現するであろうfree radicalの抑制などを目的としてEbselenなどの投与も考慮すべきである．この診断，治療の過程を誤ると，出血性の合併症などの重大な事故にもつながる．

慢性期脳虚血に対するバイパス手術後の出血はまれなものと考えられている．Weinsteinの105例の連続症例では，全ての合併症を入れても，morbidity 2%，mortality 1%であり，出血の合併症は1例も報告されていない[15]．また，米川らの150回のシリーズでも，出血性梗塞の合併はあるが，通常の脳内出血の合併はなかった[12]．したがって，バイパス手術で出血を合併するのは，

①出血性梗塞の前段階（手術時期の問題？）

②高血圧性脳内出血の合併

③DICなどの血液凝固系の異常を合併する場合

などの特殊な条件が重なっていると考えられている．浅側頭動脈程度のバイパスで重篤な過灌流が発生することは，通常は考えられない．しかし，何らかの理由で，vasoparalysisが起こり，そこにバイパスの血流が流れ込んだ場合，脳出血が起こると考えられる[16,17]．

3．もやもや病に対する手術の合併症

もやもや病に対しては，その虚血イベントを予防するために，直接・間接の血行再建術の有効性であるという報告が多い．なかでも，小児の虚血発作に関しては，直接血行再建の有用性が多

図7-10 橈骨動脈移植と伏在静脈移植

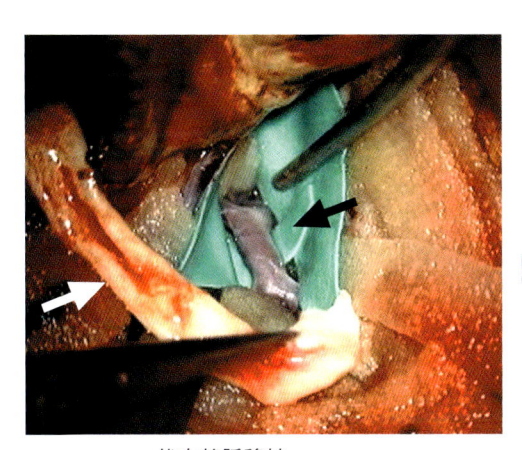

伏在静脈移植
中大脳動脈（黒矢印）
伏在静脈（白矢印）

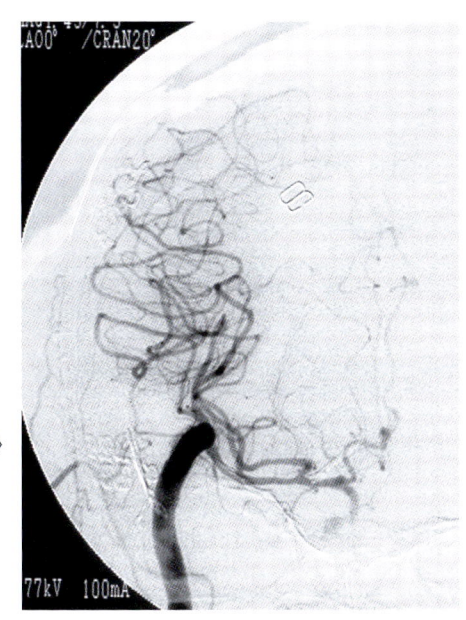

伏在静脈移植後の血管撮影中大脳動脈と比べ，伏在静脈のサイズが大きいことがわかる

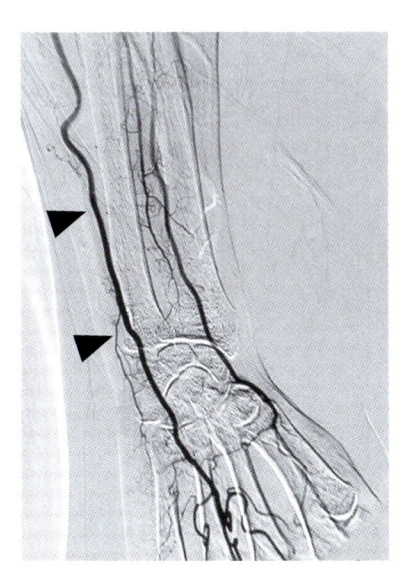

橈骨動脈撮影（矢頭が橈骨動脈）

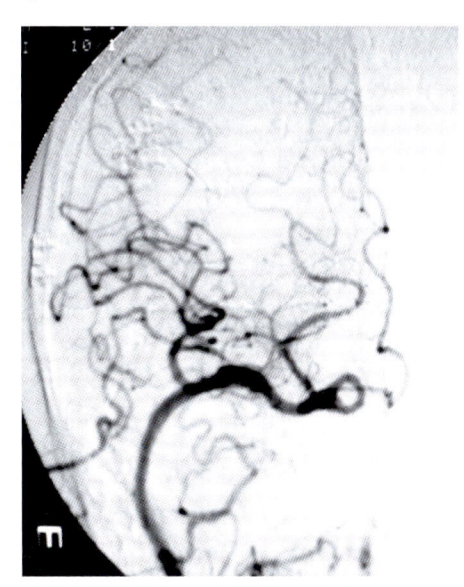

橈骨動脈移植後の血管撮影サイズのmatchingは良好であるが，伏在静脈と比べて細い

くの論文で示されている．ただし，レベルの高いエビデンスはない．また，成人出血例に関しては，手術治療により再出血が予防される可能性が高い．こうした手術の合併症の頻度は宝金らの報告によれば，2〜3%とされている．虚血発作は，術後，一過性のものはしばしばみられるが，

C. 慢性期予防的血行再建術の合併症　207

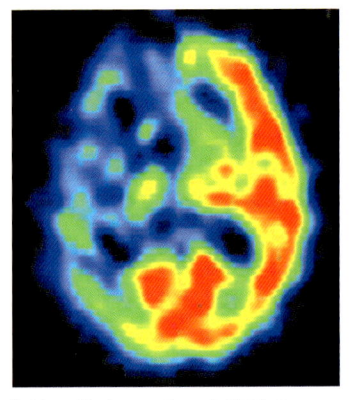

術前のダイモックス負荷時の　　術後のMRAでは，STA-M2バイパスが認められる　　術翌日の安静時のSPECTではバ
SPECTでは，右側での血流低下と　　　　　　　　　　　　　　　　　　　　　　　　　　　イパス部位の過灌流がみられる
血管反応性低下がみられる

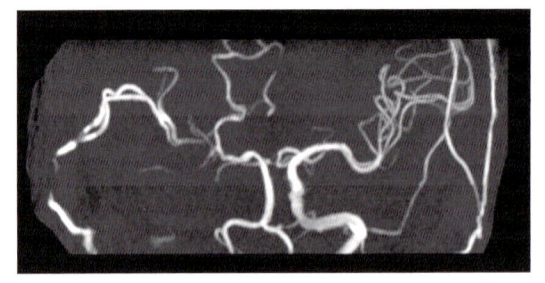

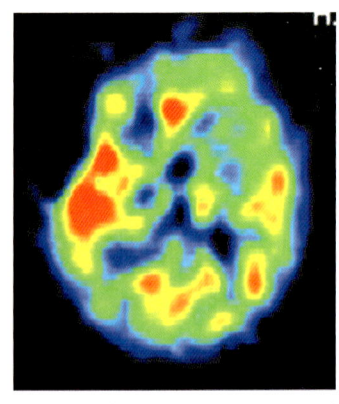

図7-11 STA-MCAバイパス後の過灌流

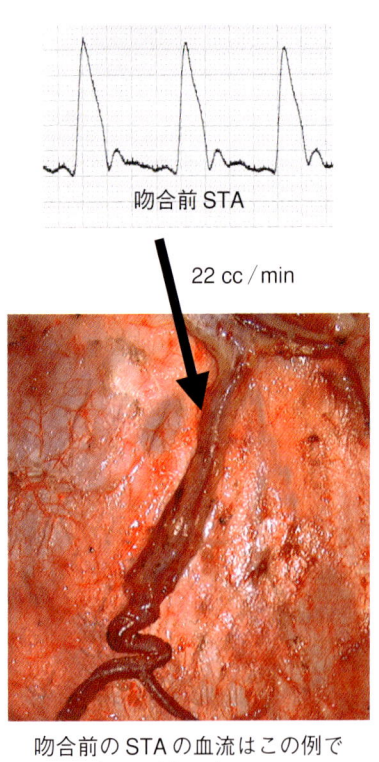

吻合前STA　　　　　　　　　　　　　　吻合後STA

22 cc/min　　　　　　　　　　　　　　20 cc/min

吻合前のSTAの血流はこの例で　　　　　吻合後のSTAの血流は20 cc/minであった
36 cc/minであった

図7-12 術中血流測定（超音波法）

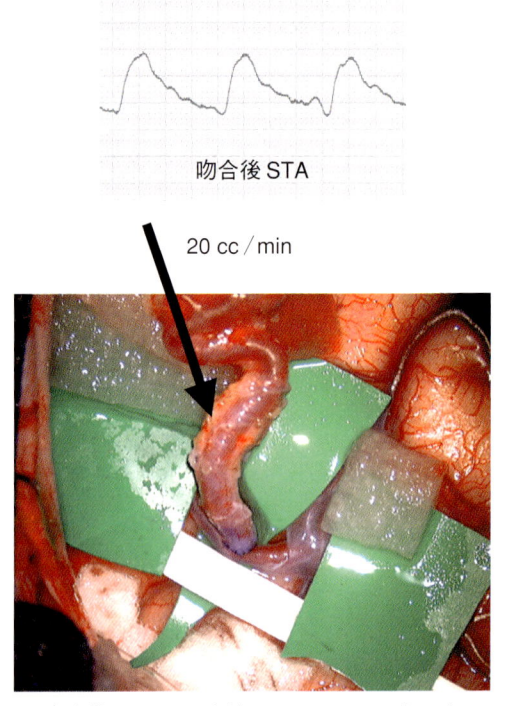

梗塞になる例は少ない．周術期の梗塞の頻度は，直接血行再建を行った場合には1％前後，間接的血行再建のみの場合にはもう少し高い可能性がある．これまでの報告からも，術前に血流低下の高度な例や術前に虚血発作を頻回に繰り返している小児例，あるいは，すでに梗塞で発症して

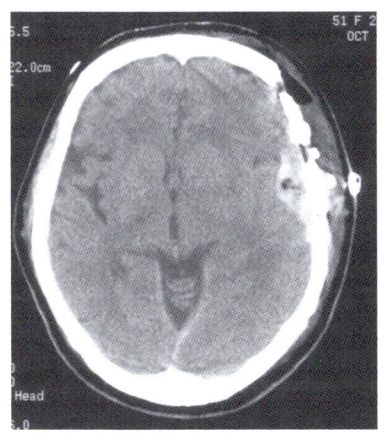

成人虚血発症例に対する間接的血行再建施行例（脳-筋肉接着術）の術後CT
側頭筋による軽いmass signが認められる．術後，軽い失語が出現

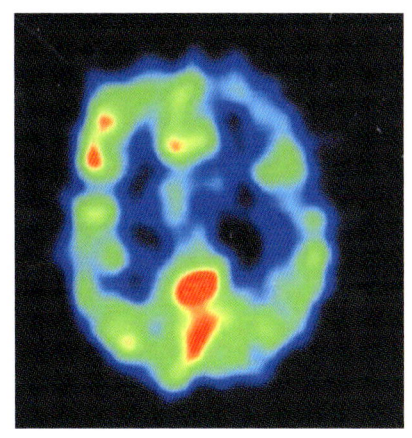

SPECTではmass signによる前頭葉の血流低下が認められた

図7-13 間接的血行再建術後の虚血合併症

いる例などでは注意が必要である．もやもや病では，通常，両側性の虚血があり，術後，非治療側の発作には十分注意が必要である．過呼吸で発作が誘発されることがあり，看護の点でも，厳重な観察が必要である．両側の手術が必要でも，両側一期的な手術を勧める根拠はなく，周術期の注意を十分に行い，時期（3週間程度）をおいて，二期的な手術を行うことが望ましい．小児では，術後の貧血が虚血発作を誘発することもあり，貧血のチェックと必要に応じて積極的に補正を行うべきである[18-20]．

また，間接的血行再建で，側頭筋を用いた脳-筋肉接着術を行う場合には，筋肉による脳への圧迫が起こらないように十分に注意をする必要がある．このためには，骨を浮かせて，筋肉が入る十分な空間を作る工夫が必要である（図7-13）．

もやもや病に対する血行再建術後の虚血合併症では，急性期に起こるものと慢性期に起こるものがある．慢性期に起こるものは，手術による血行再建の効果が不良な場合にみられる．しかし，術直後に起こる脳虚血は，頻度も低く，報告は少ない．ただ，もやもや病のバイパス手術の周術期に新たな神経症状をみた場合には，1) 虚血症状，2) まれにバイパスによる局所的過灌流障害，3) さらにまれな出血，4) 術後の痙攣発作（虚血），の4つの可能性を考える必要がある．それぞれ，対応が全く異なるので，早期に拡散強調画像を含めたMRIが必要である．

文献
1) 高野勝信，他．High flow血行再建術術後のhyperperfusion syndrome．脳卒中の外科．1997；25：378-85．
2) Bernstein M, Fleming JF, Deck JH. Cerebral hyperperfusion after carotid endarterectomy: a cause of cerebral hemorrhage. Neurosurgery. 1984；15：50-6.
3) Piepgras DG, Morgan MK, Sundt TM Jr, et al. Intracerebral hemorrhage after carotid

endarterectomy. J Neurosurg. 1988 ; 68 : 532-6.
4) Schroeder T, Sillesen H, Sorensen O, et al. Cerebral hyperperfusion following carotid endarterectomy. J Neurosurg. 1987 ; 66 : 824-9.
5) Schroeder T, Sillesen H, Boesen J, et al. Intracerebral haemorrhage after carotid endarterectomy. Eur J Vasc Surg. 1987 ; 1 : 51-60.
6) Ogasawara K, Yamadate K, Kobayashi M, et al. Effects of the free radical scavenger, edaravone, on the development of postoperative cognitive impairment in patients undergoing carotid endarterectomy. Surg Neurol. 2005 ; 64 : 309-13 ; discussion 313-4.
7) Ogasawara K, Inoue T, Kobayashi M, et al. A Pretreatment with the free radical scavenger edaravone prevents cerebral hyperperfusion after carotid endarterectomy. Neurosurgery. 2004 ; 55 : 1060-7.
8) 宝金清博．血行再建術のリスク．In：宝金清博，他編．脳神経外科リスクマネジメント．東京：中外医学社；2005. p.87-100.
9) 池田圭朗，他．内頸動脈永久閉塞後の遅発性脳虚血．脳卒中の外科．1993; 21: 257-62.
10) 宝金清博，他. Radial artery graft. 脳神経外科. 1999; 27: 211-22.
11) Houkin K, Kamiyama H, Kuroda S, et al. Long-term patency of radial artery graft bypass for reconstruction of the internal carotid artery. Technical note. J Neurosurg. 1999 ; 90 : 786-90.
12) Yonekawa Y. Complication of EC-IC bypass surgery. Neurosurgeons 1985 ; 4 : 367-374.
13) Houkin K, Ishikawa T, Kuroda S, et al. Vascular reconstruction using interposed small vessels. Neurosurgery. 1998 ; 43 : 501-5.
14) Nakayama N, Kuroda S, Houkin K, et al. Intraoperative measurement of arterial blood flow using a transit time flowmeter: monitoring of hemodynamic changes during cerebrovascular surgery. Acta Neurochir (Wien). 2001 ; 143 : 17-24.
15) Weinstein PR et al. Results of extracranial-intracranial arterial bypass for intracranial internal carotid artery stenosis: Review of 105 cases. Neurosurgery 1094 ; 15 : 787-94.
16) Heros RC, Nelson PB. Intracerebral hemorrhage after microsurgical cerebral revascularization. Neurosurgery. 1980 ; 6 : 371-5.
17) Amagazaki K, et al. Intracerebral hemorrhage after STA-MCA anastomosis. 脳卒中の外科. 1998 ; 26 : 202-5.
18) 宝金清博．小児もやもや病外科治療の問題点．残された問題は何か？脳卒中の外科．1998 ; 26 : 38-44.
19) Houkin K, Kuroda S, Nakayama N. Cerebral revascularization for moyamoya disease in children. Neurosurg Clin N Am. 2001 ; 12 : 575-84
20) Miyamoto S, Nagata I, Hashimoto N, et al. Direct anastomotic bypass for cerebrovascular moyamoya disease. Neurol Med Chir (Tokyo). 1998 ; 38 Suppl : 294-6.

〈宝金清博〉

索 引

あ行

アテローム血栓性脳梗塞　125
エダラボン　199
塩酸デスクメデトミジン　158

か

過灌流　206
過灌流障害　198
過灌流症候群　161
解離性動脈瘤　183,184
解離性脳動脈瘤　183
拡散強調画像　85
拡散テンソル画像　85
活性酸素　12
間接的血行再建術　196

き

救済可能領域　1,103
虚血閾値　38
虚血合併症　177
曲線下面積　88
局所線溶療法　196
近赤外線スペクトロスコピー　48

く

クリティカルパス　117,118
グルコース代謝率　105

け

経上腕動脈アプローチ　162
経頭蓋ドップラー血流計　48
頚動脈血栓内膜剥離術　196
頚動脈洞反射　160
頚動脈内膜剥離術　74
頚部内頚動脈狭窄　127
血管周囲腔　98
血管性代償　51,56
血管性代償機転　41
血行力学的虚血　51

血栓化動脈瘤　185
嫌気性代謝　5

こ

コンパートメント解析　141
好気性解糖　36
抗血小板剤　158
後大脳動脈　182
国際共同研究　49

さ

再灌流障害　2,12,103
酸素摂取率　9,44,105
酸素代謝率　9,105
酸素抽出率　44
残存狭窄　15

し

死亡率　170
自己調節能　105
自動調節能　37,41,70,137
手術成績　170
周術期モニタリング　73
出血性梗塞　197
術中血流測定　208
循環予備能　100
初期虚血変化　91
心肺蘇生後脳症　12
神経細胞密度　64

せ

浅側頭動脈-中大脳動脈吻合術　49
穿通枝梗塞　125
穿通枝障害　187
前大脳動脈　181

そ

組織プラスミノーゲンアクチベーター　103
早期静脈造影　15

側副血行路　56
塞栓移動　15

た行

体性感覚誘発電位　70
代謝性代償　42
代謝要求　64
代謝予備能　100
治療可能時間　1,103
治療可能時間=時間の窓　2
蓄積型脳血流トレーサー　141
中大脳動脈　179
直線性　141
椎骨動脈　183
低コントラスト分解能　84
定量評価　58
電気生理学的検査　70
トランジット血流計　173
橈骨動脈　196
橈骨動脈移植　207

な行

内頚動脈　177
内頚動脈バルーン閉塞試験　74
脳-筋肉接着術　209
脳灌流圧　37,41,105,137
脳虚血　36
脳血液量　44,88,105
脳血管拡張能　53
脳血管床　137
脳血管反応性　54,68
脳血流量　36,44,88,104
脳酸素消費量　37
脳循環予備能　137
脳底動脈　183
脳動脈瘤の血栓化　187
脳波　70
脳表血圧モニター　189
脳表血管の血圧　173
脳表血管の動脈圧　173

は行

バルーン試験閉塞	204
ピーク到達時間	88
貧困灌流	138
貧困灌流症候群	51
プラークラプチャー	128
フリーラジカル	12
プロウロキナーゼ	103
プロポフォール	158
普遍化	60
伏在静脈	196
伏在静脈移植	207
平均通過時間	43,88
平均脳循環時間	105
紡錘状動脈瘤	185

ま行

マーカーワイヤー	166
マルチスライスCT	83
無症候性脳梗塞	98
無症候性白質病変	98
モニタリング	173
もやもや病	206
毛細血管濃染	15

ら

ラジカット	199

A

A3-A3 side to side anastomosis	181
absolute hyper-perfusion	13
ACA-ACA バイパス	196
ACAS study	156
acetazolamide	53,55,198
acetazolamide 負荷脳血流量	138
activator protein-1	20
apparent diffusion coefficient (ADC)	85,111
arterial spin labeling (ASL)	89
ASPECTS	92
AUC	88
autoregulation	13,105,137
back pressure	107

B

balloon matas test	172
balloon test occlusion (BTO)	172,202,203,204
Bonnet bypass	181

C

C-flumazenil	53
c-fos	20
c-jun	20
cAMP/calcium response elements	20
carotid ligation	177
Carotid Occlusion Surgery Study（COSS）	140
CBV-CBF mismatch	96
cerebral blood flow（CBF）	88,104
cerebral blood volume（CBV）	88,105,137
cerebral metabolic rate of oxygen（CMRO$_2$）	9,138
cerebral perfusion pressure（CPP）	105,137
cerebrovascular reserve	137
core	19
coronary stent	167
cortical ribbon type	14
coupling	9
COX-2	21
CREST study	157
cross circulation	172
CT	83
CT 灌流画像	88
CTP	88
cytoprotective window	3

D

deconvolution	89
DEE test	70
diffusion-perfusion mismatch	7,95,111
diffusion weighted image（DWI）	111
3-dimensional stereotactic surface projection（3D SSP）法	143
direct PTA	156
Doppler 血流計	173
double insurance bypass	187,188
dry aspiration	167
DTI	85
dual table ARG 法	143
DWI	85
DWMH（deep white matter hyperintensity）	98

E

early CT sign	91,107,108,109
Ebselen	206
EC-IC バイパス術	136
elective approach	176
elliptical centric view ordering（ECVO）	87
embolectomy	124,196
endoarterectomy	202
état criblé	98
evidence-based medicine	50

F

filter device	162
FLAIR	85,108
FLAIR 画像	113
floating thrombus	167
flow reversal	184
flow reversal system	162
fractional anisotropy（FA）	85

G

global complete ischemia	1
graft material	178

H

head-up tilt test	72

heat shock protein 関連遺伝子　20
hemodynamic aneurysm　187
hemodynamic cerebral ischemia　137
hemorrhagic transformation　12
heparin 化　187
hyperdense MCA sign　96
hyperperfusion　74,198

I

immediate early genes（IEG）　20
IMP-ARG 法　142
iNOS　21
intraarterial signal　96,113,115
ischemic penumbra　38,94,103
IVUS　159

J

Japanese EC-IC Bypass Trial（JET study）　59,136

L

leuko-araiosis　98
linearity　141
local incomplete ischemia　1
luxury perfusion　13

M

Matas Test　202
matched hypo-metabolism　64
1/3 MCA rule　92
mean transit time（MTT）　105
MELT-Japan　92
MEP　174
misery perfusion　9,100,138
MR 灌流画像　88,114
MRA　86
MRI　83
MRS　7
MTT　88
multi-detector CT（MDCT）　83,108

N

N-acetyl-aspartate（NAA）　5
NASCET　156
natural history　170
NINDS　153

O

OA-PICA バイパス　196
occlusion test　177
oxygen extraction fraction（OEF）　138

P

penumbra　19,1
PercuSurge/GuardWire Plus　159
perfusion CT　108
plaque image　158
positron emission tomography（PET）　44,138
post-ischemic hyperperfusion　12
PROACT II　153
progressing stroke　12,130
pull through 法　169
PVH（periventricular hyperintensity）　98

R

radial artery　178,203
randomized controlled trial（RCT）　136
recipient　201
redundancy　206
relative hyper-perfusion　13
reperfusion injury　2,12,103
reperfusion window　2
rescue stenting　167
rt-PA　153

S

salvage rim　9
saphenous vein　178,203
SAPPHIRE study　157
selective neuronal necrosis　64
SPECT　44,45
SPECT 定量画像解析　141
SPECT 統計画像解析　143
spectacular shrinking deficits（SSD）　12,106
spontaneous recanalization　14
SSEP　174,176
STA-MCA バイパス　124,136,196
STA-SCA バイパス　196
statistical parametric mapping（SPM）法　143
stereotactic extraction estimation（SEE）解析　143,145
stroke CT　107,108
stroke MRI　107,108,110
subclavian steal syndrome　168

T・U

t-PA　103,119,197
t-PA 静脈内投与　122
T2 shine through　85,111
T2* WI　96
therapeutic time door　3
therapeutic time window　1,2,103
thrombectomy　120
TTP　88
Type 3.5　68
universal approach　176

V・W

vasoparalysis　206
Virchow-Robin space　98
watershed zone　205

X・Z

xenon CT　104
Z score 解析　144

脳血行再建の理論と実際　　ⓒ

発　行　2006年 5月15日　　初版1刷

編著者　宝　金　清　博

発行者　株式会社　中外医学社
　　　　代表取締役　青　木　　滋

〒 162-0805　東京都新宿区矢来町 62
電　話　03-3268-2701（代）
振替口座　00190-1-98814番

印刷/横山印刷（株）　〈TO・SH〉
製本/田中製本（株）　Printed in Japan
JCLS　㈱日本著作出版権管理システム委託出版物